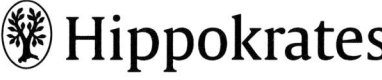

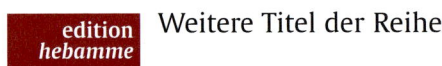 Weitere Titel der Reihe:

Adamaszek et al., *Naturheilverfahren in der Hebammenarbeit*

Buchardt, *Babymassage*

Diefenbacher, *Praxisratgeber Recht für Hebammen*

Eirich, *Praktisch bewährte Hebammenkniffe*

Enning, *Wassergeburtshilfe*

Fischer, *Atlas der Gebärhaltungen*

Fischer, *Praxisbuch Geburtsvorbereitung*

Harder, *Wochenbettbetreuung in der Klinik und zu Hause*

Illing, *Kinderheilkunde für Hebammen*

Revers-Schmitz, *Praxisbuch Homöopathie für Hebammen*

Schmid, *Der Geburtsschmerz*

Seidel, *111 knifflige Prüfungsfragen für Hebammen*

Stachowiak, *Aromatherapie*

Stüwe, *Gymnastik und Yoga in der Geburtsvorbereitung*

Stüwe, *Wochenbett- und Rückbildungsgymnastik*

Sutton/Scott, *Die Optimierung der Kindslage*

de Wall/Glaubitz, *Schwangerenvorsorge*

Ernährungsberatung in Schwangerschaft und Stillzeit

Ute Körner
Ruth Rösch

2., überarbeitete und erweiterte Auflage

Hippokrates Verlag · Stuttgart

Bibliografische Information der Deutschen Bibliothek

Die Deutsche Bibliothek verzeichnet diese Publikation in der Deutschen Nationalbibliografie; detaillierte bibliografische Daten sind im Internet über http://dnb.ddb.de abrufbar

Anschrift der Autorinnen:

Ute Körner
Diplom-Oecotrophologin
Praxis für Ernährungstherapie und -beratung
Am Zidderwald 5
53332 Bornheim
www.koerner-allergien-ernaehrung.de

Ruth Rösch
Diplom-Oecotrophologin
Engelbertstraße 12
57439 Attendorn
www.fachinfo-ernaehrung.de

Wichtiger Hinweis: Wie jede Wissenschaft ist die Medizin ständigen Entwicklungen unterworfen. Forschung und klinische Erfahrung erweitern unsere Erkenntnisse, insbesondere was Behandlung und medikamentöse Therapie anbelangt. Soweit in diesem Werk eine Dosierung oder eine Applikation erwähnt wird, darf der Leser zwar darauf vertrauen, dass Autoren, Herausgeber und Verlag große Sorgfalt darauf verwandt haben, dass diese Angabe **dem Wissensstand bei Fertigstellung des Werkes** entspricht.

Für Angaben über Dosierungsanweisungen und Applikationsformen kann vom Verlag jedoch keine Gewähr übernommen werden. **Jeder Benutzer ist angehalten,** durch sorgfältige Prüfung der Beipackzettel der verwendeten Präparate und gegebenenfalls nach Konsultation eines Spezialisten festzustellen, ob die dort gegebene Empfehlung für Dosierungen oder die Beachtung von Kontraindikationen gegenüber der Angabe in diesem Buch abweicht. Eine solche Prüfung ist besonders wichtig bei selten verwendeten Präparaten oder solchen, die neu auf den Markt gebracht worden sind. **Jede Dosierung oder Applikation erfolgt auf eigene Gefahr des Benutzers.** Autoren und Verlag appellieren an jeden Benutzer, ihm etwa auffallende Ungenauigkeiten dem Verlag mitzuteilen.

1. Auflage 2004

© 2008 Hippokrates Verlag in
MVS Medizinverlage Stuttgart GmbH & Co. KG,
Oswald-Hesse-Str. 50, 70469 Stuttgart

Unsere Homepage: www.hippokrates.de

Printed in Germany
Lektorat: Renate Reutter
Umschlaggestaltung: Thieme Verlagsgruppe
Satz: Mitterweger & Partner GmbH, 68723 Plankstadt
Druck: Grafisches Centrum Cuno, 39240 Calbe

ISBN 978-3-8304-5400-7   1 2 3 4 5 6

Vorwort

„Muss ich meine Ernährung jetzt völlig umstellen? Darf/soll ich jetzt ‚für zwei' essen? Bekomme ich über die normale Ernährung genug Vitamine? Worauf muss ich jetzt besonders achten? Wie ernähre ich mich bei Übergewicht, Untergewicht oder als berufstätige Schwangere? Wirkt sich die Ernährung auf meine Muttermilch aus? Wie kann ich bei meinem Kind Allergien vorbeugen?" – Solche und eine Vielzahl anderer Fragen rund um die Ernährung beschäftigen schwangere und stillende Frauen.

Obwohl ein großer Informationsbedarf und viele Unsicherheiten bestehen, kommt die individuelle Ernährungsberatung in der Betreuung von Schwangeren in der Regel zu kurz.

Oft wird das Thema Ernährung erst sehr spät angesprochen, meist ab der 30. Schwangerschaftswoche im Rahmen des Geburtsvorbereitungskurses. Optimal wäre es aber, die Bedeutung der Ernährung bereits in der Frühschwangerschaft zu thematisieren und der Schwangeren Unsicherheiten zu nehmen. Denn der Ernährungszustand der Schwangeren hat einen Einfluss auf den Verlauf der Schwangerschaft und die Entwicklung des Kindes; und manche Schwangerschaftsbeschwerden und -komplikationen können durch eine ausgewogene Ernährung vermieden werden.

Schwangere und Stillende haben einen besonderen Nährstoffbedarf. Um den physiologischen Veränderungen des Stoffwechsels der Mutter, dem Aufbau fetalen Gewebes und der kindlichen Entwicklung gerecht zu werden, ist eine höhere Zufuhr bestimmter Nährstoffe notwendig. Nicht der Energiebedarf steigt stark an – wie es insbesondere bei Schwangeren irrtümlich oft angenommen wird – sondern vielmehr der Bedarf an einigen lebenswichtigen Vitaminen und Mineralstoffen. Eine Ernährung, die eine hohe Nährstoffdichte garantiert, ist in der Schwangerschaft und Stillzeit somit anzuraten.

Daher sollte die tägliche Lebensmittelauswahl aus reichlich Gemüse, frischem Obst, Salaten, Kartoffeln und Vollkornprodukten sowie in Maßen aus fettarmen Milchprodukten bestehen und gelegentlich durch Fisch und fettarmes Fleisch ergänzt werden. Wichtig sind auch eine ausreichende Flüssigkeitszufuhr und der Verzicht auf Alkohol und Nikotin. Wenn auch auf eine fettarme Ernährung hingewiesen wird, so handelt es sich keinesfalls um eine „Diät" für Schwangere oder Stillende, sondern um eine Ernährungsform, wie sie jede Frau anstreben sollte. Denn die Fettmenge, die für Schwangere und Stillende als empfehlenswert gilt, wird hierzulande oft bei weitem überschritten. Auch beim Fett kommt es wie bei den anderen Nährstoffen mehr auf die Qualität als auf die Quantität an.

Dieses Buch basiert auf der **„vollwertigen Ernährung"** nach den Empfehlungen der **Deutschen Gesellschaft für Ernährung e. V. (DGE)** d. h. auf einer abwechslungsreichen Mischkost mit reichlich pflanzlichen Lebensmitteln (Brot, Getreide und Beilagen sowie Gemüse und Obst) und Getränken, einem mäßigen Verzehr von tierischen Lebensmitteln (Milch und Milchprodukte, Fleisch, Fisch, Wurst und Eier) und der sparsamen Verwendung/Genuss von Fetten, Ölen, fetten Snacks und Süßigkeiten.

Dieses Nachschlagewerk liefert Ihnen umfassende und kompetente Informationen für die Beratung der schwangeren und stillenden Frauen, die dem aktuellen Wissensstand entsprechen. Möglichkeiten der Zusammenarbeit zwischen Hebammen und Ernährungsfachkräften werden aufgezeigt. Die Kapitel sind in sich abgeschlossen. Querverweise ermöglichen das Auffinden wichtiger Fakten aus den anderen Kapiteln.

Viel Freude beim Lesen und Umsetzen in der Beratung.

Ute Körner
Ruth Rösch

Inhalt

Grundlagen

1 Ernährungsphysiologische Grundlagen 2

1.1 Verdauung 2
1.2 Resorption 4
1.3 Energie 4
1.4 Eiweiß (Protein) 6
1.5 Fette 7
1.6 Kohlenhydrate 9
1.7 Vitamine 11
1.8 Mineralstoffe 13
1.9 Sekundäre Pflanzenstoffe 15
1.10 Vollwerternährung und vollwertige Ernährung 15
1.11 Alternative Ernährungsformen 18

2 Physiologische und metabolische Veränderungen in Schwangerschaft und Stillzeit 20

2.1 Gewichtsentwicklung 20
2.2 Energiebedarf 21
2.3 Nährstoffbedarf 21
2.4 Kritische Nährstoffe 24

Ernährungsberatung in der Schwangerschaft

3 Stellenwert der Ernährungsberatung in der Schwangeren-betreuung 30

4 Methodik und Didaktik 32

4.1 Individuelle Ernährungsberatung 32
Ernährungsanamnese-/Food-frequency-Fragebogen für Schwangere/Stillende 34
4.2 Gruppenberatung 38
4.3 Kooperation mit Ernährungsfachkräften 38

5   Energiezufuhr und Gewichtsentwicklung in der Schwangerschaft 39

5.1   Energiebedarf und Nährstoffdichte 39
5.2   Besonderheiten bei übergewichtigen Frauen 39
5.3   Besonderheiten bei untergewichtigen Frauen 40

6   Sicherstellung der Versorgung mit Hauptnährstoffen . 42

6.1   Eiweiß.. 42
6.2   Fette und Fettsäuren 42
6.3   Kohlenhydrate und Ballaststoffe 43

7   Sicherstellung der Versorgung mit kritischen Nährstoffen... 45

7.1   Folat/Folsäure.. 45
7.2   Jod 48
7.3   Eisen 51
7.4   Kalzium 55
7.5   Magnesium... 58

8   Stellenwert von Nahrungsergänzungsmitteln und mit Nährstoffen angereicherten Lebensmitteln 61

9   Tipps zur Lebensmittelauswahl 63

9.1   Die wichtigsten Empfehlungen für eine vollwertige Ernährung 63
9.2   Lebensmittelverzehrsmengen und Tagespläne 63
9.3   Getränke 82
9.4   Gemüse und Obst... 84
9.5   Brot, Getreide und Beilagen 85
9.6   Milch und Milchprodukte 88
9.7   Fleisch und Wurst.. 89
9.8   Seefisch 90
9.9   Eier... 92
9.10   Fette, Öle und fettreiche Lebensmittel 93
9.11   Zucker und Süßwaren.. 96
9.12   Kräuter, Gewürze und Salz 96
9.13   Produkte aus ökologischem Landbau 97
9.14   Die wichtigsten Tipps zur Lebensmittelauswahl für Schwangere.... 99
9.15   Besonderheiten bei vegetarischer Ernährung.................... 102

10   Mahlzeitenverteilung und -organisation 103

11 Ernährungsberatung bei Schwangerschaftsbeschwerden und Erkrankungen in der Schwangerschaft 107

11.1 Emesis gravidarum und Hyperemesis gravidarum 107
11.2 Eisenmangelanämie 108
11.3 Gestationsdiabetes 108
11.4 Hämorrhoiden 110
11.5 Heißhunger 111
11.6 Hypertensive Schwangerschaftserkrankung 111
11.7 Hypotonie 111
11.8 Listeriose 112
11.9 Müdigkeit 115
11.10 Ödeme 115
11.11 Phenylketonurie (PKU) 115
11.12 Sodbrennen 116
11.13 Toxoplasmose 116
11.14 Verstopfung 117
11.15 Wadenkrämpfe 118

12 Nikotin-, Alkohol- und Drogenkonsum in der Schwangerschaft 119

12.1 Rauchen in der Schwangerschaft 119
12.2 Alkohol in der Schwangerschaft 120
12.3 Drogen in der Schwangerschaft 121

13 Allergieprävention in der Schwangerschaft 122

13.1 Allergierisiko des Kindes 122
13.2 Vorbeugende Maßnahmen 122
13.3 Besonderheiten bei Schwangeren mit Lebensmittelallergien 123

Ernährungsberatung in der Stillzeit

14 Einfluss der Beratung auf die Stillbereitschaft und Stillfrequenz 128

15 Die Zusammensetzung der Muttermilch 130

16 Die Ernährung der stillenden Mutter 133

16.1 Die wichtigsten Empfehlungen für eine vollwertige Ernährung 133
16.2 Lebensmittelverzehrsmengen 133

16.3 Häufiger Fehler: einseitige Lebensmittelauswahl 133
16.4 Zusätzliche Maßnahmen zur Förderung der Laktation 136

17 Stillberatung in besonderen Situationen 138

17.1 Prophylaxe von Blähungen beim Kind 138
17.2 Stillen von Frühgeborenen. 138
17.3 Stillen bei Diabetes mellitus der Mutter. 139

18 Säuglings- und andere „Milch"nahrungen 141

18.1 Anfangsnahrungen und Folgenahrungen 142
18.2 Selbst hergestellte Säuglings„milch" 143
18.3 Ziegen-, Schafs- oder Stutenmilch 144
18.4 Sojanahrungen. 144

19 Einführung von Beikost. 145

19.1 Der erste Brei: Gemüse-Kartoffel-Fleisch-Brei. 146
19.2 Der zweite Brei: Vollmilch-Getreide-Brei. 147
19.3 Der dritte Brei: Getreide-Obst-Brei 147
19.4 Übergang zur Familienkost 148
19.5 B(r)eikost-Rezepte 148

20 Ernährung allergiegefährdeter Säuglinge 151

20.1 Stillen 151
20.2 Muttermilchersatz für allergiegefährdete Säuglinge 152
20.3 Einführung von Beikost 154
20.4 Vermeidung von häufigen Lebensmittelallergenen 155
20.5 Auftreten allergischer Symptome 156

Rezepte

Anhang

Adressen 176
Literatur 180
Sachwortverzeichnis 187
Die Autorinnen 190

Grundlagen

1 Ernährungsphysiologische Grundlagen

1.1 Verdauung

Unter Verdauung versteht man die Aufschließung der Nahrung in resorbierbare Bestandteile. Dies geschieht im Verdauungstrakt durch ein komplexes Zusammenwirken physikalischer, chemischer und enzymatischer Prozesse. Die Verdauungsarbeit beginnt in der Mundhöhle, setzt sich im Magen und Dünndarm fort und endet mit dem Übertritt der Spaltprodukte durch die Darmwand in Blut oder Lymphe (Resorption).

Dass die Verdauung bereits in der **Mundhöhle** beginnt, machen sich viele Menschen in unserer schnelllebigen und hektischen Zeit kaum noch bewusst. Gutes Kauen vergrößert die Oberfläche der Nahrungspartikel, die Verdauungsenzyme können dann leichter und länger einwirken. Das Verdauungsenzym des Speichels, die Amylase, spaltet bestimmte Bindungen der Stärke, so dass süß schmeckende Zweifachzucker (Disaccharide) entstehen. Neugeborene geben mit dem Speichel ein weiteres Enzym ab, eine Lipase, die die Spaltung von Milchfett bewirkt.

Im **Magen** werden die Speisebissen mit dem Magensaft vermischt, homogenisiert und als Speisebrei an den oberen Teil des Dünndarms, den Zwölffingerdarm (Duodenum), abgegeben. Die Schleimhaut produziert täglich etwa 2 Liter Magensaft, der sich überwiegend aus Schleim, Salzsäure und Pepsinogen zusammensetzt. Die Säure bewirkt eine Gerinnung (Denaturierung) der Eiweiße (Proteine). Diese werden dann leichter von den eiweißabbauenden Enzymen angegriffen und aufgespalten. Bereits denaturiertes Eiweiß, z. B. aus gegarten oder gesäuerten Speisen wie Sauermilchprodukte, wird im Magen schneller zerlegt als Eiweiß aus rohen oder nicht gesäuerten Lebensmitteln. Die Magensäure bewirkt auch die Umwandlung des Pepsinogens zum Enzym Pepsin, das die Peptidketten von Nahrungseiweiß spaltet, so dass kleinere Polypeptide entstehen.

> Alkohol wird schon im Magen bis zu 20 % in die Blutbahn aufgenommen!

Eine geregelte Magenentleerung ist entscheidend für den reibungslosen Ablauf der Verdauungs- und Resorptionsvorgänge im Darm. Gutes Kauen sowie die Zubereitung der Speisen (z. B. Quellen, Garen, Zerkleinern) verkürzen die Verweildauer im Magen und erleichtern die weitere Darmpassage. Auch die Zusammensetzung der Speisen ist entscheidend. Fette verweilen am längsten im Magen, während Kohlenhydrate ihn am schnellsten verlassen. Die Geschwindigkeit der Magenentleerung ist auch abhängig von Temperatur und Konsistenz der Mahlzeit. Dünnflüssige Nahrung benötigt eine kürzere Aufenthaltsdauer als dickflüssige Nahrung und macht weniger satt. Auch die Psyche spielt eine Rolle: Angst, Schmerz, Trauer und Spannungen können die Entleerung des Magens sowohl verzögern als auch beschleunigen, was zu Beschwerden führen kann.

Der **Dünndarm** führt den im Magen begonnenen Verdauungsprozess fort. Hierzu tragen der Verdauungssaft des Dünndarms, die Galle und der Bauchspeicheldrüsensaft bei. Letzterer enthält verschiedene Enzyme der Kohlenhydrat-, Eiweiß- und Fettverdauung. Außerdem ist der Dünndarm der Ort der Resorption.

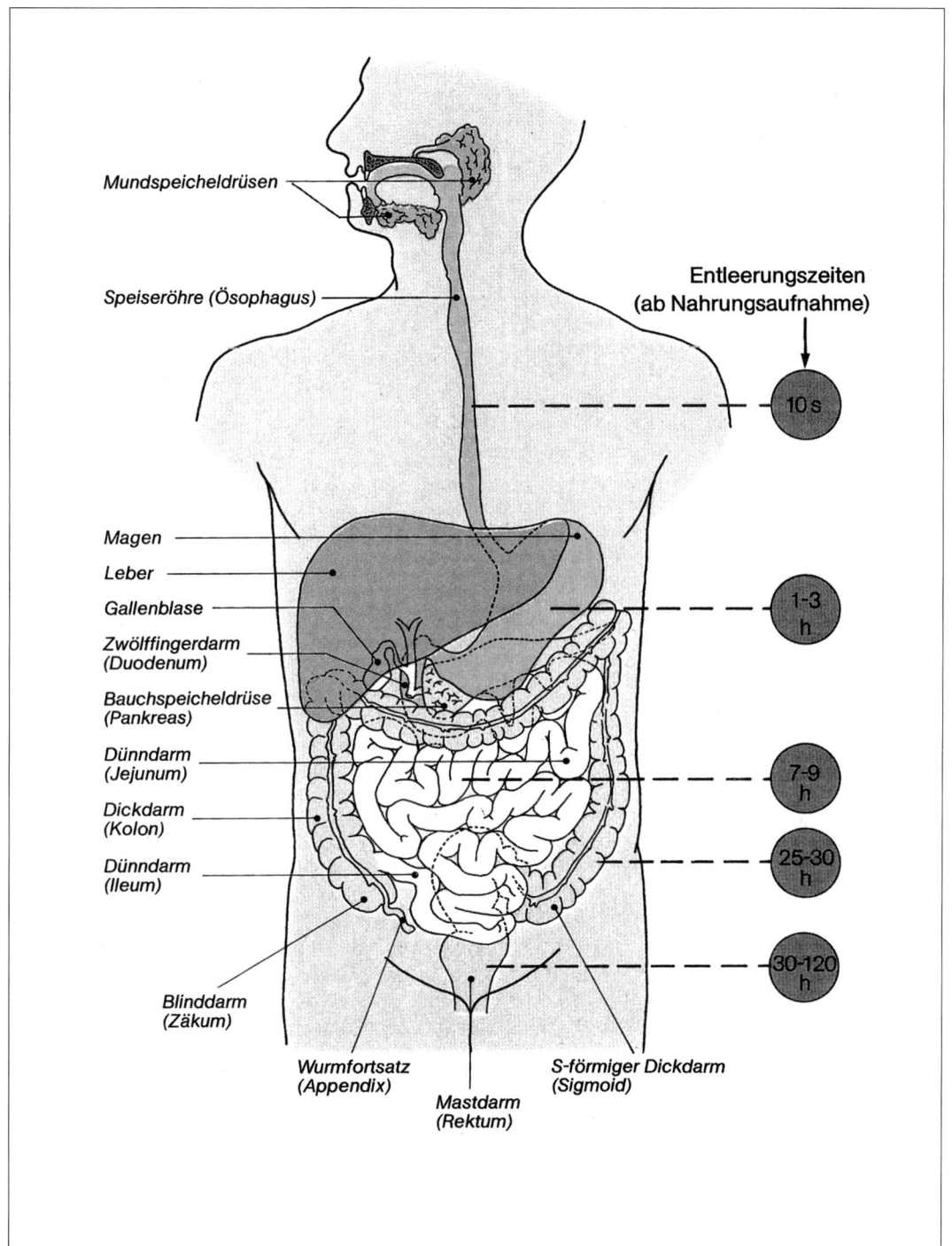

Abb. 1.**1** Verdauungstrakt
aus: (Silbernagl/Despopoulos, Taschenatlas der Physiologie, 6. Aufl., 2003, Georg Thieme Verlag Stuttgart)

1.2 Resorption

Unter Resorption versteht man die Aufnahme von Stoffen durch die Dünndarmschleimhaut in die Blut- oder Lymphbahn.

Voraussetzung dafür ist, dass die Nahrung zunächst in Mund und Magen zerkleinert und durchmischt, gelöst und mithilfe von Verdauungsenzymen in Mund, Magen und Dünndarm in kleinere Bestandteile zerlegt wird. Aus Eiweißen werden Aminosäuren, die schließlich resorbiert werden, aus Stärke und Mehrfachzuckern werden Einfachzucker. Bei den Fetten verläuft die Resorption meist komplizierter, da ihre Bausteine nicht wasserlöslich sind. Das Gleiche gilt für Cholesterin und fettlösliche Vitamine. Hier müssen erst mithilfe von Gallensäuren so genannte Mizellen gebildet werden, die ihren Inhalt an die Darmzellen abgeben. Dort werden die Fettbausteine wieder zu Fetten aufgebaut und mithilfe von Eiweißen als wasserlösliche Lipoproteine „verpackt". Diese transportiert der Organismus zunächst über den Umweg der Lymphbahn zum venösen Teil des großen Blutkreislaufs. Andere Stoffe wie Glukose gelangen hingegen direkt vom Darm in die Blutbahn.

Die Resorption der Nahrungsbestandteile findet vor allem im oberen Teil des Dünndarms statt. Sie erfolgt durch unterschiedliche Mechanismen. In den meisten Fällen handelt es sich um einen aktiven Transport gegen ein Konzentrationsgefälle, der Energie benötigt. Um die Resorption optimal durchführen zu können, ist die Oberfläche der Dünndarmschleimhaut stark vergrößert. Das wird durch Schleimhautfalten erreicht, auf denen fingerförmige Ausstülpungen (Zotten) in den Darm hineinragen. Auf diesen Zotten befindet sich wiederum der so genannte Bürstensaum, der die Resorptionsfläche des Darmes zusätzlich stark vergrößert.

Übrigens sorgt die **(Rück-)Resorption von Wasser** dafür, dass wir täglich nur 1,5 bis 2 Liter Wasser trinken müssen und nicht etwa 7,5 bis 8 Liter. Denn mit Speichel, Magensaft, Bauchspeicheldrüsensekret sowie Gallen- und Darmsaft gelangen täglich etwa 6 Liter Flüssigkeit in den Darm. Diese und die über Essen und Trinken aufgenommene Flüssigkeit wird überwiegend im Dünndarm resorbiert und steht dem Körper wieder zur Verfügung.

1.3 Energie

Als Energie wird hier die in der Nahrung enthaltene Energie (Nahrungsenergie) verstanden. Die Nahrungsenergie wird im Körper in andere Energieformen umgewandelt (Energiewechsel), damit Körperfunktionen aufrechterhalten werden.

Der Energiebedarf ergibt sich aus dem **Grundumsatz**, dem **Arbeitsumsatz** (Muskelarbeit), der **Wärmeproduktion** nach Nahrungszufuhr sowie dem Bedarf für **Wachstum, Schwangerschaft** und **Stillzeit**. Bei der heute üblichen geringen körperlichen Belastung stellt der Grundumsatz (basal metabolic rate, BMR) den größten Teil des Energieverbrauchs dar.

Faktoren, die den Energiebedarf beeinflussen:

- Geschlecht (Frauen verbrauchen weniger Energie als Männer)
- Alter (der Energiebedarf nimmt im Alter ab)
- Körpergröße
- Körpergewicht
- Stoffwechsel
- körperliche Aktivität
- Körperzusammensetzung/Anteil der Muskelmasse
- genetische Faktoren (gute und schlechte „Futterverwerter")

Der Energiegehalt von Lebensmitteln bzw. Energieverbrauch des Menschen wird in Mega-Joule (MJ) und in Kilokalorien (kcal) angegeben.

1 MJ = 239 kcal
1 kcal = 4,184 kJ = 0,004184 MJ.

Die Berechnung des Energiebedarfs eines Menschen erfolgt heute auf anderem Wege als noch vor wenigen Jahren. Der tägliche Energiebedarf wird jetzt in der Regel vom Grundumsatz ausgehend definiert: In Abhängigkeit von der körperlichen Arbeit und von anderen Leistungen wird der Energiebedarf als Mehrfaches des Grundumsatzes (BMR) angegeben und nicht mehr absolut in MJ oder kcal.

Tab. 1.1 Referenzmaße von Körpergröße und Körpergewicht für die Berechnung des Grundumsatzes				
Alter	**Körpergröße cm**		**Körpergewicht kg**	
	♂	♀	♂	♀
Jugendliche und Erwachsene				
15 bis unter 19 Jahre	174	166	67	58
19 bis unter 25 Jahre	176	165	74	60
25 bis unter 51 Jahre	176	164	74	59
51 bis unter 65 Jahre	173	161	72	57
65 Jahre und älter	169	158	68	55

(D–A–CH-Referenzwerte für die Nährstoffzufuhr, DGE 2000)

Tab. 1.2 Grundumsatz, berechnet mit den Referenzmaßen der Tab. 1.1 und unter Berücksichtigung von Geschlecht, Alter und Körpergewicht						
Alter	**Körpergewicht (kg)**		**Grundumsatz (MJ/Tag)**		**Grundumsatz (kcal/Tag)**	
	♂	♀	♂	♀	♂	♀
15 bis unter 19 Jahre	67	58	7,6	6,1	1820	1460
19 bis unter 25 Jahre	74	60	7,6	5,8	1820	1390
25 bis unter 51 Jahre	74	59	7,3	5,6	1740	1340
51 bis unter 65 Jahre	72	57	6,6	5,3	1580	1270
65 Jahre und älter	68	55	5,9	4,9	1410	1170

(D–A–CH-Referenzwerte für die Nährstoffzufuhr, DGE 2000)

Dieses „Mehrfache" wird als **körperliche Aktivität** (= physical activity level, **PAL**) bezeichnet. Unter den bei uns üblichen Lebensbedingungen kann der Energiebedarf zwischen 1,2 und 2,4 variieren (Messungen an berufstätigen Erwachsenen ergaben einen durchschnittlichen Wert von 1,55 bis 1,65).

Tab. 1.3 Beispiele für den durchschnittlichen täglichen Energieumsatz bei unterschiedlichen Berufs- und Freizeitaktivitäten von Erwachsenen

Arbeitsschwere und Freizeitverhalten	PAL	Beispiele
ausschließlich sitzende oder liegende Lebensweise	1,2	alte, gebrechliche Menschen
ausschließlich sitzende Tätigkeit mit wenig oder keiner anstrengenden Freizeitaktivität	1,4–1,5	Büroangestellte, Feinmechaniker
sitzende Tätigkeit, zeitweilig auch zusätzlicher Energieaufwand für gehende und stehende Tätigkeiten	1,6–1,7	Laboranten, Kraftfahrer, Studierende, Fließbandarbeiter
überwiegend gehende und stehende Arbeit	1,8–1,9	Hausfrauen, Verkäufer, Kellner, Mechaniker, Handwerker
körperlich anstrengende berufliche Arbeit	2,0–2,4	Bauarbeiter, Landwirte, Waldarbeiter, Bergarbeiter, Leistungssportler

(D–A–CH-Referenzwerte für die Nährstoffzufuhr, DGE 2000)

1.4 Eiweiß (Protein)

Eiweiß (Protein) wird häufig auch als „**Baustoff des Körpers**" bezeichnet. Als Bestandteil von Muskeln, Organen, Knochen, Haut und Haaren, Enzymen, Hormonen und Abwehrzellen ist es im Körper allgegenwärtig und übernimmt zahlreiche Funktionen. Proteine steuern Auf-, Ab- und Umbauprozesse in den Zellen, transportieren im Blut z. B. das Spurenelement Eisen, Fette

Tab. 1.4 Empfohlene Proteinzufuhr

Alter	Protein g/kg/Tag		Protein g/Tag	
	♂	♀	♂	♀
Säuglinge				
0 bis unter 1 Monat	2,7		12	12
1 bis unter 2 Monate	2,0		10	10
2 bis unter 4 Monate	1,5		10	10
4 bis unter 6 Monate	1,3		10	10
6 bis unter 12 Monate	1,1		10	10
Jugendliche und Erwachsene				
15 bis unter 19 Jahre	0,9	0,8	60	46
19 bis unter 25 Jahre		0,8	59	48
25 bis unter 51 Jahre		0,8	59	47
Schwangere ab 4. Monat				58
Stillende				63

(D–A–CH-Referenzwerte für die Nährstoffzufuhr, DGE 2000)

und Abwehrstoffe. Eiweiß liefert auch Energie (ca. 4 kcal/17 Joule), ist aber für den Körper keine bevorzugte Energiequelle. Allerdings sättigen eiweißreiche Lebensmittel und Mahlzeiten gut und können das Auftreten von Hungergefühlen verzögern.

Nahrungseiweiß versorgt den Körper vor allem mit Aminosäuren, den Eiweißbausteinen, die zum Aufbau körpereigener Proteine und weiterer Substanzen benötigt werden. Der „Eiweißbedarf" ist deshalb eigentlich ein Bedarf an Aminosäuren.

1.5 Fette

Fette sind Verbindungen aus Glycerin und Fettsäuren. Sie sind notwendig

- als Energiespender (mit 9 kcal pro Gramm der energiereichste Nährstoff)
- als Bausubstanz für die Körperzellen
- als Träger der fettlöslichen Vitamine A, D, E und K
- als Lieferant von lebenswichtigen Fettsäuren
- als Geschmacksträger.

Die enthaltenen Fettsäuren bestimmen maßgeblich die Eigenschaften der Fette. Alle Fettsäuren bestehen aus einem Gerüst von Kohlenstoffatomen unterschiedlicher Länge.

Fettsäuren können nach dem Grad ihrer Sättigung, d. h. nach der Anzahl der Doppelbindungen im Fettsäuremolekül, in drei Gruppen eingeteilt werden:

- **gesättigte Fettsäuren** (keine Doppelbindung)
- **einfach ungesättigte Fettsäuren** (eine Doppelbindung zwischen zwei Kohlenstoffatomen)
- **mehrfach ungesättigte Fettsäuren** (zwei oder mehr Doppelbindungen).

Weniger die Menge als die **Art des Fettes** entscheidet über die Auswirkungen auf unsere Gesundheit.

Gesättigte Fettsäuren erhöhen die Blutfette, vor allem das schädliche LDL-Cholesterin. Dieses lagert sich unter bestimmten Bedingungen an den Arterienwänden ab, was über Jahre hinweg zu einer **Arteriosklerose** (Arterienverkalkung) führt. Die Arteriosklerose ist die Hauptursache für Herz-Kreislauf-Erkrankungen (z. B. Herzinfarkt und Schlaganfälle). Gesättigte Fettsäuren sind vor allem in tierischen Fetten (Wurst, Fleisch und Fleischwaren, Butter, Milch und Milchprodukten), aber auch in Kokosfett und Palmkernfett enthalten. Der Anteil dieser Fette sollte maximal 10 % der Energiezufuhr bzw. maximal $1/3$ der zugeführten Fettsäuren betragen.

Pflanzliche Öle, aber auch Fischöle (!) enthalten überwiegend ungesättigte Fettsäuren. **Einfach und mehrfach ungesättigte Fettsäuren** an Stelle von gesättigten Fettsäuren sind in der Lage, den Blutcholesterinspiegel (v. a. das LDL-Cholesterin) abzusenken.

Wissenschaftliche Studien kamen zu dem Ergebnis, dass eine ganz bestimmte Fettsäurenzusammensetzung optimal ist, um das Risiko für Herz-Kreislauf-Erkrankungen und auch für Krebs gering zu halten. Die aktuellen Empfehlungen sind in Tab. 1.5 zusammengefasst.

Cholesterin kommt als Fettbegleiter in allen menschlichen Zellen vor. Der Einfluss des Nahrungscholesterins auf die Cholesterinwerte im Blut ist jedoch geringer als der des Nahrungsfettes.

Pflanzenöle liefern in unterschiedlichen Anteilen überwiegend ungesättigte und nur wenig gesättigte Fettsäuren. Es gibt jedoch Ausnahmen: Kokosfett und Palmkernfett liefern überwiegend gesättigte Fettsäuren.

Mehrfach ungesättigte Fettsäuren mit einer bestimmten chemischen Konfiguration und bestimmten Positionen der Doppelbindungen sind essenziell (lebensnotwendig), da sie der menschliche Organismus nicht selbst aufbauen kann.

Die bekanntesten Vertreter sind die **Linolsäure** und daraus hergestellte längerkettige Verbin-

Tab. 1.5 Empfohlene Fettzufuhr (gesunde Erwachsene) nach DGE

Nährstoff	Menge pro Tag:
Fett insgesamt	30 % der Energie
Fettsäuren	
• gesättigte Fettsäuren	höchstens 10 % der Energie
• einfach ungesättigte Fettsäuren	mindestens 10 % der Energie
• mehrfach ungesättigte Fettsäuren	7 % der Energie, max. 10 %
– davon Linolsäure	– ca. 2,5 % der Energie
– alpha-Linolensäure	– ca. 0,5 % der Energie
– (Linolsäure: alpha-Linolensäure)	(5 : 1)

Tab. 1.6 Durchschnittliche Fettsäuregehalte in Fetten in %

Fettsäuren	gesättigt	einfach ungesättigt	mehrfach ungesättigt
Tierische Fette			
Butter	64	33	3
Schweineschmalz	36	47	17
Pflanzliche Fette			
Margarine	31	43	26
Distelöl	7	18	75
Erdnussöl	19	50	31
Kokosfett	92	6	2
Leinöl	10	18	72
Maiskeimöl	13	34	53
Olivenöl	14	77	9
Palmkernfett	83	15	2
Palmöl	46	44	10
Rapsöl	7	62	31
Sesamöl	12	43	45
Sojaöl	14	24	62
Sonnenblumenöl	11	22	67
Walnussöl	6	16	75
Weizenkeimöl	17	17	66

(aid infodienst Fettbewusst essen. Auf die Qualität kommt es an! 2007)

dungen wie die alpha-Linolensäure. Linolsäure ist eine so genannte **Omega-6-Fettsäure**, die sich positiv auf die Blutfettwerte auswirkt. Sie kommt in Pflanzenölen wie Sonnenblumen-, Maiskeim-, Oliven- und Sojaöl vor.

Ebenfalls essenziell sind die alpha-**Linolensäure**, eine so genannte **Omega-3-Fettsäure**, und ihre längerkettigen Derivate. Viel alpha-Linolensäure enthalten Lein-, Walnuss-, Raps- und Sojaöl. Fischöle, Lachs, Hering, Makrele und Sardinen liefern ebenfalls Omega-3-Fettsäuren. Diese werden als „Gefäßreiniger" angesehen, da sie die Fließeigenschaften des Blutes verbessern. Im Körper werden aus essenziellen Fettsäuren Hormone gebildet, die auf die Durchblutung des Herzmuskels, auf den Blutdruck, den Herzrhythmus und auf andere lebenswichtige Funktionen regulierend einwirken.

Dennoch benötigt der Körper nur ganz geringe Mengen davon! Entgegen früherer Empfehlungen wird heute nicht mehr propagiert, möglichst viel mehrfach ungesättigte Fettsäuren zu verzehren. Denn eine Reihe von Studien (Gardner, Kraemer 1995; Nydahl et al. 1994; De Lorgeril et al. 1999) führten zu dem Ergebnis, dass sich **einfach ungesättigte Fettsäuren** (z. B. in Raps- und Olivenöl) ähnlich positiv auf das Gesamtcholesterin, LDL- und HDL-Cholesterin auswirken. Weitere Studien zeigten, dass zu große Mengen an mehrfach ungesättigten Fettsäuren auch nachteilige Effekte haben (Katan et al. 1994). Ab einer Menge von mehr als 12–15 % Energieprozent senken sie nicht nur das schädliche LDL-Cholesterin, sondern auch das „gute" HDL-Cholesterin ab. Aus diesem Grund wird heute empfohlen, mehrfach ungesättigte Fettsäuren zu Gunsten einfach ungesättigter Fettsäuren zu beschränken.

Langkettige mehrfach ungesättigte Fettsäuren (LCP) sind wichtig für die kindliche Entwicklung des Gehirns und Nervensystems sowie für das Sehvermögen. Eine ausreichende Zufuhr dieser essenziellen Fettsäuren vermindert außerdem das Risiko einer Fehlgeburt. Langkettige mehrfach ungesättigte Fettsäuren können sowohl Omega-3-Fettsäuren (Beispiel: Docosahexaensäure = DHA) als auch Omega-6-

Fettsäuren (Beispiel: Arachidonsäure = AA) sein. Die Moleküle enthalten mehr als 20 Kohlenstoffatome.

1.6 Kohlenhydrate

Kohlenhydrate sind die wichtigsten **Energielieferanten**; Gehirn und Muskeln sind auf sie angewiesen. Der Körper verbrennt bevorzugt Kohlenhydrate, denn er gewinnt aus ihnen ökonomischer Energie als aus Fett oder Eiweiß. 1 Gramm Kohlenhydrate liefert etwa 4 kcal Energie.

Die Gruppe der Kohlenhydrate umfasst Einfachzucker (Monosaccharide), Zweifachzucker (Disaccharide), Mehrfach- und Vielfachzucker (Oligo- und Polysaccharide). Je länger das Molekül ist, desto langsamer verwertet der Körper das Kohlenhydrat. Süßigkeiten, Marmelade, reife Früchte und süße Getränke enthalten überwiegend die **Einfachzucker** Glukose (Traubenzucker) und Fruktose (Fruchtzucker) sowie den **Zweifachzucker** Saccharose (Rohr- oder Rübenzucker). Diese machen den süßen Geschmack aus, lassen aber auch den Blutzuckerspiegel rapide ansteigen. Brot, Reis, Nudeln oder Kartoffeln enthalten dagegen reichlich **Stärke**, die aus vielen Zuckerbausteinen besteht. Diese Lebensmittel lassen den Blutzuckerspiegel langsamer ansteigen und liefern Energie, ohne den Körper mit Fett zu belasten.

Der **glykämische Index (GI)**, ein Maß für die Wirkung von Lebensmitteln auf den Blutzuckerverlauf, rückte in den vergangenen Jahren verstärkt in den Fokus. Im Zusammenhang mit Empfehlungen zu einer **„Low Carb-Diät"** (Kostform mit einem geringen Anteil an Kohlenhydraten) wurde die angebliche Schädlichkeit von Lebensmitteln mit einem hohen GI hervorgehoben.

Der glykämische Index (GI) beschreibt die Höhe des **Blutglukosespiegels** und damit die Insulinausschüttung nach Zufuhr von 50 g verwertbaren Kohlenhydraten mit einem Testlebensmittel. Die Angabe erfolgt in Prozent bezogen auf die Fläche unter der Blutglukosekurve, die aus der Aufnahme von ebenfalls 50 g

Kohlenhydraten in Form von Glukose oder Weißbrot hervorgerufen wird. Übrigens: Die Verwendung von Glukose als Bezugsgröße führt zu niedrigeren GI-Werten als wenn Weißbrot als Referenzgröße gewählt wird. Das erschwert die Vergleichbarkeit von Werten aus unterschiedlichen Quellen, und ist eine Erklärung dafür, dass es in verschiedenen Tabellen unterschiedliche GI-Werte für dasselbe Lebensmittel gibt.

Tatsächlich enthalten manche Lebensmittel solche Kohlenhydrate, die rasch den Blutzuckerspiegel und damit auch den Insulinspiegel erhöhen. Dazu gehören Zucker, Weißmehlprodukte, helle Nudeln, weißer Reis sowie manche Kartoffelgerichte wie Kartoffelpüree. **Komplexe Kohlenhydrate** dagegen gelangen nur verzögert ins Blut und rufen eine schwächere Insulinantwort hervor. Solche „langsamen Kohlenhydrate" sind zum Beispiel in Gemüse, Obst, Getreideprodukten aus Vollkorn und Naturreis enthalten.

> Es ist gerade auch für Schwangere und Stillende sinnvoll, auf die Art der Kohlenhydrate zu achten, denn sie beeinflussen den Blutzuckerspiegel und damit den Stoffwechsel.

Dennoch ist die pauschale Empfehlung, möglichst nur Lebensmittel mit niedrigem glykämischen Index zu verzehren, mit Vorsicht zu genießen. Tabellen, die Lebensmittel nach ihrem (angeblichen) glykämischen Index in „gut" und „böse" einteilen und für Verbraucher veröffentlicht wurden, wurden zum Teil willkürlich aufgestellt. Tatsächlich verhält sich die Sachlage erheblich schwieriger. Denn die Angaben zum GI schwanken auch in der wissenschaftlichen Literatur erheblich. Das liegt an unterschiedlichen Untersuchungsansätzen und Referenzgrößen und an einer Vielzahl an Einflussfaktoren, die auf den GI von Lebensmitteln einwirken. Dazu gehören die Zusammensetzung von Lebensmitteln (z.B. die Art der Stärke in Reis oder Kartoffeln, die je nach Sorte, Herkunft und Herstellungsverfahren unterschiedlich sein kann), der Grad der Verarbeitung (für Kartoffelbrei wird ein höherer GI angegeben als

für gekochte Kartoffeln), die technologische Aufbereitung (Erhitzen, Abkühlen und Wiederaufwärmen wirkt auf die Struktur der Stärke ein), das Vorhandensein von Enzyminhibitoren (z.B. α-Amylasehemmer in Getreide), der Gehalt an weiteren Makronährstoffen in der Nahrung, und individuelle Faktoren von Personen wie Alter, Geschlecht, BMI, ethnische Zugehörigkeit u.a. Im Literaturverzeichnis finden sich Quellen, die diese Zusammenhänge ausführlicher beleuchten (Brönstrup 2004, Stellungnahmen der DGE).

Die **glykämische Last (GL)** berücksichtigt neben der Art der Kohlenhydrate auch die Portionsgröße. Dieser Wert ist mitunter hilfreicher als der GI, weil er die tatsächlich durch eine übliche Portion aufgenommene Kohlenhydratmenge erfasst. So hat zum Beispiel die Wassermelone einen GI, der über dem von Weißbrot liegt. Durch den höheren Kohlenhydratgehalt pro Portion (30 g) hat Weißbrot aber eine 2,5-fach höhere GL als eine 120 g schwere Portion Wassermelone (Brönstrup 2004).

Trotz der Einschränkung beim Gebrauch von GI-Werten (vor allem von Tabellen, die in der allgemeinen Presse veröffentlicht wurden) gilt die Empfehlung, dass möglichst komplexe Kohlenhydrate mit einem möglichst hohen Anteil von Ballaststoffen aufgenommen werden sollten (s. Kap. 9.5, S. 85).

Kohlenhydrate sollten mehr als 50% der täglich aufgenommenen Energie liefern. Dies begründet sich durch epidemiologische Befunde, nach denen Menschen, die wenig Kohlenhydrate aufnehmen, gleichzeitig viel (gesättigte) Nahrungsfette aufnehmen, was das Risiko für Herz-Kreislauf-Erkrankungen und andere Erkrankungen erhöht. Ein wünschenswert hoher Kohlenhydratkonsum bedeutet aber, bevorzugt stärke- und ballaststoffreiche Lebensmittel aufzunehmen, die gleichzeitig essenzielle Nährstoffe und sekundäre Pflanzenstoffe (s. S. 16) enthalten.

Ballaststoffe werden auch zu den Kohlenhydraten gezählt. Sie kommen in größeren Mengen in Vollkornprodukten, Obst, Gemüse, Hülsenfrüchten, Kartoffeln und Kleie vor. Sie sind in der Lage, durch verschiedene Wirkungen

Einfluss auf die Verdauung und die Gesundheit zu nehmen:

- Sie beugen Übergewicht vor, denn sie verzögern die Magenentleerung und sättigen gut.
- Sie fördern die Darmfunktion und sorgen für regelmäßigen, problemlosen Stuhlgang.
- Sie verhindern einen raschen Blutzuckeranstieg und somit größere Schwankungen des Blutzuckerspiegels. Das ist besonders für Diabetiker, aber auch für die Leistungsfähigkeit im Allgemeinen wichtig.
- Manche von ihnen (z. B. Pektine in Äpfeln, Quitten, Beeren, Möhren oder die Beta-Glukane in Haferkleie) sind „Cholesterinsenker", weil sie cholesterinhaltige Gallensäure binden.
- Sie binden giftige Stoffwechselprodukte.
- Sie helfen, Dickdarmkrebs vorzubeugen.

1.7 Vitamine

Vitamine sind **lebensnotwendige Nährstoffe**, die keine Energie liefern, aber zahlreiche Funktionen im Körper ausüben. Sie kommen in tierischen und pflanzlichen Lebensmitteln vor und wirken in kleinen und zum Teil in kleinsten Mengen.

- Vitamine regulieren den Auf-, Um- und Abbau von Kohlenhydraten, Eiweiß und Fett. Für zahlreiche Stoffwechselvorgänge werden Vitamine benötigt.
- Sie sind für den Aufbau von Enzymen, Hormonen und Blutzellen unentbehrlich.
- Sie beeinflussen das Immunsystem, die Leistungsfähigkeit und das Wohlbefinden.
- Vitamine wie das Provitamin A (Beta-Carotin), Vitamin E und Vitamin C schützen die Körperzellen als **Antioxidanzien** vor aggressiven Sauerstoffteilchen, den freien Radikalen.
- Vitamine kann der Organismus selbst nicht bilden, mit Ausnahme des Vitamin D. Sie müssen daher mit der Nahrung zugeführt werden.
- Die meisten Vitamine sind empfindlich gegen Licht, Luft und Hitze. Wichtig ist es daher, die Lebensmittel richtig zu lagern, vor- und zuzubereiten.

Nach ihrer Löslichkeit unterscheidet man **fettlösliche Vitamine** (A, D, E und K) von den **was-**

Tab. 1.7 Wasserlösliche Vitamine			
Vitamin	**Lieferanten**	**Aufgaben**	**D–A–CH-Referenzwert pro Tag für Schwangere/Stillende**
Vitamin B$_1$ (Thiamin)	Schweinefleisch, Erbsen, Bierhefe, Vollkornprodukte, Linsen, Kartoffeln	Kohlenhydratstoffwechsel, Nerven- und Muskeltätigkeit	1,2/1,4 mg
Vitamin B$_2$ (Riboflavin)	Milch und Milchprodukte, Seelachs, Grünkohl, Brokkoli, Fleisch, Vollkornprodukte	Eiweiß-, Kohlenhydrat- und Fettstoffwechsel	1,5/1,6 mg
Vitamin B$_6$ (Pyridoxin)	Weizenkeime, Lachs, Hühner- und Schweinefleisch, Kartoffeln, Gemüse	Eiweißstoffwechsel	1,9/1,9 mg
Vitamin B$_{12}$ (Cobalamin)	Fleisch (v. a. Schweineleber), Hering, Seelachs, Eier, Milch, Käse	Blutbildung, Neubildung von Zellen	3,5/4,0 µg

$\rightarrow$

Tab. 1.7 (Fortsetzung)			
Vitamin	**Lieferanten**	**Aufgaben**	**D–A–CH-Referenzwert pro Tag für Schwangere/Stillende**
(Nahrungs-) Folat/Folsäure*	Gemüse, besonders Blattgemüse und Blattsalate, Vollkornprodukte	Blutbildung, Zellneubildung. Wichtig im Frühstadium der Schwangerschaft, Embryonalentwicklung!	600/600 µg
Niacin	in fast allen Lebensmitteln, v. a. Fleisch, Milch, Eier, Kartoffeln	Eiweiß-, Fett- und Kohlenhydratstoffwechsel	15/17 mg
Pantothensäure	in fast allen Lebensmitteln, v. a. Fleisch, Milch, Vollkornprodukten	Bestandteil von Enzymen	6/6 mg
Biotin	Milch und Milchprodukte, Eier, Gemüse, Hülsenfrüchte und Vollkornprodukte	Bedeutung für Haut und Haare, Bestandteil von Enzymen	30–60/30–60 µg
Vitamin C (Ascorbinsäure)	Obst, Gemüse, Kartoffeln, v. a. schwarze Johannisbeeren, Sanddornbeeren, Kiwi, Hagebutten, Paprika. Südfrüchte wie Orange, Zitrone, Pampelmuse/Grapefruit, Papaya, Mandarinen	Aufbau von Bindegewebe, Knochen und Zähnen, Stärkung des Immunsystems, Antioxidans (Schutz vor freien Radikalen). Verbessert die Eisenaufnahme	110/150 mg

* synthetische Form des Vitamins   (modifiziert nach Franke, Rösch 2003)

Tab. 1.8 Fettlösliche Vitamine			
Vitamin	**Lieferanten**	**Aufgaben**	**D–A–CH-Referenzwert pro Tag für Schwangere/Stillende**
Vitamin A (Retinol)	Leber, Eigelb, Butter, Käse	Sehvorgang, Aufbau von Haut und Schleimhaut, Fortpflanzung	1,1/1,5 mg
Vitamin D (Cholecalciferol und Ergocalciferol)	Milch, Eigelb, Fettfische, Pilze, Margarine	Knochen- und Zahnbildung	5/5 µg
Vitamin E (Tocopherole)	pflanzliche Öle, Eigelb, Vollkornprodukte, Haselnüsse, Mandeln, Margarine	Schutzsystem für Zellmembran, Antioxidans	13/17 mg

$\rightarrow$

Tab. 1.8 (Fortsetzung)			
Vitamin	**Lieferanten**	**Aufgaben**	**D–A–CH-Referenzwert pro Tag für Schwangere/Stillende**
Vitamin K (Phyllochinon)	grünes Gemüse, Fleisch, Weizenkeime, Milch und Milchprodukte	Blutgerinnung	60/60 µg

mg = Milligramm (tausendstel Gramm); µg = Mikrogramm (tausendstel Milligramm)
(modifiziert nach Franke, Rösch 2003)

serlöslichen Vitaminen (Vitamin C und die B-Vitamine B_1, B_2, B_6, B_{12}, Niacin, Folsäure, Pantothensäure, Biotin) (s. o.).

Die in den Tabellen genannten D–A–CH-Referenzwerte für die Nährstoffzufuhr der Deutschen Gesellschaft für Ernährung (DGE) 2000 gelten jeweils für Schwangere/für Stillende. D–A–CH steht für Deutschland, Österreich und die Schweiz. Seit dem Jahre 2000 werden die Referenzwerte von der DGE, den österreichischen und schweizerischen Fachgesellschaften gemeinsam herausgegeben.

Aus Sicherheitsgründen sollten Frauen mit Kinderwunsch und Schwangere im ersten Drittel der Schwangerschaft auf den **Verzehr von Leber** verzichten. Leber kann extrem hohe Vitamin-A-Mengen enthalten, die das Ungeborene schädigen können.

1.8 Mineralstoffe

Als Mineralstoffe bezeichnet man anorganische Elemente, die der Mensch über die Nahrung aufnehmen muss. Sie kommen in unterschiedlichen Konzentrationen vor und werden in Mengen- und Spurenelemente unterteilt.

Ist die Konzentration höher als 50 mg pro kg Körpergewicht, spricht man von Mengenelementen. Ist die Konzentration geringer als 50 mg pro kg Körpergewicht, bezeichnet man sie als Spurenelemente.

Mengenelemente	Spurenelemente
Kalzium	Eisen
Phosphat	Jod
Kalium	Zink
Magnesium	Fluorid
Natrium	Selen
Chlorid	

Aufgaben der Mineralstoffe:
- Sie dienen als Baustoffe für Knochen und Zähne.
- Sie regeln den Wasserhaushalt und sorgen für den Ausgleich des Säure-Basen-Gehalts im Körper.
- Sie leiten Reizübertragungen in Nerven- und Muskelzellen.
- Sie sind Bausteine von Enzymen im Energiestoffwechsel und Bestandteile von Hormonen.

Mineralstoffe sind weniger sauerstoff-, licht- und hitzeempfindlich als Vitamine, dafür allerdings wasserlöslich.

Fluorid verbessert die Widerstandsfähigkeit gegen Karies und hilft bei der Remineralisation der Zähne. Da die Fluoridzufuhr mit den meisten Lebensmitteln und der Trinkwasserfluoridgehalt überwiegend gering sind, wird die Verwendung von **fluoridiertem Speisesalz** empfohlen (DGE 2007). Diese Empfehlung gilt für die meisten Gegenden Deutschlands, weil dort der Fluoridgehalt des Trinkwassers 0,3 mg/l unterschreitet (der Wert kann beim zuständigen Gesundheitsamt erfragt werden). In den

Tab. 1.9 Mineralstoffe (Mengenelemente)			
Mineralstoff	**Lieferanten**	**Aufgaben**	**D–A–CH-Referenzwert pro Tag für Schwangere /Stillende**
Kalzium	Käse, Milch und Milchprodukte, Brokkoli, Grünkohl, weiße Bohnen, Sojamehl, Leinsamen, Haselnüsse, Mandeln, kalziumreiche Mineralwässer (auf das Etikett achten: > 150 mg Kalzium pro Liter)	Baustoff für Knochen und Zähne, Nerven- und Muskelfunktion, Blutgerinnung	1000/1000 mg (Schwangere und Stillende < 19 Jahre jeweils 1200 mg)
Magnesium	Getreide und Vollkornprodukte (bes. Weizenkeime, Weizenkleie, Vollkornhaferflocken, unpolierter Reis), viele Gemüsearten, Hülsenfrüchte wie Linsen, weiße Bohnen usw., Sojavollfett, Mehl, Tofu, Nüsse, Mandeln, Sonnenblumenkerne, Kakaopulver schwach entölt	Bestandteil von Muskeln und Knochen, Aktivator von Enzymen, Nerven- und Muskelfunktion	310/390 mg
Kalium	Gemüse und Obst, v. a. Spinat, Champignons, Kohlrabi, Mangold, fettarme Milch	Regulation des Wasserhaushaltes (mit Natrium und Chlorid), Aufrechterhalten der Gewebespannung in den Körperzellen. Reizweiterleitung von Nerven und Muskeln	2000/2000 mg
Phosphor	Eiweißreiche Lebensmittel wie Fleisch, Fisch und Geflügel, Milchprodukte. In verarbeiteter Nahrung als Zusatzstoff, z. B. Cola, Getreideprodukte	Festigung der Knochen, Baustein und Energieüberträger in den Zellen	800/900 mg

(modifiziert nach Franke, Rösch 2003)

Tab. 1.10 Mineralstoffe (Spurenelemente)			
Mineralstoff	**Lieferanten**	**Aufgaben**	**D–A–CH-Referenzwert pro Tag für Schwangere/Stillende**
Eisen	Fleisch/Leber von Kalb, Rind und Schwein, Rot- und Blutwurst, Geflügel, Wild, Getreide und Vollkornprodukte,Trockenhülsenfrüchte, Tofu, Nüsse, Leinsamen, Sonnenblumenkerne, Weizenkeime	Sauerstofftransport in Blut und Muskulatur, Enzymbestandteil, Immunfunktion	30/20 mg

→

Tab. 1.10 (Fortsetzung)

Mineralstoff	Lieferanten	Aufgaben	D–A–CH-Refe-renzwert pro Tag für Schwangere/Stillende
Jod	Seefisch (v. a. Seelachs, Kabeljau, Scholle), Milch, Eier, jodiertes Speise-salz	Bestandteil der Schilddrüsen-hormone	230/260 μg Jod pro Tag
Fluorid	Schwarzer und grüner Tee, Seefisch, fluoridiertes Speisesalz, fluoridreiches Mineralwasser (> 1 mg F/l)	Schutz vor Karies, Mineralisation von Knochen und Zäh-nen	3,1/3,1 mg
Zink	Fleisch, Fisch, Schalentiere, Milch-produkte, Vollkornerzeugnisse	Bestandteil vieler Enzyme, Immun-funktion, Bedeu-tung bei der Insu-linspeicherung	10/11 mg
Selen	Schweine-, Rindfleisch, Leber und Niere vom Schwein, Seefisch (Thun-fisch, Hering, Rotbarsch, Makrele, Scholle, Sardine), Eierteigwaren, Vollkornhaferflocken, Hülsenfrüchte, Sojavollmehl	Immunfunktion, schützt gegen Krebs und Herz-infarkt	30–70/30–70 μg

(modifiziert nach Franke, Rösch 2003)

Gebieten mit natürlicherweise hohen Fluorid-konzentrationen im Trinkwasser (> 0,7 mg/l) sind sowohl fluoridiertes Speisesalz als auch Fluoridtabletten überflüssig.

1.9 Sekundäre Pflanzenstoffe

Sekundäre Pflanzenstoffe kommen nur in Pflanzen vor und dienen u. a. als Abwehrstoffe gegen Pflanzenkrankheiten und Schädlinge, als Begleitstoffe der Photosynthese und als Farb- und Lockstoffe.

Erst seit einigen Jahren werden diese Stoffe systematisch untersucht. Vieles deutet darauf hin, dass sie vorbeugend gegen Krankheiten wirken oder sogar Krankheiten abwenden kön-nen. So schützen einige vor Herz-Kreislauf-Erkrankungen und Krebs. Es gibt sogar Hin-weise darauf, dass sie im Stande sind, die Um-wandlung von einer gesunden Zelle in eine Krebszelle in den verschiedenen Stadien zu stoppen. Andere sekundäre Pflanzenstoffe be-kämpfen Bakterien, Viren und Pilze, senken den Cholesterinspiegel, wirken gegen Entzündun-gen, beeinflussen den Blutzuckerspiegel oder die Immunreaktionen des Körpers.

Gemüse, Obst, Hülsenfrüchte und Getreide liefern reichlich sekundäre Pflanzenstoffe und spielen deshalb in der täglichen Ernährung eine große Rolle.

1.10 Vollwerternährung und vollwertige Ernährung

Der Begriff **„Vollwerternährung"** wird von vie-len gleichgesetzt mit einer gesunden, ausgewo-genen („vollwertigen") Ernährung im Allgemei-nen. Streng genommen handelt es sich bei der

Tab. 1.11 Die wichtigsten Gruppen sekundärer Pflanzenstoffe

Sekundäre Pflanzenstoffe	Vorkommen	Mögliche Wirkung beim Menschen
Carotinoide	Grünkohl, Karotten, Tomaten, Aprikosen, Paprika	Krebsschutz, Antioxidans, Anregung des Immunsystems
Phytosterine	Leinsamen, Sesam, Sojabohnen, Sonnenblumenkerne	Cholesterinsenkung, Krebsschutz
Polyphenole	Grünkohl, Weizenvollkorn, Artischocken, Beerenfrüchte	Krebsschutz, Antioxidans, Anregung des Immunsystems
Glucosinolate	Kohl, Rettich, Kresse	Krebsschutz, Wirkung gegen Bakterien
Sulfide	Knoblauch, Speisezwiebeln, Spargel	Krebsschutz, Einfluss auf die Blutgerinnung, Wirkung gegen Bakterien, Antioxidans
Protease-Inhibitoren	Weizen, Sojabohnen	Krebsschutz, Antioxidans
Terpene	Karotten, Tomaten, Zitrone, Pfefferminze, Kümmel	Krebsschutz
Phytoöstrogene	Leinsamen, Weizenkleie, Sojabohnen	Krebsschutz, Antioxidans
Saponine	Hülsenfrüchte, z. B. Kichererbsen, Sojabohnen, Bohnen	Krebsschutz, Cholesterinsenkung

Vollwerternährung jedoch um eine spezielle, den „alternativen Ernährungsformen" (s. S. 18) zuzurechnenden Ernährungsweise. Sie wurde in den 1970er Jahren entwickelt und berücksichtigt die Tatsache, dass Nahrungsmittel weltweit zunehmend ungleichmäßiger verteilt werden: In den Industrieländern herrscht Überfluss, in den Entwicklungsländern hingegen Mangel.

Grundsätze der Vollwerternährung

1. Bevorzugung pflanzlicher Lebensmittel (überwiegend lakto-vegetabile Ernährung)
2. Bevorzugung gering verarbeiteter Lebensmittel (Lebensmittel so natürlich wie möglich)
3. Reichlicher Verzehr unerhitzter Frischkost (etwa die Hälfte der Nahrungsmenge)
4. Zubereitung genussvoller Speisen aus frischen Lebensmitteln, schonend und mit wenig Fett
5. Vermeidung von Nahrungsmitteln mit Zusatzstoffen
6. Vermeidung von Nahrungsmitteln aus bestimmten Technologien (wie Gentechnik, Food-Design, Lebensmittelbestrahlung)
7. Möglichst ausschließliche Verwendung von Erzeugnissen aus anerkannt ökologischer Landwirtschaft
8. Bevorzugung von Erzeugnissen aus regionaler Herkunft und entsprechend der Jahreszeit
9. Bevorzugung unverpackter oder umweltschonend verpackter Lebensmittel
10. Vermeidung bzw. Verminderung der allgemeinen Schadstoffemission und dadurch der Schadstoffaufnahme durch Verwen-

dung umweltverträglicher Produkte und Technologien
11. Verminderung von Veredelungsverlusten durch geringen Verzehr tierischer Lebensmittel
12. Bevorzugung landwirtschaftlicher Erzeugnisse, die unter sozialverträglichen Bedingungen erzeugt, verarbeitet und vermarktet werden (u. a. fairer Handel mit Entwicklungsländern)

(v. Koerber et al. 1999)

Hinsichtlich der Mengenverhältnisse der Lebensmittelgruppen zueinander besteht eine Übereinstimmung mit den Ernährungsempfehlungen der Deutschen Gesellschaft für Ernährung (DGE):

- reichlich Gemüse, Obst und Vollkornprodukte
- Milch und Milchprodukte als wichtige Eiweißlieferanten
- mäßiger Verzehr von Fleisch
- eine Fischmahlzeit und zwei Eier pro Woche.

Darüber hinaus empfehlen die Vertreter der Vollwerternährung, etwa die Hälfte der Nahrungsmenge als **Frischkost** zu verzehren (z. B. als Gemüserohkost, rohes Obst oder Frischkornmüsli).

Entsprechend ihrem Verarbeitungsgrad werden die Lebensmittel in **vier Wertstufen** eingeteilt. Das Beispiel der Milch und Milchprodukte zeigt, wie die Einstufung vorgenommen wird:

- Vorzugsmilch in Wertstufe 1 (sehr empfehlenswert)
- pasteurisierte Vollmilch, Milchprodukte ohne Zutaten, Käse ohne Zusatzstoffe in Wertstufe 2 (sehr empfehlenswert)
- H-Milch(-produkte), Milchprodukte mit Zutaten, Käse mit Zusatzstoffen in Wertstufe 3 (weniger empfehlenswert)
- und Sterilmilch, Kondensmilch, Milchpulver, Molkenprotein, Milch- und Käseimitate sowie Schmelzkäse in Wertstufe 4 (nicht empfehlenswert).

Diese Einteilung trägt die Deutsche Gesellschaft für Ernährung (DGE) allerdings nicht mit, da sie nicht immer der ernährungsphysiologischen Qualität der Lebensmittel gerecht wird. So bewertet die DGE Rohmilch nicht positiver als pasteurisierte Milch und Honig nicht besser als Zucker. Auch die generelle Einstufung stark verarbeiteter Lebensmittel als weniger empfehlenswert wird kritisiert.

Insgesamt fällt die Beurteilung der DGE jedoch positiv aus: Nach Meinung der Experten eignet sich die Vollwerternährung als Dauerkost und entspricht den modernen Empfehlungen zur Prävention ernährungsabhängiger Erkrankungen.

Von der „Vollwerternährung" abzugrenzen ist die **„vollwertige Ernährung"**, die einer abwechslungsreichen Mischkost nach den Empfehlungen der DGE entspricht.

Auf der Basis aktueller wissenschaftlicher Erkenntnisse wurden für Verbraucher **zehn Regeln** formuliert:

Vollwertig essen und trinken nach den 10 Regeln der DGE:

1. Vielseitig essen
2. Getreideprodukte – mehrmals am Tag und reichlich Kartoffeln
3. Gemüse und Obst – Nimm „5" am Tag
4. Täglich Milch und Milchprodukte, einmal in der Woche Fisch; Fleisch, Wurstwaren und Eier in Maßen
5. Wenig Fett und fettreiche Lebensmittel
6. Zucker und Salz in Maßen
7. Reichlich Flüssigkeit
8. Schmackhaft und schonend zubereiten
9. Nehmen Sie sich Zeit, genießen Sie Ihr Essen
10. Achten Sie auf Ihr Gewicht und bleiben Sie in Bewegung.

Der Ansatz der „vollwertigen Ernährung" ist breit angelegt. Es geht nicht nur um ernährungswissenschaftliche Empfehlungen, sondern auch um die Aspekte „Genuss" und „Bewegung".

Vollwertig essen und trinken heißt auch (für Gesunde):

- bedarfsgerecht essen
- mit Spaß und Freude essen
- praxisnahe, einfache Empfehlungen beachten
- alles ist erlaubt – die Menge macht's
- genießen
- Krankheiten vorbeugen
- körpereigene Schutzsysteme fördern
- die Behandlung von Krankheiten unterstützen.

Die Ratschläge in diesem Buch basieren auf der „vollwertigen Ernährung" nach den Empfehlungen der DGE.

1.11 Alternative Ernährungsformen

Der Begriff „alternative Ernährung" umfasst eine große Gruppe von Ernährungsformen. **Vegetarismus** gehört dazu ebenso wie die **Vollwerternährung**, die **Trennkost nach Hay** oder die Trennkost nach den Prinzipien des **Fit for Life**. In jüngster Zeit finden die **ayurvedische Ernährung** und die **Ernährung nach der Traditionellen Chinesischen Medizin (TCM)** zunehmend Interesse. Die **anthroposophische Ernährung, die Makrobiotik** und die **Rohkost**-Ernährung haben in Deutschland traditionell ebenfalls eine relativ große Bedeutung. Weitere Ernährungsformen, die weniger verbreitet sind, sind die **Mazdaznan-Ernährung**, die **Waerland-Kost**, die **Evers-Diät**, die **Schnitzer-Kost** und die **Harmonische Ernährung** nach D. Weise.

Obwohl die genannten alternativen Ernährungsformen aus unterschiedlichen Kulturkreisen stammen und auf völlig verschiedenen Begründungen basieren, gibt es Gemeinsamkeiten:

- Bevorzugung pflanzlicher Lebensmittel
- Bevorzugung von Produkten aus ökologischer Landwirtschaft
- Ablehnung übertriebener Lebensmittelverarbeitung

- Vermeidung von Lebensmittelzusatzstoffen
- Bevorzugung heimischer Lebensmittel
- ganzheitliche Orientierung (neben gesundheitlichen werden auch weitergehende Aspekte wie Bewusstseinsentwicklung, Erhaltung der Umwelt oder soziale Gerechtigkeit berücksichtigt)

(Leitzmann und Michel 1993)

Eine **ernährungsphysiologische Beurteilung** der diversen alternativen Kostformen würde den Rahmen dieses Buches sprengen. Bei der Deutschen Gesellschaft für Ernährung (DGE), Bonn, und beim aid infodienst Verbraucherschutz, Ernährung, Landwirtschaft (aid), Bonn, sind ausführliche und wissenschaftlich fundierte Informationen dazu erhältlich (siehe auch Literaturverzeichnis). Im Folgenden werden die wichtigsten Aspekte zur vegetarischen Ernährung in Schwangerschaft und Stillzeit ausgeführt.

Ovo-lakto-vegetabile Kost

Insgesamt ist die ovo-lakto-vegetabile Kost (mit Milch und Ei, ohne Fleisch und Fisch) aus ernährungsphysiologischer Sicht günstig zu beurteilen. Das gilt insbesondere dann, wenn Lebensmittel mit hoher Nährstoffdichte wie Gemüse, Obst und Vollkornprodukte bevorzugt werden. Der geringe Anteil an gesättigten Fetten und die hohe Aufnahme von Vitaminen, Mineralstoffen und sekundären Pflanzenstoffen und Ballaststoffen sind sowohl für Schwangere und Stillende als auch für alle anderen zu begrüßen.

Kritisch ist bei schwangeren Vegetarierinnen allerdings die Versorgung mit **Vitamin D, Vitamin B$_{12}$, Eisen, Kalzium** und **Jod** zu sehen. Besonders problematisch wird es, wenn vegetarisch lebende Schwangere (vor allem in der ersten Phase der Schwangerschaft bedingt durch Übelkeit und Erbrechen) nur ungenügende Nahrungsmengen aufnehmen können. Dann kann es zu einer Entleerung der Vitamin-B$_{12}$-Speicher und in der Folge zu einem physiologisch bedingten Folatmangel kommen.

Tab. 1.12 Formen vegetarischer Ernährung und ihre Häufigkeit in Deutschland		
Bezeichnung	**Meidung von**	**geschätzter Anteil**
Ovo-Lakto-Vegetarier	Fleisch, Fisch	53 %
Lakto-Vegetarier	Fleisch, Fisch, Eier	29 %
Beinahe-Vegetarier	essen Fleisch und Fisch extrem selten	9 %
Veganer	Fleisch, Fisch, Eier, Milch, evtl. Honig	9 %

(aid infodienst „Alternative Wege bewusster Ernährung" 2000)

Besteht der Verdacht einer andauernden ungenügenden Nahrungszufuhr, sollte der Vitamin-B_{12}- und Folatstatus überprüft und ggf. auf Präparate zurückgegriffen werden.

Vegane Kost

Abzuraten ist von einer veganen Ernährungsweise (ohne Fleisch, Fisch, Milch und Ei) ohne die Einnahme von Supplementen während der Schwangerschaft und Stillzeit!

Auf jeden Fall benötigen vegan lebende Frauen zusätzliche Gaben an Vitamin B_{12}, Vitamin D, Kalzium, Eisen und Jod in Form von Präparaten oder vitaminierten Lebensmitteln.

Diese Vitamine müssen von den Müttern während Schwangerschaft und Stillzeit unbedingt ergänzend eingenommen werden, um Störungen in der Knochen- und Nervenentwicklung zu vermeiden.

Besonderes Augenmerk muss dabei auf die Vitamin-B_{12}- und Vitamin-D-Versorgung bei **gestillten Säuglingen vegan lebender Mütter** gelegt werden.

2 Physiologische und metabolische Veränderungen in Schwangerschaft und Stillzeit

2.1 Gewichtsentwicklung

Die Angaben zu normalen Gewichtszunahmen sind je nach Quelle unterschiedlich. Manche Autoren sprechen von 10 bis 12 Kilogramm, andere von 9 bis 14 Kilogramm. Diese Angaben können nicht pauschal auf alle Schwangeren übertragen werden! Entscheidend ist u. a., wie hoch das Ausgangsgewicht der Frau vor bzw. zu Beginn der Schwangerschaft lag. Tabelle 2.1 kann eine Orientierungshilfe sein.

Bei einer Gesamtzunahme von 12,5 Kilogramm kann sich die Gewichtszunahme wie folgt verteilen:

Mutter

Uterus	970 Gramm
Brust	405 Gramm
Blut	1250 Gramm
Wasser	1680 Gramm
Fett	3345 Gramm

$$BMI = \frac{\text{Körpergewicht in kg}}{(\text{Körperlänge in m})^2}$$

Kind

Fetus	3400 Gramm
Plazenta	650 Gramm
Fruchtwasser	800 Gramm

Die Gewichtsentwicklung kann Rückschlüsse auf die Entwicklung der Schwangerschaft ermöglichen. Hier liegt ein gewisses **Dilemma**: Einerseits ist die genaue Kontrolle der Gewichtsentwicklung sehr wichtig, andererseits soll sich die Schwangere dadurch nicht unter Druck gesetzt fühlen.

Übergewicht bzw. eine zu starke Gewichtszunahme erhöht das Risiko für Gestosen sowie für Komplikationen bei der Geburt. Frauen, die während der Schwangerschaft stark an Gewicht zunehmen und dabei übermäßig viel Fett einla-

Tab. 2.1 Normale Gewichtszunahme in der Schwangerschaft		
Gewicht (BMI) vor der Schwangerschaft	**Monatliche Gewichtszunahme in der Schwangerschaft in kg**	**Gesamtgewichtszunahme in der Schwangerschaft in kg**
Untergewicht (unter 19)	2,3	12,5–18,0
Normalgewicht (19–24)	1,8	11,5–16,0
leichtes bis mittleres Übergewicht (24–30)	1,2	7,0–11,5
schweres Übergewicht / Adipositas (> 30)	0,9	7,0
bei Zwillingen	2,7	16–20,5

BMI = Bodymass-Index (modifiziert nach Frauenklinik der Friedrich-Schiller-Universität Jena 1999)

gern, bleiben oft lebenslang übergewichtig. Außerdem ist das Risiko für das Kind, später selbst adipös zu werden, erhöht.

Bei **untergewichtigen Frauen** erhöht sich das Risiko eines zu niedrigen Geburtsgewichtes des Kindes und einer Frühgeburt. Besonders kritisch wird es, wenn die tägliche Energiezufuhr 1500 bis 1800 Kilokalorien unterschreitet. Dies kann zu einer ungenügenden Ausdehnung des Plasmavolumens führen, wodurch Uterus und Plazenta nicht ausreichend durchblutet werden. Die Größenentwicklung der Plazenta ist behindert; Nährstoffe und schließlich auch Sauerstoff gelangen nur noch in ungenügender Menge zum Kind, das kindliche Wachstum bleibt zurück.

Generell sollten Frauen, die am Anfang der Schwangerschaft untergewichtig waren, und Frauen, die während der Schwangerschaft weniger als 5 kg zunehmen, sehr sorgfältig hinsichtlich der Energiezufuhr beraten werden!

2.2 Energiebedarf

In der Schwangerschaft besteht ein erhöhter Energiebedarf, der allerdings häufig überschätzt wird. Folgende Gründe sind für den **Mehrbedarf an Energie** zu nennen:

- Wachstum von Kind und Plazenta
- Vermehrung oder Neubildung von mütterlichem Gewebe (Uterusmuskulatur, Brustdrüsen, Blut, Fettgewebe)
- erhöhter Grundumsatz durch die vergrößerte Masse von aktivem Gewebe und den erhöhten Sauerstoffverbrauch von Uterus, Plazenta und Fetus
- steigender Aufwand für körperliche Arbeit und Bewegung des schwereren mütterlichen Körpers (allerdings reduzieren Schwangere mit fortschreitender Schwangerschaft meist ihre körperliche Aktivität!).

Für die gesamte Dauer der **Schwangerschaft** werden nach neueren Untersuchungen zusätzlich 300 MJ (71 700 kcal) veranschlagt. Aus

ernährungswissenschaftlicher und medizinischer Sicht wird empfohlen, diesen Bedarf gleichmäßig über die gesamte Schwangerschaft verteilt zu decken. Daraus ergibt sich eine zusätzliche Aufnahme von 1,1 MJ bzw. 255 kcal pro Tag, und dies von Beginn der Schwangerschaft an. Je nach Ausgangsgewicht und Gewichtsentwicklung der Schwangeren kann die Erhöhung der Energiemenge auch später erfolgen.

Für **Stillende** wird **in den ersten 4 Monaten** nach der Geburt eine zusätzliche Energieaufnahme von 2,7 MJ bzw. 635 kcal pro Tag empfohlen (wobei ein Teil der Energie aus den in der Schwangerschaft angelegten Fettdepots bereitgestellt werden sollte). **Nach dem 4. Monat** benötigt die Mutter zusätzlich 2,2 MJ bzw. 525 kcal pro Tag. Wenn die Mutter nicht mehr voll stillt, reichen 1,2 MJ bzw. 285 kcal zusätzlich, um den Energiebedarf zu decken.

Ändert sich die **körperliche Aktivität** im Verlauf der Schwangerschaft oder der Laktation gegenüber dem nichtschwangeren und nichtstillenden Zustand deutlich, muss die Energieaufnahme entsprechend dem Energiebetrag, der sich aus dem Produkt BMR × PAL ergibt, korrigiert werden (s. S. 5).

Ein Beispiel:
Eine 30-jährige Kellnerin (1,64 m groß, 59 kg schwer mit einem Grundumsatz von 1340 kcal) wird schwanger. Aufgrund ihrer überwiegend gehenden und stehenden Arbeit mit einem PAL von 1,8 ergibt sich zunächst ein Energieumsatz von 1340 kcal × 1,8 + 255 kcal = 2667 kcal pro Tag. Wird diese Schwangere wegen Komplikationen für längere Zeit ruhig gestellt, muss ein PAL von 1,2 für eine ausschließlich sitzende oder liegende Lebensweise eingesetzt werden. Der Energieumsatz beträgt dann nur noch 1340 kcal × 1,2 + 255 kcal = 1863 kcal pro Tag.

2.3 Nährstoffbedarf

Erst ab dem 4. Monat benötigt die **Schwangere** täglich etwa 10 g **Eiweiß** zusätzlich. Dies ist notwendig, um das Wachstum von Fetus und Plazenta und die Massenzunahme der mütterlichen Gewebe zu sichern. Die empfohlene Proteinzufuhr für **stillende Frauen** ergibt sich aus der Menge an sezerniertem Protein in der Milch. Im Durchschnitt beträgt diese 7–9 g pro Tag. Täglich 15 g Eiweiß zusätzlich sind aber erforderlich, um die abgegebene Menge im Körper wieder „aufzufüllen".

Hinsichtlich der Zufuhr an **Kohlenhydraten** ist für schwangere und stillende Frauen keine veränderte Zufuhrempfehlung angegeben. Es gilt also der Richtwert von >50 % der Nahrungsenergie in Form von Kohlenhydraten (vorzugsweise Stärke). Ein besonderes Augenmerk gilt aber einer ausreichenden **Ballaststoffzufuhr**, weil damit einer bei Schwangeren häufig auftretenden Verstopfung (Obstipation) entgegengewirkt werden kann. Weiterhin ist zu beachten, dass der Glukosestoffwechsel und der Plasmainsulinspiegel während der Schwangerschaft starken Schwankungen unterliegt. Um den Richtwert für die Zufuhr von Ballaststoffen von mindestens 30 g pro Tag zu erreichen und starke Blutzuckerschwankungen zu vermeiden, ist eine ausreichende Zufuhr an Vollkornprodukten, Gemüse, Hülsenfrüchten und Obst angezeigt!

Die Empfehlung für die **Fettzufuhr** entspricht während Schwangerschaft und Stillzeit mit bis zu 35 % der Energiezufuhr etwa der für die Allgemeinbevölkerung. Schwangere sollten Fett maßvoll verwenden, da die Blutfette auf Grund der hormonellen Umstellung bereits erhöht sind. Dies dient wahrscheinlich dazu, der schnellen Entwicklung von Fetus und Plazenta gerecht zu werden und Fettreserven für die letzten Schwangerschaftswochen und die Stillzeit anzulegen.

Noch wichtiger als die Begrenzung der Fette ist allerdings die **richtige Zusammenstellung der Fettsäuren!** So sollte die Zufuhr an **lebensnotwendigen (essenziellen) Fettsäuren** 3,5 % der Energiezufuhr ausmachen.

Omega-3-Fettsäuren wie Alpha-Linolensäure (ALA) sind neben anderen langkettigen mehrfach ungesättigten Fettsäuren (s. S. 9) für eine gesunde Entwicklung des Fetus wichtig. Aus ALA baut der Organismus langkettige Fettsäuren wie die **Docosahexaensäure (DHA)** auf. Diese Stoffwechselreaktionen sind aber insbesondere in der Zeit vor und kurz nach der Geburt begrenzt. Fetus und Neugeborene sind darauf angewiesen, mit DHA und anderen langkettigen mehrfach ungesättigten Fettsäuren über die Plazenta bzw. Muttermilch von der Mutter versorgt zu werden.

Die **Bedeutung bestimmter Fettsäuren für die Entwicklung ungeborener Kinder** wurde in verschiedenen wissenschaftlichen Studien untersucht (Küpper 1999). Es deutet einiges darauf hin, dass der regelmäßige Konsum von fettem Seefisch bzw. eine ausreichende Zufuhr von Omega-3-Fettsäuren in der Schwangerschaft die Frühgeburtsrate verringern, das Geburtsgewicht des Kindes steigern und Schwangerschaftserkrankungen vorbeugen kann. Besonders auf die Entwicklung von Gehirn, Zentralnervensystem und Netzhaut des Auges beim Kind haben Omega-3-Fettsäuren bzw. langkettige, mehrfach ungesättigte Fettsäuren (LCP) einen bedeutenden Einfluss. So nimmt zwischen der 24. und 40. Schwangerschaftswoche das Gehirngewicht von 75 g auf 400 g zu. Etwa 50 bis 60 % der Gehirntrockenmasse besteht aus Fett, demzufolge korreliert die Gewichtszunahme mit der Speicherung von Fettsäuren, insbesondere von Arachidonsäure und DHA.

Eine optimale Versorgung der Schwangeren mit langkettigen mehrfach ungesättigten Fettsäuren (LCP) sowohl während der Schwangerschaft als auch während der Stillzeit ist unbedingt anzustreben!

Aufgrund der zahlreichen metabolischen Syntheseprozesse im mütterlichen und kindlichen Organismus besteht während der Schwangerschaft und Stillzeit ein deutlicher **Mehrbedarf an Vitaminen** (vor allem der wasserlöslichen Vitamine B_1, B_2, Niacin, B_6, Folat, B_{12} und C, sowie der fettlöslichen Vitamine A und E) und **Mineralstoffen** (P, Mg, Fe, J, Zn). Da der Bedarf an den einzelnen essenziellen Nährstoffen höher ist als der Energiebedarf, ist eine Ernährung mit hoher Nährstoffdichte (s. S. 39) erforderlich.

Tab. 2.2 Empfehlungen für die Nährstoffzufuhr und relative Mehrzufuhr bei Schwangeren und Stillenden

	Empfehlungen (Frauen, 19 bis 50 Jahre)			
Nährstoffe pro Tag	**Schwangere**		**Stillende**	
	Gesamtzufuhr	**relative Mehrzufuhr (%, gerundet)**	**Gesamtzufuhr**	**relative Mehrzufuhr (%, gerundet)**
Nahrungsenergie (kcal)	2555–2655	11	2935–3035[1]	26–28
Eiweiß (g)	58[2]	21–23	63	31–34
Vitamin A (mg R. Ä.)[3]	1,1[2]	38	1,5	**88**
Vitamin D (μg)	5	0	5	0
Vitamin E (mg TÄ)[4]	13	8	17	42
Vitamin B_1 (mg)	1,2[2]	20	1,4	**40**
Vitamin B_2 (mg)	1,5[2]	25	1,6	33
Niacin (mg NÄ)[5]	15[2]	15	17	31
Vitamin B_6 (mg)	1,9[2]	**58**	1,9	**58**
Folat / Folsäure (μg)[6]	600	**50**	600	**50**
Pantothensäure (mg)	6	0	6	0
Vitamin B_{12} (μg)	3,5	17	4,0	33
Vitamin C (mg)	110	10	150	50
Kalzium (mg)	1000	0	1000	0
Phosphor (mg)	800	14	900	29
Magnesium (mg)	310	0–3	390	26–30
Eisen (mg)	30	**100**	20	33
Jod (μg)	230	15	260	30
Zink (mg)	10[2]	43	11	**57**

[1] in den ersten vier Monaten nach der Geburt
[2] ab 4. Monat
[3] 1 mg Retinol-Äquivalent = 6 mg all-trans-β-Carotin = 12 mg andere Provitamin-A-Carotinoide = 1,15 mg all-trans-Retinylacetat = 1,83 mg all-trans-Retinylpalmitat
[4] 1 mg RRR-α-Tocopherol-Äquivalent = 1,1 mg RRR-α-Tocopherylacetat = 2 mg RRR-β-Tocopherol = 4 mg RRR-γ-Tocopherol
[5] 1 mg Niacin-Äquivalent = 60 mg Tryptophan
[6] Berechnet nach der Summe folatwirksamer Verbindungen in der üblichen Nahrung = Folat-Äquivalente

(D–A–CH-Referenzwerte für die Nährstoffzufuhr, DGE 2000; Leitzmann et al. 2003)

Generell stellt die Ernährung der **Stillenden** noch höhere Anforderungen als die Ernährung von Schwangeren. Die Zusammensetzung der Frauenmilch, vor allem der Vitamingehalt, wird durch den Ernährungsstatus der Mutter beeinflusst. Deshalb liegen die Empfehlungen für die Vitaminzufuhr zum Teil deutlich höher als in der Schwangerschaft (Weiteres s. S. 133).

2.4 Kritische Nährstoffe

Als „**kritische Nährstoffe**" werden solche Nährstoffe bezeichnet, bei denen die Versorgung in einer Bevölkerungsgruppe nicht gesichert ist. Sie sind im Falle der Schwangeren nicht gleichzusetzen mit den Nährstoffen, bei denen ein höherer Bedarf besteht. Vielmehr kommt es darauf an, ob die Versorgung über die Ernährung gesichert ist oder nicht.

In der Schwangerschaft gilt allgemein die Versorgung mit den **Vitaminen B$_1$, B$_2$, B$_6$, Niacin, Folat, C** und **A** als kritisch. Mit Ausnahme von Niacin gilt dies auch für die Stillzeit – Vitamin D kommt bei der Stillenden als kritischer Nährstoff hinzu. Bei den Mineralstoffen werden **Magnesium, Eisen, Kalzium, Jod** und **Zink** als kritisch während Schwangerschaft **und** Stillzeit angesehen.

> Das bedeutet nicht, dass alle Schwangeren und Stillenden mit diesen Vitaminen unterversorgt sind! Vielmehr muss auf die Zufuhr dieser Nährstoffe ein besonderes Augenmerk gelegt werden – vor allem bei einer einseitigen Ernährung.

Vitamin A (Retinol)

Dieses fettlösliche Vitamin ist wichtig für das Wachstum und die Entwicklung verschiedener Zellen und Gewebe, vor allem für die Entwicklung der Lunge und ihrer Funktionen.

> Vorsicht ist allerdings bei Leber und Vitamin-A-haltigen Präparaten geboten! Die darin möglicherweise enthaltenen hohen Vitamin-A-Mengen können das Ungeborene schädigen (s. S. 61 u. S. 89). Als nicht schädlich werden im ersten Trimenon Dosierungen unter 10 000 IE bzw. 3 mg pro Tag angesehen.

Durch andere Vitamin-A-Quellen wie Milch, Milchprodukte, Käse und Fleisch sowie durch beta-Carotin, der Vorstufe des Vitamin A (kommt in Früchten und Gemüse vor), ist eine Überdosierung dagegen nicht möglich!

Die Vitamin-A-Zufuhr ist normalerweise über eine ausgewogene Ernährung sichergestellt. Bei einer **streng vegetarischen (veganen) Ernährungsweise** kann es allerdings zu einer Unterversorgung kommen. Hier bedarf es einer sehr sorgfältigen Ernährungsberatung. Unter Umständen muss eine Substitution in Betracht gezogen werden. Das Präparat sollte maximal 1,1 mg (für Schwangere) bzw. 1,5 mg (für Stillende) enthalten – entsprechend dem D–A–CH-Referenzwert.

Vitamin D (Calciferol)

Vitamin D ist an verschiedenen Stoffwechselprozessen beteiligt. So wird mit seiner Hilfe der Kalzium- und Phosphatspiegel reguliert bzw. werden Kalzium und Phosphor in die Knochen eingelagert. Auch werden bestimmte Hormondrüsen und das Immunsystem durch Vitamin D beeinflusst und das Wachstum und die Differenzierung bestimmter Zellen angeregt. In der Haut kann der menschliche Organismus unter UV-Licht selbst ausreichend Vitamin D bilden. Deshalb ist regelmäßige Bewegung im Freien sehr wichtig. Problematisch kann die Versorgung bei **Schwangeren** sein, die eine gewisse Zeit **ans Haus gebunden oder** gar **bettlägerig** sind (aufgrund von Komplikationen). Dann muss ausreichend Vitamin D mit der Nahrung zugeführt werden. Gute Vitamin-D-Quellen sind Fische mit hohem Fettgehalt, Eigelb, Milch und Margarine.

B-Vitamine

Zur Gruppe des so genannten „B-Komplexes" gehören alle wasserlöslichen B-Vitamine: **Vitamin B$_1$** (Thiamin), **B$_2$** (Riboflavin), **B$_6$** (Pyridoxin), **B$_{12}$** (Cobalamin), **Folat, Niacin, Pantothensäure** und **Biotin**. Sie sind Bestandteile von Enzymen und wirken im Stoffwechsel von Eiweiß, Fett und Kohlenhydraten. Sie sind wichtig für die

Energiegewinnung, Funktionen von Muskeln und Nerven, die Blutbildung, zur Erneuerung von Haut, Haaren und Nägeln sowie für Wachstumsvorgänge in unserem Körper. Aus diesem Grund ist eine ausreichende Versorgung von Schwangeren und Stillenden mit dieser Vitamingruppe wichtig.

B-Vitamine findet man in pflanzlichen Lebensmitteln wie Vollkornprodukten, Obst, Gemüse, Kartoffeln, Hülsenfrüchten, Pilzen. Aber auch die tierischen Lebensmittel wie Fleisch von Rind, Kalb, Schwein, Leber, Geflügel usw. liefern B-Vitamine. Reich an Vitamin B_1 ist zum Beispiel das Schweinefleisch. Hervorragende Lieferanten für B_2, B_6 und B_{12} sind Milch- und Milchprodukte, Hühnereier und Fleisch. Eine ausgewogene Mischkost mit pflanzlichen und tierischen Produkten liefert – mit Ausnahme des Folats – ausreichende Mengen an B-Vitaminen.

Folat spielt bei allen Zellteilungs- und Wachstumsprozessen eine Rolle. In der Schwangerschaft hat Folat deshalb eine besondere Bedeutung. Dies gilt ganz besonders für die früheste Phase der Schwangerschaft, wenn diese noch gar nicht bekannt ist. Bei Folatmangel besteht die **Gefahr eines Neuralrohrdefektes**, was zum Fehlen wichtiger Gehirnteile (Anenzephalie) oder zum „offenen Rücken" (Spina bifida) führen kann. Diese Fehlbildungen sind für schwere und schwerste Behinderungen verantwortlich und könnten in vielen Fällen vermieden werden, wenn die Folatversorgung ausreichend wäre. Tatsächlich sind viele junge Frauen mit Folat unterversorgt.

> Deshalb lautet die Empfehlung für **alle** Frauen mit Kinderwunsch, ein Präparat mit 0,4 mg bzw. 400 µg Folsäure pro Tag einzunehmen. Im Idealfall soll damit spätestens vier Wochen vor der Empfängnis begonnen werden bzw. in dem Moment, in dem Verhütungsmethoden nicht mehr praktiziert werden. (s. S. 45 u. S. 62)

Folat ist in Weizenkeimen, Blattgemüse, Obst und Vollkornprodukten enthalten. Gleichzeitig ist es extrem empfindlich und kann durch die Lagerung und Zubereitung bis zu 70 % zerstört werden.

Vitamin C (Ascorbinsäure)

Vitamin C hat eine zentrale Bedeutung beim Aufbau von Bindegewebe, Knochen und Zähnen. Weiterhin schützt es unsere Zellen vor freien Radikalen. Es hilft im Kampf gegen Krebs, indem es die Bildung von Krebs auslösenden Nitrosaminen verhindert. Außerdem stärkt es das Immunsystem. Während der Schwangerschaft fällt der Vitamin-C-Spiegel im mütterlichen Blut ab; als Ursache wird der Anstieg östrogener Hormone diskutiert. Der kindliche Plasmaspiegel liegt um 50 % höher als der mütterliche. Insgesamt ist der Ascorbinsäurestoffwechsel des Fetus intensiver als der des mütterlichen Organismus. Zwar ist es kein Problem, über die Nahrung ausreichend Vitamin C aufzunehmen, die Höhe der tatsächlichen Zufuhr liegt aber teilweise unter dem aktuellen D–A–CH-Referenzwert.

Gute Vitamin-C-Quellen sind frisches Obst (v. a. Zitrusfrüchte, schwarze Johannisbeeren), frisches Gemüse und Kartoffeln (s. S. 12).

Magnesium

Magnesium ist neben Kalzium und Phosphor ein Strukturelement des Knochens. Zusätzlich greift es als Kofaktor in zahlreiche Stoffwechselvorgänge ein. An den Nervenendplatten moderiert Magnesium die Übertragung von Signalen der Nervenzellen auf den Muskel.

Eine unzureichende Versorgung mit Magnesium wird u. a. mit Wadenkrämpfen, einer vorzeitigen bzw. erhöhten Wehentätigkeit sowie mit hypertensiven Schwangerschaftserkrankungen in Verbindung gebracht. Aus diesem Grund werden häufig Magnesiumpräparate verordnet. Ob eine prophylaktische Substitution bei allen Schwangerschaften sinnvoll ist, ist umstritten (s. S. 58 u. S. 62).

Bei Risikoschwangeren (z. B. mit hypertensiven Schwangerschaftserkrankungen oder vorzeitiger Wehentätigkeit in vorausgegangenen Schwangerschaften) sollte während der gesamten Schwangerschaft ein Präparat zum Einsatz kommen. Da die Muttermilch einen recht hohen Magnesiumgehalt von etwa 40 mg pro

Liter aufweist, ist auch während der Stillzeit eine ausreichende Magnesiumzufuhr wichtig.

Magnesium ist in vielen Lebensmitteln enthalten, vor allem in Vollkornerzeugnissen, Milch und Milchprodukten, Hülsenfrüchten, vielen Gemüsearten und Fleisch (s. S. 59).

Eisen

Ebenfalls sehr wichtig ist die **Eisenzufuhr**. Eisen ist Baustein des Blut- und Muskelfarbstoffs und transportiert Sauerstoff. Auch viele Enzyme brauchen Eisen, um Körperfunktionen steuern zu können. Der kindliche Organismus enthält am Geburtstermin etwa 300 mg Eisen, der größte Teil wird während des dritten Trimenons von der Mutter an das Kind abgegeben. Etwa 50 mg Eisen werden in die Plazenta eingebaut, weitere 400 bis 500 mg benötigt der Körper für die Bildung von zusätzlichem Blut. Auch ein leicht erhöhter täglicher Eisenverlust von 1,2 mg ist zu berechnen, der teilweise durch die ausbleibende Periodenblutung kompensiert wird. Der Transfer von Eisen zum Kind ist auch dann gewährleistet, wenn die Mutter nicht optimal versorgt ist.

Eisenmangel kommt bei jungen Frauen häufig vor und bedingt eine schlechte Ausgangssituation für die Schwangerschaft. Problematisch kann dies insbesondere bei zwei rasch aufeinander folgenden Schwangerschaften werden. Durch Eisenmangel kann eine Anämie ausgelöst werden, die wiederum verschiedene Schwangerschaftskomplikationen und Fehlentwicklungen beim Kind auslösen kann (weil der Sauerstofftransport gestört ist und wichtige Aufbau- und Stoffwechselprozesse nicht richtig gesteuert werden). Präparate sollten aber **nicht** „vorbeugend", sondern nur bei tatsächlich festgestelltem Eisenmangel zum Einsatz kommen (s. S. 52 u. S. 62).

Schwangere und Stillende sollten zwei- bis dreimal pro Woche mageres Fleisch und Wurst essen, um genügend Eisen aufzunehmen. Eisen aus Fleisch ist besonders gut verfügbar und verbessert innerhalb einer Mahlzeit die Ausnutzung des Eisens aus pflanzlichen Lebensmitteln (s. S. 52).

Kalzium

Kalzium ist vor allem als Baustoff für Knochen und Zähne bekannt. Es erfüllt aber auch wichtige Aufgaben im Blut und Gewebe bei der Reizleitung, der Herzfunktion und der Blutgerinnung.

25 bis 30 g Kalzium reichert sich im Körper des Ungeborenen bis zum Ende der Schwangerschaft an. Der Hauptanteil wird im mittleren Trimenon, also zur Zeit des größten Wachstums, eingelagert. Etwa 250 bis 300 mg Kalzium bekommt der Fetus in dieser Zeit aus dem mütterlichen Blut. Ein Mangel an Kalzium führt nicht etwa zu Schäden beim Fetus und Neugeborenen, sondern geht zu Lasten der mütterlichen Knochensubstanz. Denn das fehlende Kalzium wird aus den Reserven im Knochen der Mutter mobilisiert und an das Ungeborene geleitet. Eine Abnahme der mütterlichen Knochendichte und eine verstärkte **Osteoporosegefährdung in späteren Lebensabschnitten** können die Folge sein.

Der Kalziumbedarf ist aber mit einer gemischten Kost mit ausreichend Milch und Milchprodukten leicht zu decken. Sofern Milch und Milchprodukte vertragen werden, sind Kalziumpräparate in der Regel überflüssig. Daneben gibt es auch kalziumreiche Gemüsesorten wie Brokkoli, Fenchel und Grünkohl. Auch Mineralwasser, das mindestens 150 mg Kalzium pro Liter enthält, ist eine gute Quelle (s. S. 83).

Jod

Schwangere und Stillende haben bedingt durch die besondere Stoffwechselleistung und den Mehrverbrauch an Schilddrüsenhormonen einen **erhöhten Jodbedarf**. Das ungeborene Kind benötigt bereits ab der 12. SSW selbst Jod, weil dann die kindliche Schilddrüse mit der Hormonbildung beginnt.

Die Erfolge der **Jodmangelprophylaxe** der vergangenen Jahre (Einführung des jodierten Speisesalzes und Verwendung von Jodsalz in allen

Bereichen der Lebensmittelverarbeitung und des Speisenangebotes) sind zwar deutlich erkennbar, allerdings profitieren davon noch nicht alle Bevölkerungsgruppen. Während die Kropfhäufigkeit bei Neugeborenen und Kleinkindern erfreulich zurückgegangen ist, zeigen sich mit steigendem Alter, vor allem in der mittleren und älteren Generation, nach wie vor die Auswirkungen des jahrzehntelangen Jodmangels in Deutschland (Gärtner, Küpper 2007, AK Jodmangel 2007).

Bei **Schwangeren und Stillenden** hatte sich die Jodaufnahme zeitweise verbessert. Eine bedarfsdeckende Jodversorgung von Mutter und Kind ist aber abhängig davon, ob die Frau Jodtabletten oder andere Präparate mit Jod einnimmt. Das trifft nur auf etwa 50–60 % der Frauen zu (Gärtner, Küpper 2007, AK Jodmangel 2007).

Hat die Mutter einen **Jodmangel** oder eine unbehandelte Schilddrüsenunterfunktion, kann das Ungeborene in der körperlichen und geistigen Entwicklung benachteiligt sein. Eine gestörte Gehirnreifung, Fehlbildungen, Fehl- und Totgeburten können die Folge des Mangels sein.

Die Aussage, dass unter den Lebensmitteln nur Seefisch, Jodsalz, mit Jodsalz hergestellte Lebensmittel und ggf. Milch einen nennenswerten Beitrag zur Jodversorgung liefern, gilt heute nicht mehr unbedingt. Durch **Jodanreicherung in Tierfutter** erhöhten sich in den vergangenen Jahren die Jodgehalte vor allem von Milch, aber auch von Fleisch und Eiern zum Teil beträchtlich. Je nach Dosierung schwanken die Werte erheblich. Um eine Überdosierung zu verhindern, wurden durch die EU-Kommission die Höchstgrenzen für Jod im Futter für Milchkühe und Legehennen gesenkt (Flachowsky 2007).

Dennoch ist davon auszugehen, dass die Zufuhr mit der Nahrung nicht ausreicht, um den Jodbedarf in der Schwangerschaft und Stillzeit zu decken. Deshalb wird allen Schwangeren und Stillenden eine ergänzende Jodzufuhr von 100 (bis 150 µg) Jod mittels Tabletten empfohlen (s. S. 50 und S. 62).

Ernährungsberatung
in der Schwangerschaft

3 Stellenwert der Ernährungsberatung in der Schwangerenbetreuung

Eigene Befragungen von Hebammen sowie eine Untersuchung von Heins, Koebnick und Leitzmann (1999) an der Justus-Liebig Universität Gießen zur Ernährungsinformation in der Schwangerschaft zeigen, dass die Ernährungsberatung in der heutigen Schwangerenbetreuung eher einen geringen Stellenwert einnimmt. Zwar gibt es verschiedene Möglichkeiten für schwangere Frauen, Ernährungsinformationen zu erhalten bzw. sich hinsichtlich ihrer Ernährung beraten zu lassen, dennoch ist die investierte Beratungszeit oft sehr kurz oder die Möglichkeiten werden nur wenig oder erst sehr spät genutzt. So beträgt die Dauer der im Mutterpass vermerkten Ernährungsberatung in der gynäkologischen Praxis durchschnittlich nur 7 Minuten. Dagegen dauert das Beratungsgespräch bei den Hebammen zum Thema Ernährung durchschnittlich 30 Minuten (Heins, Koebnick, Leitzmann 1999).

Anbieter von Ernährungsinformationen und -beratung für schwangere Frauen

- Frauenarzt sowie Praxispersonal (im Rahmen der Schwangerschaftsvorsorge)
- Hebamme (im Rahmen der Schwangerschaftsvorsorge, Beratungsgespräche, Geburtsvorbereitungskurs)
- Ernährungsfachkräfte (Diplom-Oecotrophologen/innen, Diätassistenten/innen)
- Vorträge und ähnliche Veranstaltungen
- Zeitschriften/Bücher/Broschüren
- Freunde/innen, Familie, Mutter.

Oft findet Ernährungsberatung jedoch nur dann statt, wenn die Schwangere von sich aus gezielt Fragen stellt oder wenn sie eine Hebamme wegen Schwangerschaftsbeschwerden aufsucht.

Obwohl das Thema Ernährung bereits für die Frühschwangerschaft wichtig ist, wird es oft sehr spät angesprochen, meist erst ab der 30. Schwangerschaftswoche im Rahmen des Geburtsvorbereitungskurses.

Im Zeitraum von 1996 bis 1997 wurden 99 Frauen nach der Geburt über Art, Umfang und Wertigkeit der ihnen dargebotenen Ernährungsinformationen in der Schwangerschaft befragt (Heins, Koebnick, Leitzmann 1999). Fast ein Drittel der Teilnehmerinnen (27%) gaben an, keine Ernährungsinformationen in der Schwangerschaft erhalten zu haben. Die Zufriedenheit der Teilnehmerinnen, die während ihrer Schwangerschaft über Ernährung informiert worden sind (73%), spiegelt sich unter anderem in der Bewertung der verschiedenen Quellen, von denen sie ihre Informationen erhalten haben, wider.

Die Ernährungsinformation durch **Broschüren** wurde am besten beurteilt. Als Herausgeber wurden u. a. benannt: aid infodienst Verbraucherschutz, Ernährung, Landwirtschaft e. V., Deutsche Gesellschaft für Ernährung (DGE), Krankenkassen, Verband unabhängiger Gesundheitsberater (UGB).

Unter den **Personen**, die den Teilnehmerinnen Ernährungsinformationen vermittelt haben, schnitten die Hebammen am besten ab. Dagegen wurde die Weitergabe von Informationen durch Freunde, Familie und der Mutter als weniger gut empfunden. Am unzufriedensten waren die Frauen mit der Informationsvermittlung durch Ärzte/innen und durch Praxispersonal. Die Zufriedenheit stieg allerdings mit der Zeit, die sich die Ärzte/innen und Hebammen für die Ernährungsberatung der Schwangeren nahmen. Ernährungsfachkräfte als Anbieter von Ernährungsinformationen wurden im Rahmen dieser Untersuchung nicht berücksichtigt.

Heins und Mitarbeiter kommen zu dem Schluss, dass der „Ernährungsberatung in der Betreuung von schwangeren Frauen mehr Aufmerksamkeit gewidmet und ihr ein höherer Stellenwert eingeräumt werden sollte". Hinsichtlich der großen Bedeutung einer ausgewogenen Ernährung für Mutter und Kind und einen optimalen Schwangerschaftsverlauf kann dies nur unterstrichen werden.

4 Methodik und Didaktik

Die Ernährungsberatung von Schwangeren stellt eine wichtige Aufgabe im Rahmen der Schwangerenbetreuung durch die Hebammen dar. Das Beantworten von Ernährungsfragen ermöglicht der Hebamme, individuell auf die Bedürfnisse der Schwangeren einzugehen und dadurch das Vertrauensverhältnis zu der Ratsuchenden zu festigen. Außerdem lassen sich durch gezielte Ernährungsinformationen viele schwangerschaftsbedingte Probleme vermeiden. Nicht zuletzt liefert eine ausgewogene Ernährung der Schwangeren einen wesentlichen Beitrag für eine optimale Entwicklung und Gesundheit ihres Kindes. Umgekehrt haben ungünstige Ernährungsbedingungen während der Schwangerschaft Auswirkung bis ins Erwachsenenalter des Kindes, wie die Entwicklung von Adipositas, Herz-Kreislauf-Erkrankungen oder Diabetes (Grashoff 2003).

> Durch eine frühzeitige und individuelle Ernährungsberatung können viele schwangerschaftsbedingte Probleme vermieden oder zumindest rechtzeitig erkannt und behandelt werden.

4.1 Individuelle Ernährungsberatung

Einen geeigneten Anlass für eine Ernährungsberatung bieten die **Vorsorgeuntersuchungen**, da hier die meisten Frauen regelmäßig teilnehmen. Besonders beim ersten Termin haben Schwangere einen großen Beratungsbedarf. Doch nicht jede Frau hat den Mut, von sich aus Fragen zu stellen, oder sie weiß gar nicht genau, was sie fragen soll. Erst im **Geburtsvorbereitungskurs** kommt dann die Erkenntnis, welche Bedeutung die Ernährung in der Schwangerschaft hat („Wenn ich das schon eher gewusst

hätte!"). Die Hebamme sollte deshalb das Thema Ernährung schon bei den ersten Kontakten mit der Schwangeren ansprechen.

> Im ersten Gespräch ist es keinesfalls sinnvoll, der Schwangeren möglichst alle Ernährungsinformationen zu vermitteln, die wichtig erscheinen. Besser ist es, durch eine gezielte Gesprächsführung und einfühlsame Fragen das Vertrauen der Frau zu gewinnen und sich bei eventuell später auftretenden Fragen und/oder Beschwerden als Gesprächspartnerin anzubieten.

Um eine dauerhafte **Änderung des Ernährungsverhaltens** der Schwangeren zu erreichen, reicht es nicht aus, ihr z. B. einen Speiseplan in die Hand zu drücken und die Vorteile einer vollwertigen Ernährung in der Schwangerschaft zu erläutern. Nur eine systematische, klientenzentrierte Ernährungsberatung hilft der Schwangeren, hinsichtlich ihrer Ernährungsgewohnheiten umzudenken, umzulernen und vor allem sich umzugewöhnen.

> Der **Prozess** der individuellen Ernährungsberatung gliedert sich in 5 Stufen:
> 1. Anamnese
> 2. (Teil-)Ziele festlegen
> 3. Strategien umsetzen
> 4. Abschlussgespräch
> 5. Weiterführende Beratung

(modifiziert nach aid infodienst: „www.aid.de/lernen/beratungsprozessmethodik" 2005)

Anamnese

Ziel des ersten Beratungsgespräches sollte es sein, ein Vertrauensverhältnis zu der Schwangeren aufzubauen und durch eine geschickte Gesprächsführung möglichst viel von ihr zu erfahren. Ob nun die Schwangere zum ersten

Mal die Hebamme im Rahmen der Vorsorgeuntersuchung oder wegen Schwangerschaftsbeschwerden aufsucht, in jedem Fall sollte als Basis für eine individuelle Ernährungsberatung eine ausführliche **Anamnese** durchgeführt werden. Dazu gehören Fragen nach den Verzehrsgewohnheiten der Schwangeren, nach Appetitveränderungen, Lebensmittelunverträglichkeiten, Schwangerschaftsbeschwerden sowie Fragen nach der Einnahme von Medikamenten und Nahrungsergänzungsmitteln.

Ziel der **Ernährungsanamnese** ist es, sich einen Überblick über den aktuellen Ernährungszustand und die Vorlieben/Abneigungen der schwangeren Frau zu verschaffen. Sie bietet somit eine wichtige Basis, um die Nährstoffversorgung der Schwangeren besser einzuschätzen und Schritt für Schritt zu verbessern.

So genannte **„W"-Fragen** oder offene Fragen eignen sich im Anamnesegespräch am besten. Sie verschaffen mehr Informationen und binden die Gesprächspartnerinnen meist auch emotional stärker ein als Fragen, die nur mit „ja" oder „nein" beantwortet werden. Zum Beispiel:

- „**Was** essen Sie zum Frühstück?"
- „**Worauf** achten Sie bei Ihrer Ernährung besonders?"
- „**Welche** Sorten Fleisch/Fisch/Gemüse usw. mögen Sie gerne?"

Hilfreich für die Ermittlung und Beurteilung der Verzehrsgewohnheiten ist außerdem der folgende **Ernährungsanamnese-/Food-frequency-Fragebogen**, mit dem die Schwangere (oder Stillende) u. a. Fragen zur Häufigkeit des Verzehrs einzelner Lebensmittel beantwortet.

Ernährungsanamnese-/
Food-frequency-Fragebogen
für Schwangere/Stillende

Name: _____ Datum: _____

Alter: _____

Körpergewicht: _____kg   Körpergröße: _____cm

für Schwangere: _____SSW; Gewicht vor der SS: _____kg

Schwangerschaftsbeschwerden: _____

_____

_____

für Stillende: Alter des Kindes: _____

es wird voll gestillt seit: _____es wird teilweise gestillt seit: _____

es wird Beikost zugefüttert seit: _____

Berufstätigkeit: _____

_____

Mahlzeiten „außer Haus": _____

_____

Vorlieben: _____

_____

_____

Unverträglichkeiten/Abneigungen: _____

_____

Wie häufig essen und trinken Sie folgende Lebensmittel:						
Lebensmittel-gruppe	Lebensmittel	täglich	fast täglich	3–4 × pro Woche	1–3 × pro Woche	selten oder nie
Getränke	Mineralwasser					
	Kräuter-/Früchtetee					
	Fruchtsaftschorle					
	Fruchtsaft					
	Kaffee/schwarzer oder grüner Tee					
	Limonade/Colagetränke					
	Bier/Wein/Sekt					
	Spirituosen					
Brot, Getreide und Beilagen	Vollkornbrot/-brötchen					
	Müsli/Getreideflocken					
	Frühstückszerealien					
	Mischbrot/Mehrkornbrot					
	Mehrkorn-, Sesambrötchen etc.					
	Weißbrot/Brötchen					
	Naturreis/Vollkornnudeln					
	Reis hell/Nudeln hell					
	Pellkartoffeln/Salzkartoffeln					
	Pommes frites/Bratkartoffeln					
Gemüse und Obst	Gemüse frisch oder tiefgekühlt (gegart)					
	Hülsenfrüchte					
	Gemüsekonserven					
	Blattsalat/Rohkost					
	Salate mit Mayonnaise- oder Sahne-soße					
	Obst frisch oder tiefgekühlt					
	Obstkonserven					
Milch und Milchprodukte	fettarme Milch 1,5 % Fett Buttermilch					
	Vollmilch 3,5 % Fett					
	fettarmer Joghurt 1,5 % Fett					
	Joghurt > 1,5 % Fett					
	Magerquark					
	Quark ab 10 % Fett					
	Käse ≤ 30 % Fett i.Tr.					
	Käse > 30 % Fett i.Tr.					
	Sahne, Crème fraîche					

Wie häufig essen und trinken Sie folgende Lebensmittel:						
Lebensmittel-gruppe	Lebensmittel	täglich	fast täglich	3–4 × pro Woche	1–3 × pro Woche	selten oder nie
Fleisch, Wurst	Fleisch/Geflügel					
	Innereien (Leber etc.)					
	Bratenaufschnitt					
	Geflügelwurstaufschnitt					
	Brühwurst, Brühwürstchen					
	Salami, Dauerwurst					
	Streichwurst, Teewurst					
Fisch	Seefisch, mager, z. B. Seelachsfilet					
	Seefisch, fettreich, z. B. Hering, Lachs, Makrele					
	Sushi, Sushimi					
	Meeresfrüchte					
Eier	Frühstücksei					
	Spiegelei, Rührei etc.					
Fette und Öle	Rapsöl, Olivenöl					
	Maiskeim-, Sonnenblumen- oder Sojaöl					
	Sonstige Pflanzenöle					
	Pflanzenmargarine					
	Butter					
	Schmalz					
	Kokosfett, Palmkernfett					
Süßes und fette Snacks	Vollkornkekse/Obstkuchen					
	Kuchen/Torte/Kekse					
	Schokolade/-nriegel					
	Weingummi, Lakritz u. Ä.					
	Eis/Pudding					
	Nuss-Nougatcremes					
	Honig/Dicksäfte					
	Marmelade					
	Chips/salzige Nüsse/Knabbergebäck					
Kräuter und Salz	Kräuter (Petersilie, Dill, etc.)					
	Jodsalz					
	Jodsalz + Folsäure + Fluorid					
	Meersalz					
	Sonstiges					

Die Auswertung des Ernährungsanamnese-/Food-frequency-Fragebogens gibt nur einen groben Überblick über die Ernährungssituation der schwangeren/stillenden Frau. Ist darüber hinaus eine genauere Beurteilung der Nährstoffversorgung der Schwangeren/Stillenden notwendig, z.B. bei Verdacht auf ausgeprägte Fehlernährung, bei Mehrlingsschwangerschaften bzw. bei kurz aufeinander folgenden Schwangerschaften, sollte die Nährstoffzufuhr mithilfe eines **Ernährungsprotokolls** überprüft werden.

Die Verwendung von **standardisierten Beratungsformularen** kann die praktische Durchführung der Ernährungsberatung erleichtern. So wurden beispielsweise vom Institut für Qualitätssicherung in der Ernährungstherapie und Ernährungsberatung e.V. (QUETHEB) leicht handhabbare Materialien wie Anamnese-, Protokoll-, Auswertungs- und Evaluationsbögen entwickelt und erprobt, die einfach strukturiert, nicht indikationsbezogen und somit variabel einsetzbar sind. Die Bögen sind in verschiedenen Farben gehalten, so dass ein schnelles und übersichtliches Auffinden eines bestimmten Formulars, z.B. in Karteisystemen, möglich ist (QUETHEB-Formulare, siehe Anhang S. 179).

Ein fertiges Formular für ein Ernährungsprotokoll zum Downloaden stellt beispielsweise der aid infodienst Verbraucherschutz • Ernährung • Landwirtschaft e.V. (www.aid.de) zur Verfügung.

(Teil-)Ziele festlegen

Die in der Situationsanalyse ermittelten Daten werden ausgewertet und mit den D–A–CH-Referenzwerten für die Nährstoffzufuhr (DGE 2000) (Sollzustand) verglichen. Anschließend bestimmen die Beraterin und die schwangere/stillende Frau gemeinsam Teilziele sowie Strategien zur Erreichung der Ziele.

So zeigt ein Vergleich des ausgefüllten **Ernährungsanamnese-/Food-frequency-Fragebogens** mit den „empfehlenswerten Lebensmittelverzehrsmengen für Schwangere/Stillende" (siehe Tabelle 9.1 S. 65 und Tabelle 16.1 S. 134) der

Beraterin auf, wo Schwerpunkte in der Ernährungsberatung zu setzen sind.

Beispiel einer Beratungssituation:

Die Schwangere klagt über Verstopfung. Die Beraterin hat mittels Fragebogen ermittelt, dass die schwangere Frau keine Vollkornprodukte isst und zu wenig trinkt.
Ziele: regelmäßige Verdauung, Erhöhung der Ballaststoffzufuhr, Flüssigkeitszufuhr in Höhe von 1,5 bis 2 Liter/Tag
Teilziel 1: die Hälfte der Getreideprodukte als Vollkornprodukte essen
Teilziel 2: zu jeder Mahlzeit und zwischendurch etwas trinken (mindestens 1,5 Liter pro Tag).

Strategien zur Erreichung der Ziele:

1. Rezept Dinkelvollkornbrot (s. S. 170) ausprobieren, geschälter Reis und helle Nudeln mit Naturreis bzw. Vollkornnudeln mischen
2. Mineralwasser und Fruchtsaftschorlen immer in Sichtweite, z.B. auf den Esstisch stellen, Trinktagebuch führen.

Die Auswertung eines **Ernährungsprotokolls** erfolgt üblicherweise mittels computergestützter Nährwertberechnung. Nährstoffe, die nicht oder nur unzureichend zugeführt werden, müssen entsprechend den Referenzwerten für die Nährstoffzufuhr (DGE 2000) ersetzt werden. Sollte durch Lebensmittelalternativen die Nährstoffzufuhr nicht sichergestellt werden können, ist mit dem behandelnden Arzt der Einsatz von Nahrungsergänzungsmitteln zu besprechen (s. S. 61).

Beispiel einer Beratungssituation:

Die Schwangere mag keinen Fisch und verwendet (aus Unwissenheit) kein Jodsalz. Die Beraterin hat durch die Auswertung eines 7-tägigen Ernährungsprotokolls ermittelt, dass die Jodzufuhr der schwangeren Frau weit unter den Empfehlungen der DGE liegt.
Ziel: Jodzufuhr 230 µg
Teilziel 1: Im Haushalt ausschließlich jodiertes Speisesalz verwenden.
Teilziel 2: Lebensmittel bevorzugen, die mit Jodsalz hergestellt werden.
Teilziel 3: Täglich 100(–150) µg (z.B. in Tablettenform) substituieren (s. S. 50ff).

> **Strategien zur Erreichung der Ziele:**
> 1. Das bisher verwendete Meersalz gegen Jodsalz (+ Fluorid + Folsäure) eintauschen (Beraterin zeigt Produktbeispiele).
> 2. Produkte mit Jodsiegel bzw. Jodzusatz im Zutatenverzeichnis bevorzugen.
> 3. Jodsupplementierung mit dem behandelnden Arzt besprechen.

Strategien umsetzen

Die Schwangere soll die gemeinsam entwickelten Strategien zum Erreichen der (Teil-)Ziele in die Realität umsetzen. Auftretende Probleme werden in weiteren Beratungsgesprächen besprochen. Zur Kontrolle der Erfolge/Misserfolge kann eine Zwischenanamnese mithilfe des Food-frequency-Fragebogens oder eines Ernährungsprotokolls erfolgen. Gegebenenfalls werden die Strategien und/oder die Zielvorgaben modifiziert, bis der Soll-Zustand (z. B. regelmäßige Verdauung, Flüssigkeitszufuhr in Höhe von 1,5 bis 2 Liter/Tag, Jodzufuhr in Höhe von 230 µg) erreicht ist.

Abschlussgespräch

Im Abschlussgespräch überprüfen Beraterin und Schwangere die vorher festgelegten Ziele. Erfolge und Misserfolge werden diskutiert und dokumentiert (z. B. Labordaten, Zufriedenheit der Schwangeren).

Weiterführende Beratung

Damit die Schwangere ihre Ernährungsumstellung langfristig beibehält, kann eine weiterführende Beratung, z. B. durch so genannte Betreuungsgespräche in längeren Zeitabständen oder durch Teilnahme an einer Gruppenberatung, sinnvoll sein.

4.2 Gruppenberatung

Viele Frauen machen sich bereits am Anfang der Schwangerschaft Gedanken über ihre Ernährungsgewohnheiten. Die Einrichtung einer

Gesprächsgruppe für Frühschwangere bietet die Möglichkeit, diesem Beratungsbedarf nachzukommen. Darüber hinaus können die Frauen im Gespräch mit den anderen Frühschwangeren offen über ihre Ängste und Probleme (z. B. Geschwisterkinder, Übelkeit, Probleme am Arbeitsplatz) reden, ohne befürchten zu müssen, sich lächerlich zu machen, weil „man noch nicht einmal etwas sieht".

Für Frauen etwa ab der 30. bis 32. SSW stellen dann die **Geburtsvorbereitungskurse** eine gute Gelegenheit zur Information über die richtige Ernährung in der Schwangerschaft und zur Diskussion von Ernährungsfragen dar.

Hilfreich für die praktische Durchführung einer Gruppenberatung für Schwangere/Stillende sind **Materialien für die Ernährungsberatung** wie Folien, Hefte, Poster, Videoclips und Aufsteller. Diese werden sowohl speziell zum Thema „Ernährung in Schwangerschaft und Stillzeit" als auch zu allgemeinen Ernährungsthemen wie „Vollwertig essen und trinken" angeboten (siehe Anhang S. 179).

4.3 Kooperation mit Ernährungsfachkräften

Die Praxis zeigt, dass sowohl die betreuenden Ärzte als auch Hebammen mit der individuellen Ernährungsberatung oftmals zeitlich überfordert sind. Grundsätzlich empfiehlt sich eine Kooperation mit selbstständigen Ernährungsfachkräften, wie sie mancherorts – z. B. in Form einer Praxisgemeinschaft – gehandhabt wird. Insbesondere Diplom-Oecotrophologen/innen und Diätassistenten/innen mit dem Schwerpunkt Ernährungsberatung sind aufgrund ihrer Aus- und Fortbildung in der Lage, zielgruppengerechte und individuelle Ernährungsberatung durchzuführen. Adressenverzeichnisse solcher Ernährungsfachkräfte finden sich im Anhang (s. S. 177).

5 Energiezufuhr und Gewichtsentwicklung in der Schwangerschaft

5.1 Energiebedarf und Nährstoffdichte

Der Energiebedarf schwangerer Frauen wird häufig überschätzt. Noch immer glaubt manche werdende Mutter dem alten Sprichwort „Essen für zwei".

> Der **Energiemehrbedarf** einer Schwangeren beträgt durchschnittlich nur 255 kcal pro Tag (s. S. 21). Das entspricht einer kleinen Zwischenmahlzeit oder einem Gemüsegericht.

Beispiele für (Zwischen-)Mahlzeiten mit 255 kcal

1. 1 Scheibe Vollkornbrot + 1 TL Margarine + 1 Scheibe Käse (30 % Fett i.Tr.)
2. 150 g Joghurt (1,5 % Fett) + 1–2 EL Haferflocken + 1 kleine Apfelsine + 1 EL Sonnenblumenkerne
3. Gemüsepfanne: 1 Portion gedünstetes Gemüse + 2 mittelgroße Kartoffeln + 1 EL Pflanzenöl

---

(modifiziert nach Milupa Wiss. Inform. 2003)

Stärker als der Energiebedarf erhöht sich jedoch der Bedarf an einigen lebenswichtigen Vitaminen und Mineralstoffen. Die Schwangere sollte deshalb keineswegs für zwei essen, sondern sich mehr nach dem Motto **„Qualität statt Quantität"** ernähren. Wichtig ist es, gezielt von den Lebensmitteln zu essen, die eher wenig Energie, dafür aber einen möglichst hohen Gehalt dieser wichtigen Nährstoffe enthalten. Man spricht auch von Lebensmitteln mit einer hohen **Nährstoffdichte**. Diese haben von Natur aus vor allem pflanzliche Lebensmittel wie Gemüse, Obst, Kartoffeln und Vollkornprodukte. Unter den tierischen Lebensmitteln weisen fettarme Produkte (z.B. Camembert 30 % Fett i.Tr.) eine günstigere Nährstoffdichte auf als die fettreichen (z.B. Camembert 60 % Fett i.Tr.). Zucker- und fettreiche Lebensmittel enthalten dagegen meist viel Energie, aber wenig Vitamine und Mineralstoffe. Sie sind daher weniger geeignet.

5.2 Besonderheiten bei übergewichtigen Frauen

Übergewicht bzw. eine zu starke Gewichtszunahme in der Schwangerschaft birgt eine Reihe von Risiken für Mutter und Kind (s. S. 20). Trotzdem ist die Schwangerschaft nicht die geeignete Zeit, um Körpergewicht gezielt abzubauen. Dies sollte bei bestehendem Übergewicht möglichst vor der Schwangerschaft erfolgen.

Damit das Kind nicht zu kurz kommt, sollte eine stark übergewichtige Frau in der Schwangerschaft wie jede andere Schwangere auch zunehmen, aber nicht ganz so viel wie eine Frau, die normalgewichtig ist. Dies gelingt durch **Reduktion der bisherigen Energiezufuhr** bei ausreichender Versorgung der Schwangeren mit allen lebensnotwendigen Nährstoffen.

> Die Energiezufuhr stark übergewichtiger schwangerer Frauen darf nur soweit reduziert werden, wie die empfohlene Zufuhr aller Nährstoffe noch gewährleistet ist. Die Gewichtszunahme sollte nicht mehr als 1 kg pro Monat betragen.

Eine **ausgewogene fettarme Mischkost** ist in Kombination mit einer geeigneten Lebensführung (ausreichend Bewegung) die Methode der Wahl.

Auf S. 74 ist ein beispielhafter **Tagesplan** für stark übergewichtige Schwangere zu finden.

Dieser Plan enthält eine Fischmahlzeit, die eiweiß- und jodreich ist, sowie einen hohen Gehalt an Gemüse, Obst und Vollkornprodukten.

> Zusammen mit ballaststoffreichen Lebensmitteln erhöhen eiweißreiche Mahlzeiten das Sättigungsgefühl der schwangeren Frau und versorgen sie gleichzeitig mit vielen wichtigen Nährstoffen.

Die empfohlene **Eisenzufuhr** wird in diesem Tagesplan etwas unterschritten. Der Plan beinhaltet jedoch eine bewusste Auswahl Vitamin-C-reicher Lebensmittel (z.B. Orange zum Müsli, Paprikastreifen zum Mehrkornbrötchen), welche die Eisenresorption aus den pflanzlichen Lebensmitteln fördert. Zusätzlich wird empfohlen, zwei- bis dreimal pro Woche eine kleine Portion mageres Fleisch und fettarme Wurst zu essen.

5.3 Besonderheiten bei untergewichtigen Frauen

Auf der anderen Seite stehen die Frauen, die am Anfang der Schwangerschaft untergewichtig sind, und diejenigen, die während der Schwangerschaft nicht ausreichend an Gewicht zunehmen. Sie sollten wegen der möglichen Risiken sehr sorgfältig hinsichtlich der Energiezufuhr beraten werden.

> Frauen, die bereits am Anfang der Schwangerschaft untergewichtig sind, sollten in den ersten 2 Monaten der Schwangerschaft 2 bis 3 kg an Gewicht zunehmen. Dies ist mit zusätzlich etwa 350 kcal pro Tag zu erreichen.

Falls die gewünschte **Gewichtszunahme nicht erreicht** wird, muss die Energiemehrzufuhr auf 500 kcal/Tag erhöht werden. Erst wenn die Schwangere 3 kg pro Monat zugenommen hat, kann die Energiezulage wieder auf 350 kcal gesenkt werden.

Untergewichtige Schwangere haben Mühe, während der Schwangerschaft genug an Gewicht zuzunehmen. Oft tragen Schwanger-schaftsbeschwerden oder äußere Lebensumstände (z.B. Beruf, Geschwisterkinder) dazu bei, dass es diesen Frauen an Appetit fehlt. Eine **Situationsanalyse und Ernährungsanamnese** gibt Aufschluss über „appetithemmende" Faktoren sowie Verzehrsgewohnheiten und Mahlzeitenhäufigkeit und ermöglichen die Ableitung individueller Empfehlungen.

Grundsätzlich gelten auch für untergewichtige Frauen die oben beschriebenen Empfehlungen für eine bedarfsgerechte Ernährung mit dem Unterschied, dass die „fettarme" Komponente nicht im Vordergrund steht. Es sollte jedoch nicht der Fehler gemacht werden, eine erhöhte Energiezufuhr überwiegend durch **tierische Fette** in Form von Wurst, Sahne und fetten Käsesorten oder fettreichen Snacks und Süßigkeiten wie Kartoffelchips, Pommes frites, Nougat-Creme und Schokoriegel zu erreichen. Durch ihren hohen Gehalt an gesättigten und trans-Fettsäuren begünstigen sie die Entstehung von Herz-Kreislauf-Erkrankungen.

Dagegen sind **pflanzliche Fettquellen** (z.B. Rapsöl, Olivenöl, Nüsse, Oliven, Avocados) und fetter Seefisch zu bevorzugen. Sie liefern wertvolle einfach und mehrfach ungesättigte Fettsäuren, die einer Arteriosklerose vorbeugen. Langkettige mehrfach ungesättigte Fettsäuren, wie Omega-3-Fettsäuren im fetten Seefisch und Linolsäure in pflanzlichen Ölen, fördern außerdem die kindliche Gehirnentwicklung.

Auch größere Mengen an **Zucker** und zuckerreichen Süßigkeiten sind zu vermeiden, da sie das Risiko für einen Gestationsdiabetes erhöhen.

Auf S. 76 finden Sie einen beispielhaften **Tagesplan** für untergewichtige Schwangere. Dieser Plan hat das Ziel, dass die Schwangere mindestens 2 bis 3 kg in ein bis zwei Monaten an Gewicht zunimmt. Dies gelingt vor allem durch eine Erhöhung der Energie- und Fettzufuhr. Da es untergewichtige Frauen oft nicht gewohnt sind, große Portionen zu sich zu nehmen, enthält der Plan drei kleinere Hauptmahlzeiten und vier kleinere, aber energiereiche Zwischenmahlzeiten.

Die empfohlene Zufuhr der **kritischen Nährstoffe** Folat, Kalzium, Magnesium und Jod wird erreicht. Hinsichtlich der Eisenzufuhr gelten die gleichen Empfehlungen wie bei Plan 4 (Übergewichtige Schwangere).

Tipps für untergewichtige Schwangere:

- **Öfters am Tag essen**, pro Tag mindestens 5 bis 7 Mahlzeiten einplanen.
- Lebensmittel mit **hoher Nährstoffdichte** bevorzugen (z. B. Gemüse, Obst, Vollkornprodukte, Kartoffeln, Milch, Käse, Fisch, Fleisch).
- Suppen, Soßen, Gemüsebeilagen und Hauptspeisen mit **Pflanzenölen**, die reich an mehrfach ungesättigten Fettsäuren sind (Raps- und Olivenöl), **anreichern**.
- Speisen nach Geschmack mit **Sahne**, Crème fraîche, Schmand oder hochwertiger Margarine abschmecken.

- Täglich **drei energiereiche Zwischenmahlzeiten** einplanen, z. B. Milchshakes, Sahnejoghurt, Trockenfrüchte, Nüsse, Oliven, Avocados, Käse oder Kekse.
- Einen Teil des Wassers und Tees durch **Obst- oder Gemüsesäfte** und **Milchshakes** ersetzen.
- Leicht gedünstetes Gemüse, **frische Kräuter und Gewürze** regen den Appetit an.
- Auf eine **entspannte Atmosphäre** und ein schönes Ambiente am Tisch achten, Hektik vermeiden.
- Viel an der **frischen Luft** bewegen, aber nicht überanstrengen.
- Bei Gewichtszunahmen von weniger als 2 kg pro Monat eine **Ernährungsberatung** in Anspruch nehmen und die Energie- und Nährstoffzufuhr mithilfe eines Ernährungsprotokolls überprüfen lassen.

6 Sicherstellung der Versorgung mit Hauptnährstoffen

6.1 Eiweiß

Eine Schwangere hat zwar im Vergleich zu einer nicht schwangeren Frau ab dem 4. Monat einen um 10 g höheren Eiweißbedarf (s. S. 7), jedoch besteht in den westlichen Industrieländern im Allgemeinen keine Eiweißunterversorgung. Im Gegenteil: Junge Frauen nehmen hierzulande **eher zu viel Eiweiß** auf als zu wenig. Nur bei einer extrem einseitigen Ernährung z. B. bei Verzicht auf Milch und Milchprodukte sowie Fleisch und/oder Fisch, kann es zu einer ungenügenden Eiweißzufuhr kommen. Die Folgen sind dann nicht nur Gesundheitsstörungen bei der Mutter, sondern auch beim ungeborenen Kind.

Empfehlenswerte eiweißreiche Lebensmittel:

fettarmes Fleisch, fettarme Milch und Milchprodukte, Fisch, Hülsenfrüchte (Erbsen, Linsen, Bohnen), Vollkornprodukte

---

Auch hinsichtlich der Eiweißversorgung der Schwangeren gilt eher die Regel „mehr Qualität als Quantität". **Tierisches Eiweiß** ist für den Menschen besonders wertvoll, weil es dem Körpereiweiß in seiner Aminosäurenzusammensetzung ähnelt. Allerdings liefern Fleisch, Wurst und Eier auch ungünstige Begleitstoffe wie Purine, Cholesterin und gesättigte Fettsäuren. Kombiniert man jedoch **pflanzliche Proteine** untereinander oder mit Milchprodukten, Ei, Fisch oder Fleisch, so ergänzen sie sich in ihrer Zusammensetzung und erhalten eine höhere biologische Wertigkeit.

Empfehlenswerte „Eiweiß"-Kombinationen

Kartoffeln mit Milch, Ei, Fisch, Fleisch
- Pellkartoffeln mit Quark
- Kartoffelpüree mit Milch
- Kartoffelgratin mit Käse
- Bauernomelett
- Rührei mit Kartoffeln
- Pellkartoffeln mit Matjes
- Folienkartoffel mit kleinem Steak

Getreide mit Milch, Ei, Fisch, Fleisch
- Vollkornbrot mit Käse
- Müsli mit Milch
- Milchreis
- Grießbrei mit Milch
- Spaghetti mit Parmesankäse
- Nudeln mit Ei
- Tagliatelli mit Lachs
- Nudeln mit Fleischklößchen
- Reis mit Fisch, Fleisch oder Ei

Getreide mit Hülsenfrüchten
- Bohneneintopf mit Brot
- Linsensuppe mit Nudeln
- Grünkernsalat mit Erbsen

Hülsenfrüchte mit Milch, Ei, Fisch, Fleisch
- Erbsensuppe mit Milch
- Bohnensuppe mit Würstchen

6.2 Fette und Fettsäuren

Schwangere brauchen nur unwesentlich mehr Fett als nicht schwangere Frauen. Dem Bedarf von **30 bis 35 % der Energiezufuhr** entspricht etwa 70–90 g Fett. Diese Menge wird hierzulande problemlos erreicht, oft sogar überschritten. Besonders der Gehalt an so genannten „versteckten Fetten" in manchen Fleischprodukten, Wurst, einigen Milchprodukten sowie vielen Süßwaren, Knabbereien und Gebäckarten wird häufig unterschätzt (s. S. 94). Gerade diese Lebensmittel liefern sehr viele **gesättigte Fettsäuren**, die die Blutfettwerte ungünstig beeinflussen (s. S. 7). Aber auch sichtbare Fette, die zur Speisenzubereitung (z. B. Bratfette) und als Brotaufstrich (z. B. Butter, Margarine) verwendet werden, sollten eher sparsam verwendet werden.

> Hinsichtlich der Gesamtfettzufuhr sollten Schwangere eher eine fettarme Ernährung anstreben. Gleichzeitig ist mehr auf die Qualität der Fette zu achten.

Bei schwangeren Frauen ist eine ausreichende Versorgung mit **einfach und mehrfach ungesättigten Fettsäuren** einschließlich der Omega-3-Fettsäuren besonders wichtig (s. S. 9 und 22). Diese wertvollen Fettsäuren sind vor allem in pflanzlichen Ölen (z. B. Raps- und Olivenöl, Sonnenblumen- und Maiskeimöl) und bestimmten fettreichen Fischen (z. B. Makrele, Hering, Lachs) bzw. Fischölen enthalten.

Ernährungsexperten weisen in jüngster Zeit besonders auf die Bedeutung der **Omega-3-Fettsäuren** in der Ernährung der Schwangeren hin (s. S. 23). So wurde festgestellt, dass der Bedarf des Fetus an Omega-3-Fettsäuren besonders im letzten Schwangerschaftsdrittel sehr hoch ist. Schätzungsweise 50–60 mg/Tag werden in dieser Zeit in das Gehirn, Zentralnervensystem und in die Netzhaut des Auges eingebaut. Schwangere verfügen zwar über ein Speichervermögen für Omega-3-Fettsäuren, dieses bleibt aber nur konstant, wenn eine Zufuhr von 190 mg/Tag dieser Fettsäuren gewährleistet ist. Schwangere sollten deshalb täglich mindestens 200 mg Omega-3-Fettsäuren zuführen, das entspricht einer Fischmahlzeit pro Woche, z. B. mit 200–250 g Hering oder Lachs (Küpper 1999).

> **Schwangere sollten fettarm essen und besonders auf die Qualität der Fette bzw. Fettsäuren achten:**
> - **Möglichst wenig gesättigte Fettsäuren** (v. a. in tierischen Produkten wie Fleisch- und Wurstwaren, Butter, Milch und Milchproduk-

ten sowie in Kokos-, Palmkernfett und fetten Snacks).
> - **Dafür mehr einfach ungesättigte Fettsäuren** (v. a. in Raps- und Olivenöl) und **mehrfach ungesättigte Fettsäuren** (z. B. in Sonnenblumenöl, Maiskeimöl, Sojaöl) einschließlich Omega-3-Fettsäuren (v. a. in Makrele, Hering, Lachs sowie Lein-, Walnuss- und Rapsöl).

(modifiziert nach DGE-Beratungsstandards 2001)

Auf Tipps zur Auswahl der richtigen Fette und Öle und geeigneter fettreicher Seefische sowie zur Begrenzung der Zufuhr an gesättigten Fettsäuren wird in den Kapiteln 9.8 und 9.10 ausführlich eingegangen.

6.3 Kohlenhydrate und Ballaststoffe

Es wird empfohlen, mehr als 50 % der Energie in Form von Kohlenhydraten und mindestens 30 g Ballaststoffe pro Tag aufzunehmen. Die einzelnen Mahlzeiten sollten deshalb so zusammengesetzt sein, dass sie überwiegend aus Getreideprodukten (Brot, Nudeln, Reis) oder Kartoffeln sowie frischem Obst und Gemüse bestehen.

> **Beispiele**
> - Dicke Scheibe Vollkornbrot mit dünnem Belag
> - Große Portion Kartoffeln, Vollkornreis oder -nudeln mit viel Gemüse und wenig Fleisch als Beilage
> - Regelmäßig Obst als Zwischenmahlzeit oder Nachtisch

Der Ballaststoffgehalt dieser Lebensmittel ist wichtig für eine gute Verdauung. Weiterhin tragen insbesondere Kartoffeln sowie Getreideprodukte wie Brot, Reis und Nudeln aufgrund des hohen Stärkeanteils dazu bei, starke Blutzuckerschwankungen zu vermeiden. Außerdem liefern Vollkornprodukte, Obst und Gemüse gleichzeitig wichtige Vitamine und Mineralstoffe sowie sekundäre Pflanzenstoffe.

Weniger empfehlenswert sind Süßigkeiten, Marmelade und süße Getränke, da ihr Kohlenhydratanteil überwiegend aus **Einfach- und/oder Zweifachzucker** (s. S. 9) besteht. Sie liefern keine oder nur wenige lebensnotwendigen Nährstoffe, führen zu schnellen Blutzuckeranstiegen und begünstigen die Kariesentstehung. Außerdem enthalten diese Lebensmittel oftmals ungünstige Begleitstoffe wie gesättigte Fettsäuren (Kuchen, Gebäck) oder Farbstoffe (Weingummi, Schaumzuckerwaren).

Besonders zwischen dem vierten und siebten Schwangerschaftsmonat wird häufig von **Heißhungergefühlen** berichtet, die zum wahllosen Verzehr zuckerhaltiger Lebensmittel verleiten können. Um dem vorzubeugen, sollten regelmäßig kleinere Zwischenmahlzeiten (s. S. 104) im Tagesverlauf eingeplant werden.

Beispiele für kleine Zwischenmahlzeiten:

- frisches Obst
- Frucht-Milch-Shake
- Joghurt
- Müsli
- Vollkorntoast mit (dünn) Margarine/Butter und Marmelade

Als kleine Mahlzeiten für „zwischendurch" liefern diese Lebensmittel mehr Nährstoffe als Süßigkeiten, stillen aber trotzdem den Hunger auf Süßes.

7 Sicherstellung der Versorgung mit kritischen Nährstoffen

7.1 Folat/Folsäure

Eine ausreichende Versorgung mit Folat ist wichtig für die **Vorbeugung von Neuralrohrdefekten**. Die Anlage des Neuralrohres erfolgt bereits zwischen der dritten und vierten Schwangerschaftswoche, also zu einem Zeitpunkt, an dem die Schwangerschaft noch gar nicht oder nicht sicher bekannt ist. Deshalb sollte ein bestehender Folatmangel bereits vor der Schwangerschaft ausgeglichen sein. Die Auswirkungen einer zu geringen Versorgung mit Folat sind gravierend: Es kann zu Früh- oder Fehlgeburten sowie zu schweren Fehlbildungen beim ungeborenen Kind durch einen fehlerhaften Schluss des Neuralrohres kommen.

Die Versorgung mit Folat ist in Deutschland häufig unzureichend (Krawinkel et al. 2006). Eine Ursache ist in der Unwissenheit über die Bedeutung einer ausreichenden Versorgung mit Folsäure zu sehen. Die anderen Ursachen liegen in dem zu geringen Verzehr von Gemüse, Obst oder Vollkornprodukten sowie an dem empfindlichen Vitamin selbst. So können während der Lagerung und Zubereitung der Lebensmittel bis zu 70 % des Vitamins zerstört werden, da Folate **wasserlöslich, lichtempfindlich und hitzelabil** sind.

Verschiedene Studien haben gezeigt, dass eine **Supplementierung von 400 µg Folsäure** (synthetische Form des Vitamins s. S. 12) **pro Tag vor und nach der Empfängnis** die Häufigkeit von Fehlbildungen um etwa 50–70 % verringern kann. Allen Frauen mit Kinderwunsch wird deshalb empfohlen, mindestens vier Wochen vor der Empfängnis sowie in den ersten zwölf Schwangerschaftswochen zusätzlich zur Ernäh-

rung täglich 400 µg Folsäure in Form eines Präparates einzunehmen. Frauen mit vorausgegangener Schwangerschaft und aufgetretenem Neuralrohrdefekt sollten bei erneutem Kinderwunsch bereits vor der Konzeption 4 mg Folsäure täglich supplementieren (DGE-Beratungs-Standards IV/5.1 2003).

> **Empfohlene Folatzufuhr**
> für Schwangere: 600 µg Nahrungsfolat/Tag
> bei Kinderwunsch: zusätzlich 400 µg Folsäure als Präparat
> für Stillende: 600 µg Nahrungsfolat/Tag

(D–A–CH-Referenzwerte für die Nährstoffzufuhr, DGE 2000)

Die pharmakologische Supplementierung ersetzt jedoch nicht die Folatzufuhr mit natürlichen Lebensmitteln, sondern ergänzt sie. Um die empfohlene Folataufnahme von insgesamt 600 µg zu erreichen, ist eine sorgfältige Lebensmittelauswahl notwendig.

> **Gute Folatlieferanten sind:**
> - Kohlgemüse wie Grünkohl, Rosenkohl und Brokkoli
> - Blattgemüse wie Spinat und Fenchel
> - Hülsenfrüchte
> - Blattsalate wie Feldsalat und Endivien
> - Tomaten
> - Brot und Backwaren aus Vollkornmehl, Weizenkeime
> - Erdbeeren, Weintrauben und Apfelsinen
> - Weichkäse wie Camembert und Brie

Da Folate sehr empfindlich sind, sollten folatreiche Lebensmittel wenn möglich roh verzehrt werden, z. B. als Salat, Rohkost, frisches Obst (siehe auch Kap. 11.8 und 11.13).

Tab. 7.1 Folatgehalt ausgewählter Lebensmittel			
Lebensmittel	**Folatgehalt in µg/100 g**	**1 Portion**	**Folatgehalt in µg/Portion**
Salate (roh)			
Feldsalat	145	80 g	116
Endivien	109	80 g	87
Kopfsalat	75	80 g	60
Gemüse			
Grünkohl*	187	200 g	374
Rosenkohl*	182	200 g	364
Petersilienblätter*, gehackt	149	3 g (1 EL)	4,5
Spinat*	145	200 g	290
Blumenkohl*	125	200 g	250
Brokkoli*	111	200 g	222
Porree (Lauch)*	103	200 g	206
Fenchel*	100	200 g	200
Tomate*	44,5	200 g	89
Erbsen (grün, tiefgefroren)	25	200 g	24
Hülsenfrüchte			
Kichererbsen (Trockenware)	340	60 g	204
Sojabohnen (Trockenware)	240	60 g	144
Bohnen, weiß (Trockenware)	187	60 g	112
Erdnüsse	169	50 g	84,5
Sojasprossen	160	100 g	160
Getreideprodukte			
Weizenkeime	520	30 g	156
Roggen, Korn	143	50 g	71,5
Knäckebrot	88	10 g	9
Haferflocken (Vollkorn)	87	50 g	43,5
Roggenmischbrot	32	45 g	14,4
Weizen-Vollkornbrot	25	50 g	12,5

$\rightarrow$

Tab. 7.1 (Fortsetzung)			
Lebensmittel	**Folatgehalt in µg/100 g**	**1 Portion**	**Folatgehalt in µg/Portion**
Obst			
Kirschen, sauer	75	125 g	94
Erdbeeren	65	125 g	81
Weintrauben	43	125 g	54
Apfelsinen	42	150 g	63
Milch und Milchprodukte			
Camembert 30 % Fett i. Tr.	66	50 g	33
Roquefort	49	50 g	25
Gouda 40 % Fett i. Tr.	21	30 g	6
Magerquark	16	100 g	16
Hühnerei, Gesamtinhalt	67	50 g	33,5
Fleisch und Innereien			
Rinderleber**	592	50 g	296
Huhn (Brathuhn)	12	125 g	15
Fisch			
Scholle	11	120 g	13
Hering	5	120 g	6

* Analysenwerte liegen nur für rohe Ware vor, beim Garen sind bis zu 70 % Zubereitungsverluste einzukalkulieren
** wegen extrem hoher Vitamin-A-Mengen erst ab 2. Schwangerschaftsdrittel und in kleinen Portionen (s. S. 89).
(Elmadfa et al.: GU Nährwerttabelle 2006/07)

Um Zubereitungs- und Lagerungsverluste zu minimieren, gelten folgende Empfehlungen:

- Gemüse und Salate möglichst frisch verzehren, ansonsten dunkel lagern.
- Gemüse und Salate unzerkleinert und nur kurz, aber gründlich waschen, nicht wässern.
- Gemüse kurz dünsten, nicht kochen, das Wasser mitverwenden.
- Gemüse nicht warm halten, besser zügig abkühlen lassen und bei Bedarf wieder aufwärmen.

Der Arbeitskreis Folsäure und Gesundheit (www.ak-folsaeure.de), dem Vertreter aus Behörden des Gesundheits- und Verbrauchersektors sowie wissenschaftliche Fachgesellschaften (z.B. DGE) angehören, empfiehlt neben einer ausgewogenen Ernährung mit reichlich Gemüse, Salaten und Obst die Verwendung eines **Jod-Markensalzes mit Folsäure** sowie eines folsäureangereicherten Mehls zum Backen und Kochen im eigenen Haushalt. Das mit Folsäure und Fluorid (s. S. 13) angereicherte Salz ist bereits im Handel erhältlich und ermöglicht bei üblicher durchschnittlicher Zusalzmenge von 2 g/Tag einen Beitrag zur Folsäureversorgung von 200 µg pro Tag. Mit Ausnahme von Brotbackmischungen sind mit Folsäure angereicherte Mehle zur Zeit noch nicht im Handel. Bei der Anreicherung von Lebensmitteln wird synthetische Folsäure verwendet, die im Gegensatz zu Nahrungsfolat hitzestabil und wenig sauerstoffempfindlich ist (Küpper 2003).

Kann zu viel Folsäure schaden?

Bisher gibt es keine Hinweise darauf, dass Nahrungsfolat – selbst bei sehr hoher Zufuhr – beim Menschen zu Nebenwirkungen führt. Auch in Form von Supplementen ist Folsäure bei hoher Dosierung im Milligrammbereich in der Regel gut verträglich. Nur in Einzelfällen wurden Nebenwirkungen wie allergische Reaktionen, Durchfälle und Depressionen beschrieben (aid, Ernährung im Fokus 2002). Allerdings ist ein häufiger und regelmäßiger Verzehr von mit Folsäure angereicherten Lebensmitteln wie Diätmargarine (100 µg Folsäure/100 g), Frühstückszerealien, Milchprodukte und Erfrischungsgetränke, zusätzlich zur Folsäuresupplementation zu vermeiden. Anders als bei folsäureangereichertem Salz und Mehl kann es hier zu Überschreitungen des „Tolerable Upper Intake Level" von 1 mg Folsäure kommen (Krawinkel et al. 2006). Des Weiteren können Gaben hoher Folsäuredosen einen eventuell bestehenden Mangel an Vitamin B_{12} überdecken. Eine Unterversorgung mit Vitamin B_{12} ist bei üblicher Mischkost äußerst selten, bei einer streng vegetarischen Kost jedoch möglich. **Frauen mit veganer Kostform** (s. S. 102) sollten deshalb im Falle einer Folsäuresupplementation ein Kombinationspräparat mit Vitamin B_{12} wählen (Heins et al. 1999).

Werden die Empfehlungen von Schwangeren umgesetzt?

Die Beobachtungen der letzten Jahre zeigen, dass die Empfehlungen zur Verbesserung der Folatversorgung nur unzureichend umgesetzt werden. Nach einer bundesweiten Untersuchung im Rahmen des Schwangeren-Vorsorgeprogramms „BabyCare" (www.baby-care. de, s. S. 61) verwenden nur 30 % der schwangeren Frauen Folsäurepräparate. Hierbei handelt es sich um ohnehin besonders gesundheitsbewusste Frauen. Untersuchungen zur Folatversorgung von Frauen im gebärfähigen Alter zeigen außerdem, dass lediglich 13 % dieser Frauen einen Folatstatus haben, der ausreicht, um einen Neuralrohrdefekt zu vermeiden (Krawinkel et al. 2006). Insgesamt setzt nur etwa jede 10. Schwangere die Empfehlungen zur perkonzeptionellen Folsäure-Supplementation um. Das gilt vor allem für (junge) Frauen mit ungeplanter Schwangerschaft und Frauen mit niedrigem sozioökonomischem Status (Brönstrup 2007). Es besteht somit noch ein erheblicher Beratungsbedarf!

Empfehlung für die Beratungspraxis:

1. Deckung der Basisversorgung mit folatreichen Lebensmitteln, insbesondere
   - grüne Blattsalate und grüne Gemüsesorten
   - Hülsenfrüchte
   - Vollkornprodukte und Weizenkeime
   - mit Folsäure angereichertes Jodsalz
2. Mindestens 4 Wochen vor der Empfängnis sowie im ersten Schwangerschaftsdrittel täglich 400 µg Folsäure supplementieren. 4 mg sind notwendig bei Frauen, die bereits ein Kind mit Neuralrohrdefekt haben.

7.2 Jod

Eine ausreichende Jodversorgung ist Voraussetzung für eine normale körperliche und geistige Entwicklung. Die fetale Schilddrüse produziert ab der 12. Schwangerschaftswoche ihre Hormone selbst. Das dazu notwendige Jod muss durch die Mutter zur Verfügung gestellt werden. Ein **Jodmangel** der Schwangeren führt somit zu einem Jodmangel des Fetus (Heins et al. 1999). Dadurch kann sich bereits im Mutterleib die Schilddrüse des Kindes vergrößern; es bildet sich ein Kropf (Struma). Außerdem können mangelhaftes Wachstum, Fehl- und Totgeburten sowie Störungen der Gehirnentwicklung die Folgen sein. Auch wenn schwerste Jodmangelzustände wie Kretinismus oder der Neugeborenenkropf nicht oder nur noch vereinzelt auftreten, kann bereits ein „milder" Jodmangel zu Wachstumsstörungen, nicht wieder aufholbaren Intelligenzdefiziten, Störungen der psychomotorischen Leistung oder Hördefekten des Kindes führen (30.8.2007, BfR 2006).

> **Empfohlene Jodzufuhr**
> für Schwangere: 230 µg/Tag
> für Stillende: 260 µg/Tag

(D–A–CH-Referenzwerte für die Nährstoffzufuhr, DGE 2000)

Nach den Ergebnissen aktueller Studien ist Deutschland kein ausgesprochenes Jodmangelgebiet mehr (Gärtner, Küpper 2007; Arbeitskreis Jodmangel 2007). Trotzdem ist die **Jodversorgung** noch nicht für alle Bevölkerungsgruppen optimal. Bei Schwangeren und Stillenden scheint sie sich teilweise sogar wieder zu verschlechtern (AK Jodmangel 2007). Der Grund für diese Situation sieht der Arbeitskreis Jodmangel (30.08.2007) v. a. in der Tatsache, dass Jodtabletten zur Kropfprophylaxe nicht mehr von der Krankenkasse erstattet werden und Schwangere und Stillende die Kosten für eine Jodsupplementierung selbst übernehmen müssen.

Der **Jodgehalt** pflanzlicher Lebensmittel ist wegen der Auswaschung der Böden während der letzten Eiszeit gering (0,3–5,0 µg/100 g). Praktische Bedeutung als Jodlieferanten haben neben jodiertem Speisesalz, v.a. Seefisch, aber auch Milch, Eier, Fleischwaren sowie Brot und Backwaren. Von Natur aus jodreich sind nur **Seefisch** und andere Meeresprodukte wie beispielsweise Schellfisch, Seelachs, Kabeljau, Scholle und Garnelen. Zwar enthalten auch andere Seefische wie Rotbarsch und Thunfisch Jod, von ihrem Verzehr wird während Schwangerschaft und Stillzeit aufgrund der Schwermetallbelastung jedoch abgeraten (s. S. 91).

Wegen des häufigeren und mengenmäßig höheren Verzehrs sind auch **Milch und Milchprodukte** wichtige Quellen für Jod. Mit 37 % liefern sie den größten Beitrag zur Jodaufnahme in der Bevölkerung. Ihr Jodgehalt schwankt allerdings in Abhängigkeit von der Jahreszeit und Art der Tierfütterung. Der Jodgehalt in Wintermilch ist vergleichsweise höher, da die Kühe weniger auf der Weide sind und mehr jodhaltiges Trockenfutter erhalten (Jahreis 2005). In Lebensmitteltabellen wird der Jodgehalt von Vollmilch mit etwa 3 µg/100 ml angegeben. Aktuelle Analysen ergaben in verschiedenen Milchsorten einen durchschnittlichen Jodgehalt von 7 µg/100 ml Milch (Forschungsinstitut für Kinderernährung 2007) bis 10 µg/100 ml und mehr (Flachowsky et al. 2006). Auch bei **Eiern** führt die Jodzulage im Hühnerfutter zu einem Anstieg des Jodgehaltes. Zur Verbesserung der Jodversorgung wird in Deutschland seit 1989 **jodiertes Speisesalz** angeboten, das bei der üblichen durchschnittlichen Zusalzmenge von 2 g/Tag eine zusätzliche Zufuhr von 40 µg Jod ermöglicht. Lebensmittel wie Brot und Fleischwaren, die mit jodiertem Speisesalz hergestellt worden sind, tragen darüber hinaus zur Versorgung mit Jod bei. Das **Jodsiegel** „gesünder mit Jodsalz" ist eine gute Hilfe bei der Suche nach „jodierten" Lebensmitteln in Bäckereien, Metzgereien und Lebensmittelgeschäften, ansonsten hilft auch ein Blick auf die Zutatenliste.

Meersalz ist keine geeignete Alternative, da sein Jodgehalt wesentlich geringer als der von jodiertem Speisesalz ist (siehe Tabelle 7.2).

Der **erhöhte Jodbedarf** schwangerer Frauen lässt sich alleine durch die übliche Nahrung nicht decken. Um die empfohlenen 230 µg Jod pro Tag zu erreichen, müsste eine Schwangere vier bis fünf Seefischportionen pro Woche verzehren oder ca. 2,5 Liter Milch täglich trinken. Letzteres widerspricht den Empfehlungen für eine vielseitige und abwechslungsreiche Ernährung. Das Zusalzen mit jodiertem Speisesalz allein kann die Lücke nicht schließen. Außerdem weisen viele junge Frauen bereits vor der Schwangerschaft ein Joddefizit auf, das sich durch den Mehrbedarf der schwangeren Frau und den Bedarf des heranwachsenden Fetus sogar noch um ca. 50 % vergrößert. Schwangere sollten deshalb nicht nur auf eine gute Basisversorgung mit Jod durch den Verzehr von See-

Tab. 7.2 Jodgehalt ausgewählter Lebensmittel			
Lebensmittel	**Jodgehalt in µg/100 g**	**1 Portion**	**Jodgehalt in µg/Portion**
Fisch			
Schellfisch	243	120 g	292
Seelachs (Köhler)	200	120 g	240
Kabeljau (Dorsch)	170	120 g	204
Scholle	52	120 g	62
Hering (Atlantik)	40	120 g	48
Lachs	34	120 g	41
Forelle	3	120 g	4
Karpfen	2	120 g	2,4
Hühnerei (Gesamtinhalt)	10–15*	50 g	5–7,5
Milch und Milchprodukte			
Joghurt (0,3–3,5 % Fett)	4	150 g	6
Trinkmilch (1,5–3,5 % Fett)	7–10*	200 ml	14–20
Salz			
Jodiertes Speisesalz	1,5–2,5 mg/100 g	2 g/Tag	40 µg/Tag
Meersalz	18 µg/100 g	2 g/Tag	0,4 µg/Tag

(Elmadfa et al.: GU Nährwerttabelle 2006/07)
* durchschnittlicher Gehalt bei Jodsupplementierung des Tierfutters

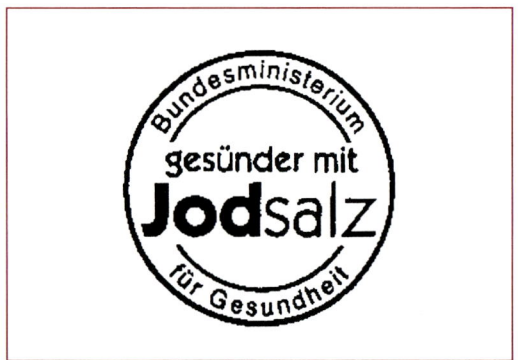

Abb. 7.1 Jodsiegel

fisch, Milch, Milchprodukten, Jodsalz und mit Jodsalz hergestellte Lebensmittel achten, sondern zusätzlich Jodtabletten verwenden. Der Arbeitskreis Jodmangel (2007) empfiehlt aufgrund der Verbesserungen bei der Jodversorgung eine **Supplementierung** von 100 (–150) µg Jod pro Tag (z. B. in Tablettenform) und nicht mehr wie früher 200 µg pro Tag.

Kann zu viel Jod schaden?

Durch eine Jodsubstituierung in den empfohlenen Mengen sind keine gesundheitlichen Risiken zu erwarten. Nicht benötigtes Jod scheidet der Organismus über die Nieren aus. Erst unphysiologisch hohe Joddosen im Milligramm-Bereich (z. B. durch Verzehr jodreicher Algenerzeugnisse) können zu einer Schilddrüsenüberfunktion führen.

Als **sichere Gesamtzufuhr** gilt für Erwachsene eine Jodmenge von 500 μg pro Tag. Diese Menge ist über die Ernährung kaum zu erreichen, kann aber bei Mehrfach-Supplementierung durchaus vorkommen. Bei Einnahme von Nahrungsergänzungsmitteln mit Folsäure-Jod-Kombinationen, die 150 bzw. noch 200 μg Jod pro Portion enthalten, dürfen keine zusätzlichen Jodtabletten eingenommen werden. Um eine bedarfsgerechte Jodaufnahme zu erreichen, aber eine Überschreitung der Gesamttageszufuhr von 500 μg zu vermeiden, sollte von jeder Schwangeren möglichst im ersten Drittel der Schwangerschaft eine **Jodanamnese** erhoben werden.

Jodanamnese:

1. Verwenden Sie im Haushalt/beim Kochen Jodsalz?

   ☐ Ja   ☐ Nein

2. Trinken Sie regelmäßig Milch?

   ☐ Ja   ☐ Nein

   Wenn ja, wie viel trinken Sie pro Tag?

   ☐ 1 Glas

   ☐ ca. ½ Liter

   ☐ 1 Liter und mehr

3. Wie oft essen Sie Seefisch?

   ☐ 1–2x/Woche

   ☐ 1–2x/Monat

   ☐ selten/nie

4. Verwendet Ihr Bäcker/Fleischer Jodsalz?

   ☐ Ja   ☐ Nein   ☐ Nicht bekannt

5. Nehmen Sie Jodtabletten/Nahrungsergänzungsmittel mit Jod ein?

   ☐ Ja   ☐ Nein

   Wenn ja, welche? _____

6. Nehmen Sie jodreiche Algen-/Tangpräparate zu sich?

   ☐ Ja   ☐ Nein

   Wenn ja, welche? _____

(BfR und AK Jodmangel 2006)

Eine weitere Gegenanzeige für eine Jodsupplementierung mit Tabletten ist eine bereits bestehende (und sicher diagnostizierte) Überfunktion der Schilddrüse. Die manchmal geäußerten Bedenken gegen Jodsalz sind unbegründet. Jodsalz verursacht weder Hautunreinheiten noch allergische Reaktionen und ist auch bei einer Schilddrüsenüberfunktion ungefährlich (BfR und AK Jodmangel 2006, DGE-Beratungsstandards IV/4.1.2003).

Jodprophylaxe in der Schwangerschaft und Stillzeit

Obwohl sich die Jodversorgung in den vergangenen Jahren deutlich verbessert hat, tritt noch bei jeder dritten Frau in den letzten drei Schwangerschaftsmonaten ein Jodmangelkropf auf. Die Höhe der Jodversorgung bei Neugeborenen ist u. a. abhängig von dem Umfang der Jodsupplementation der Mutter. Bei etwa 10 % der Neugeborenen lässt sich noch ein latenter Jodmangel mit verminderter Schilddrüsenhormonproduktion nachweisen (BfR und AK Jodmangel 2006). Die folgenden Empfehlungen für eine Jodmangelprophylaxe gelten deshalb vor allem für Frauen während der Schwangerschaft und Stillzeit.

Empfehlungen für die Beratungspraxis:

1. Deckung der Basisversorgung mit jodreichen Lebensmitteln, d. h.
   - mindestens 2-mal pro Woche Seefisch (Schellfisch, Seelachs, Kabeljau, Scholle) essen
   - regelmäßig Milch trinken
   - im Haushalt ausschließlich jodiertes Speisesalz verwenden und
   - bevorzugt Lebensmittel auswählen, die mit Jodsalz hergestellt werden.
2. Täglich 100(–150) μg Jod supplementieren (z. B. in Tablettenform) nach vorheriger Jodanamnese.

7.3 Eisen

Eisen ist Baustein des roten Blutfarbstoffs (Hämoglobin) und dient überwiegend der Sauerstoffversorgung. In der Schwangerschaft wird für den Fetus, die Plazenta und das größere mütterliche Blutvolumen zusätzlich Eisen benötigt, so dass der Eisenbedarf in der Schwangerschaft erheblich ansteigt. Am größten ist er in den letzten drei bis sechs Monaten, weil das Kind in dieser Zeit besonders schnell wächst.

> **Empfohlene Eisenzufuhr**
> für Schwangere: 30 mg/Tag
> für Stillende: 20 mg/Tag

(D–A–CH-Referenzwerte für die Nährstoffzufuhr, DGE 2000)

Eine **Eisenmangelanämie** der Mutter führt zu einer ungenügenden Sauerstoffversorgung von Uterus, Plazenta und Fetus mit der Folge verschiedener Schwangerschaftkomplikationen sowie Früh- und Fehlgeburten (s. S. 108). Ein Eisenmangel tritt häufiger bei Frauen auf, die zu Beginn der Schwangerschaft untergewichtig sind, die vor der Schwangerschaft größere Blutverluste (z. B. starke Menstruationsblutungen, Blutspenden, Unfälle) hatten oder die mehrere Geburten in kurzen Intervallen hinter sich haben sowie bei Frauen mit Mehrlingen. Auch eine **unausgewogene** oder **vegetarische Ernährung** kann zu Eisenmangel führen (s. S. 19). Risikogruppen sind besonders junge Frauen (Heins et al. 1999, Stoll et al. 1998).

> Bevor jedoch prophylaktisch Eisenpräparate eingesetzt werden, sollte der Eisenstatus kontrolliert und ein Eisenmangel diagnostiziert worden sein (aid-infodienst Eisen, 2004).

Dies geschieht üblicherweise im Rahmen der Vorsorgeuntersuchungen. Eine **Supplementierung** mit Eisen ist sorgfältig abzuwägen, da sie auch Nachteile mit sich bringen kann. So wird diskutiert, dass eine zu hohe Eisenzufuhr die Resorption von Zink beeinträchtigen und mit Wachstumsverzögerungen einhergehen kann. Außerdem können Eisenpräparate die ohnehin in der Schwangerschaft häufige Darmträgheit verstärken und zu Verstopfung (Obstipation) führen. Frauen, die unter Übelkeit leiden, vertragen diese Präparate unter Umständen ebenfalls schlecht (Heins et al. 1999).

Ein wichtiges Ziel in der Ernährungsberatung schwangerer Frauen ist die **Optimierung der Eisenversorgung durch eine vollwertige Ernährung**. Anders als beim Jod kann eine ausgewogene Ernährung mit einer gezielten Lebensmittelauswahl die Versorgung mit Eisen sicherstellen. Hinzu kommt, dass im Verlauf der Schwangerschaft die Eisenresorption massiv ansteigt. In einer Studie von Barret und Mitarbeitern (1994) bekamen 12 schwangere Frauen eine Mahlzeit aus Fleisch, Brot und Orangensaft, die 3,2 mg Eisen enthielt. Die Eisenresorption betrug in der 12. SSW 7%, in der 24. SSW 36% und in der 36. SSW 66%!

Fleisch ist die beste Eisenquelle: Es enthält nicht nur viel Eisen, sondern dieses Eisen (2-wertiges Eisen = Hämeisen) ist auch besonders gut für den Körper verfügbar. Außerdem verbessert Fleisch innerhalb einer Mahlzeit die Ausnutzung des Eisens aus pflanzlichen Lebensmitteln. Dennoch genügt es, pro Woche zwei- bis dreimal eine kleine Portion Fleisch (max. 150 g) und zwei- bis dreimal fettarme Wurst (30 g je Portion) zu essen (s. S. 89).

Zwar ist die Bioverfügbarkeit von Eisen aus **pflanzlichen Lebensmitteln** wesentlich geringer als die aus Fleisch und Fleischprodukten. Doch sie lässt sich steigern, wenn innerhalb einer Mahlzeit eisenreiche pflanzliche Lebensmittel (Tabelle 7.3) wie Vollkorn-Erzeugnisse und Hülsenfrüchte mit **Vitamin-C-reichen Lebensmitteln** wie Orangensaft oder bestimmten Obst- und Gemüsesorten (Tabelle 7.4) kombiniert werden. Das Eisen aus den pflanzlichen Lebensmitteln wird dann besser ausgenutzt (aid infodienst Eisen 2004).

Organische Säuren wie Ascorbinsäure (Vitamin C) und Fruchtsäuren wandeln dreiwertiges Eisen aus pflanzlichen Produkten in das besser verfügbare zweiwertige Eisen um. Dagegen hemmen so genannte **Komplexbildner** wie Phytat, Oxalat, Polyphenole, Phosphate und Kalzium die Resorption von Eisen (Tabelle 7.5). Statt schwarzem Tee oder Kaffee ist Orangensaft als Getränk beim Frühstück besser geeignet. Milch sollte möglichst nicht mit einer fleischhaltigen Mahlzeit kombiniert werden.

Tab. 7.3 Eisengehalt ausgewählter Lebensmittel			
Lebensmittel	**Eisengehalt in mg/100 g**	**1 Portion**	**Eisengehalt in mg/Portion**
Fleisch (Rohgewicht)			
Schweineleber*	15,8	50 g	7,9
Schweinefilet	3,0	125 g	3,8
Rinderfilet	2,3	125 g	2,9
Rindfleisch (Muskelfleisch ohne Fett)	2,2	125 g	2,8
Brathuhn	1,8	125 g	2,3
Schweineschnitzel (Oberschale)	1,7	125 g	2,1
Putenbrust ohne Haut	1,0	125 g	1,3
Fleisch- und Wurstwaren			
Leberwurst (mager)*	5,5	30 g	1,7
Mortadella	3,1	30 g	0,9
Schinken, gekocht	2,5	50 g	1,3
Wiener Würstchen	2,4	80 g	1,9
Bierschinken	1,5	30 g	0,5
Hülsenfrüchte			
Linsen (Trockenware)	8,0	60 g	5
Sojabohnen (Trockenware)	6,6	60 g	4
Bohnen, weiß (Trockenware)	6,1	60 g	3,7
Gemüse			
Fenchel (roh)	2,7	200 g	5,4
Spinat (gekocht)	2,2	200 g	4,4
Feldsalat	2,0	80 g	1,6
Getreideprodukte			
Amarant	9,0	50 g	4,5
Hirse (Korn)	6,9	50 g	3,5
Haferflocken (Vollkorn)	5,4	50 g	2,7
Roggenvollkornbrot	2,0	50 g	1
Weizenmischbrot	1,7	45 g	0,8

(Elmadfa et al.: GU Nährwerttabelle 2006/07)
*wegen extrem hoher Vitamin-A-Mengen erst ab 2. Schwangerschaftsdrittel und in kleinen Portionen (s. S. 89).

Tab. 7.4 Vitamin C-Gehalt ausgewählter Lebensmittel

Lebensmittel	Vitamin C-Gehalt in mg/100 g	1 Portion	Vitamin C-Gehalt in mg/Portion
Obst und Obstprodukte			
Johannisbeeren, schwarz	177	125 g	221
Erdbeeren, roh	62	125 g	77,5
Apfelsine, roh	50	150 g	75
Kiwi	46	60 g	28
Orangensaft (100 % Fruchtsaft)	42	200 ml	84
Gemüse			
Paprika, roh	120	200 g	240
Fenchel, roh	93	200 g	186
Brokkoli, gekocht	90	200 g	180
Rosenkohl, gekocht	87	200 g	174
Blumenkohl, roh	69	200 g	138
Blumenkohl, gekocht	45	200 g	90

(modifiziert nach Elmadfa et al.: GU Nährwerttabelle 2006/07)

Tab. 7.5 Komplexbildner und ihr Vorkommen in Lebensmitteln

Komplexbildner	Lebensmittel
Phytat	Weizenkleie, Vollkornprodukte (Getreidekleie!), Nüsse, Samen
Oxalat	Spinat, Rhabarber, Kakao
Polyphenole	Kaffee, Rotwein, schwarzer Tee
Phosphat	Colagetränke, Limonaden
Kalzium	Milch und Milchprodukte

Empfehlungen für die Beratungspraxis:

1. 2–3-mal/Woche eine kleine Portion Fleisch (max. 150 g) und fettarme Wurst (30 g je Portion) essen
2. Täglich und reichlich Vollkornprodukte und Gemüse essen
3. Eisenreiche Lebensmittel innerhalb einer Mahlzeit mit Vitamin-C-reichen Lebensmitteln kombinieren, z. B.:
   - Frühstück: Müsli mit Vollkornflocken und Frischobst
     oder Vollkornbrot mit Orangensaft
   - Mittagessen: Fleisch mit Kohlgemüse und Kartoffeln oder Linsensuppe mit Wurst und Obstsalat oder Hirseauflauf mit Paprika
   - Abendessen: Vollkornbrot mit Paprikasalat oder Vollkornbrot mit Wurst und Tomaten
4. Getränke, die die Eisenresorption hemmen, nicht unmittelbar zu den Mahlzeiten trinken (insbesondere schwarzer Tee, Kaffee)
5. Eisenpräparate nur bei nachgewiesenem Eisenmangel einnehmen

7.4 Kalzium

Während der Schwangerschaft benötigt das Kind eine große Menge an Kalzium für den **Knochenaufbau**. Nimmt die Mutter zu wenig Kalzium auf, geht das zu ihren Lasten, denn der Körper mobilisiert das fehlende Kalzium aus ihren Knochen. Um dies so weit wie möglich zu verhindern, werden im mütterlichen Organismus einige **Anpassungsmechanismen** aktiviert: So steigt die Resorption von Kalzium aus dem Darm (nach der 24. SW verdoppelt sie sich) und die Kalziumausscheidung in der Niere nimmt ab (Stoll et al. 1998). Die empfohlene Kalziumzufuhr für Schwangere ist deshalb nicht höher als bei nicht schwangeren Frauen. Nur sehr junge werdende Mütter im Alter von 15 bis 18 Jahren brauchen aufgrund des pubertären Wachstumsschubes 200 mg pro Tag zusätzlich.

Empfohlene Kalziumzufuhr

für Schwangere ab 19 Jahre:	1000 mg/Tag
unter 19 Jahre:	1200 mg/Tag
für Stillende ab 19 Jahre:	1000 mg/Tag
unter 19 Jahre:	1200 mg/Tag

(D–A–CH-Referenzwerte für die Nährstoffzufuhr, DGE 2000)

Eine ausreichende Kalziumversorgung der werdenden Mutter ist jedoch nicht nur für die Zeit der Schwangerschaft wichtig, sondern auch eine Investition in die Zukunft. Der altersbedingte Knochenschwund (Osteoporose) lässt sich bis ins hohe Alter hinauszögern, wenn die Knochen in den ersten 30 Jahren optimal gefestigt und auch darüber hinaus ausreichend mit Kalzium versorgt werden. Voraussetzung ist die regelmäßige Zufuhr von 1000 mg Kalzium pro Tag und ausreichende Bewegung an frischer Luft (s. auch Vitamin D, S. 24).

Milch und Milchprodukte sind die wichtigsten Kalziumlieferanten. Ohne sie ist eine optimale Kalziumzufuhr nur schwer zu erreichen. Bereits $1/2$ Liter Milch und zwei Scheiben Käse liefern die täglich benötigte Kalziummenge von 1000 mg. Besonders empfehlenswert sind fettarme Milch und Milchprodukte, da sie nicht nur weniger Fett, sondern mindestens genau so viel Kalzium enthalten wie Vollmilch und „nicht fettreduzierte" Milchprodukte. Unter den Käsesorten sind Hart- und Schnittkäse besonders kalziumreich.

Die Wärmebehandlung der **Milch** hat keinen Einfluss auf den Kalziumgehalt der Produkte. Rohmilch, pasteurisierte Milch und H-Milch haben den gleichen Kalziumgehalt.

Bei der Auswahl von **Käse** ist zu beachten, dass

- Hart- und Schnittkäse mehr Kalzium enthalten als Weichkäse
- Käse mit einem niedrigen Fettgehalt bezogen auf den Energiegehalt einen höheren Kalziumgehalt aufweist als Käse mit einem hohen Fettgehalt.

Tab. 7.6   Kalziumgehalt ausgewählter Lebensmittel

Lebensmittel	Kalziumgehalt in mg/100 g	1 Portion	Kalziumgehalt in mg/Portion
Milch und Milchprodukte			
Trinkmilch, fettarm, 1,5 % Fett	123	1 Glas (200 ml)	246
Joghurt, fettarm, 1,5 % Fett	123	1 Becher (150 g)	185
Lindenberger light, 30 % Fett i. Tr.	1200	1 Scheibe (30 g)	360
Westlight, 30 % Fett i. Tr.	900	1 Scheibe (30 g)	270
Gouda, 40 % Fett i. Tr.	800	1 Scheibe (30 g)	240
Camembert, 30 % Fett i. Tr	600	50 g	300
Camembert, 60 % Fett i. Tr	490	50 g	245
Parmesan, 32 % i. Tr., gerieben	1178	1 EL (15 g)	177
Gemüse			
Grünkohl	212	200 g	424
Spinat	126	200 g	252
Fenchel	109	200 g	218
Brokkoli	87	200 g	174
Porree (Lauch)	63	200 g	126
Kräuter			
Gartenkresse	214	10 g	21
Blattpetersilie	179	10 g	18
Schnittlauch	129	10 g	13
Obst			
Apfelsine, roh	42	125 g	53
Himbeeren	40	125 g	50
Samen			
Mohnsamen	1460	1 TL (5 g)	73
Sesamsamen	783	1 TL (5 g)	39

→

Tab. 7.6 (Fortsetzung)			
Lebensmittel	**Kalziumgehalt in mg/100 g**	**1 Portion**	**Kalziumgehalt in mg/Portion**
Getreideprodukte			
Amarant	214	50 g	107
Müsli-Mischung, Trockenprodukt	75	50 g	38
Haferflocken (Vollkorn)	48	50 g	24
Roggenvollkornbrot	37	1 Scheibe (50 g)	19
Weizenmischbrot	36	1 Scheibe (45 g)	18
Sonstiges			
Soja-Drink mit Kalziumzusatz*	120	1 Glas (200 ml)	240
Fruchtsaftgetränk mit Kalzium-zusatz*	80–120	1 Glas (200 ml)	160–240

(Elmadfa et al.: GU Nährwerttabelle 2006/07); * laut Herstellerangaben

Andere tierische Lebensmittel wie Fleisch, Wurst, Eier und Fisch haben für die Kalzium-Zufuhr nur eine geringe Bedeutung. Unter den pflanzlichen Lebensmitteln gibt es einige **kalziumreiche Gemüsesorten** (z. B. Grünkohl, Brokkoli, Fenchel), die zur Sicherung der Kalziumversorgung beitragen können (s. Tab. 7.6). Zu berücksichtigen ist allerdings, dass Kalzium aus pflanzlichen Lebensmitteln schlechter resorbiert wird. Das gilt besonders für **oxalsäurereiche Gemüsesorten** wie Spinat, Mangold, Rhabarber und Rote Beete. **Küchenkräuter** (z. B. Blattpetersilie, Kresse) und bestimmte **Samen** (Mohn, Sesam) sind zwar auch relativ kalziumreich, tragen jedoch durch die meist kleinen Verzehrsmengen nur im geringen Umfang zur Kalziumversorgung bei.

Eine gute Kalziumquelle ist **Mineralwasser**, das mindestens 150 mg Kalzium pro Liter enthält. Dabei sind besonders solche Sorten empfehlenswert, die kalziumreich sind, aber möglichst wenig Natrium enthalten. Als natriumarm gilt ein Mineralwasser mit weniger als 20 mg Natrium/Liter (siehe Tab. 9.2 S. 83).

Die Empfehlungen für eine **vollwertige Ernährung** (s. Kap. 9.1) berücksichtigen ausreichend Milch und Milchprodukte, so dass die Kalziumzufuhr von 1000 mg täglich auch für schwangere Frauen leicht erreichbar ist.

Bei schwangeren Frauen, die eine **Abneigung oder eine Allergie gegen Milch und Milchprodukte** haben, ist die Kalziumversorgung nicht immer gewährleistet (s. S. 123). Nur bei guten Ernährungskenntnissen und gezielter Lebensmittelauswahl ist es möglich, eine Kost ohne Milch und Milchprodukte bedarfsdeckend zusammenzustellen (siehe Beispiel 4). In diesen Fällen ist es sinnvoll, die praktische Umsetzung einer ausgewogenen Ernährung durch eine auf Lebensmittelallergien spezialisierte Ernährungsfachkraft begleiten zu lassen. In manchen Fällen, z. B. bei wenig motivierten Frauen oder bei Mehrfachallergien, ist eine Supplementierung von Kalzium bzw. eine Verwendung von mit Kalzium angereicherten Lebensmitteln zu erwägen (Leitzmann et al. 2001).

Die empfohlene Menge von 1000 mg Kalzium ist zu erreichen mit:

Beispiel 1:
2 Gläser Milch
+ 2 Scheiben Vollkornbrot
+ 1 Scheibe Westlight, 30 % Fett i. Tr.
+ 1 Portion Camembert, 30 % Fett i. Tr.

Beispiel 2:
1 Glas Milch
+ 2 Scheiben Vollkornbrot
+ 1 Scheibe Lindenberger light
+ 1 Portion Brokkoli
+ 1 Joghurt, 1,5 % Fett

Beispiel 3:
2 Joghurt, 1,5 % Fett
+ 2 Scheiben Vollkornbrot
+ 1 Scheibe Lindenberger light
+ 1 Scheibe Gouda

**Beispiel 4
(bei Kuhmilchallergie oder -abneigung):**
1 Flasche Steinsieker Mineralwasser
+ 1 Portion Müsli
+ 1 Apfelsine
+ 1 Glas Soja-Drink plus Kalzium
+ 2 Scheiben Vollkornbrot
+ 1 Portion Fenchelgemüse

Kann zu viel Kalzium schaden?

Auch bei einer höheren Kalziumzufuhr als der empfohlenen bleibt der Blut-Kalzium-Spiegel durch verschiedene Regelmechanismen des Körpers konstant. Allerdings steigt die Kalziumausscheidung über die Nieren an. Eine Kontrolle der Kalziumzufuhr ist jedoch nur notwendig, wenn eine Veranlagung zu Harnsteinen besteht.

Empfehlungen für die Beratungspraxis:

1. Täglich ausreichend fettarme Milch und Milchprodukte verzehren
2. Sich regelmäßig bewegen – am besten im Freien.

7.5 Magnesium

Magnesium spielt eine wichtige Rolle bei der **Muskelkontraktion**, indem es die Erregungsvorgänge an Nerven und Muskeln hemmt. Außerdem ist es Bestandteil vieler Enzyme. Eine **unzureichende Magnesiumzufuhr** führt deshalb relativ rasch zu Stoffwechselstörungen. Die ersten Symptome eines Magnesiummangels äußern sich als nächtliche Wadenkrämpfe aufgrund einer muskulären Übererregbarkeit. Sie treten häufig bereits in der zweiten Schwangerschaftswoche auf. Unbehandelt führt ein Magnesiummangel bei schwangeren Frauen zu einem Abfall der Magnesiumkonzentration in der Uterusmuskulatur. Eine **vorzeitige Wehentätigkeit und Frühgeburt** können die Folge sein (Heins et al. 1999).

Empfohlene Magnesiumzufuhr

für Schwangere	ab 19 Jahre:	310 mg/Tag
	unter 19 Jahre:	350 mg/Tag
für Stillende:		390 mg/Tag

(D–A–CH-Referenzwerte für die Nährstoffzufuhr, DGE 2000)

Magnesiumpräparate gelten als erfolgreich bei der Behandlung von Wadenkrämpfen und zur Stuhlregulierung (Stoll et al. 1998). Dennoch sollte nicht vorschnell eine Magnesiumsupplementierung in Erwägung gezogen werden. Viele Frauen sind bereits zu Beginn der Schwangerschaft mit Magnesium unterversorgt. Zu diesem Zeitpunkt oder noch besser vor einer geplanten Schwangerschaft könnte eine ausführliche Ernährungsberatung dazu beitragen, (nicht nur) die Magnesiumversorgung zu verbessern. Magnesium ist in vielen Lebensmitteln enthalten. So liefert eine vollwertige Ernährung ausreichend Ballaststoffe und Magnesium, die sowohl eine Verstopfung als auch nächtliche Wadenkrämpfe verhindern können (s. S. 118). Dagegen lassen sich **Schwangerschaftskomplikationen** wie Blutungen, eine zu früh einsetzende Wehentätigkeit und Frühgeburten durch eine Magnesiumsubstitution deutlich verringern (aid infodienst Magnesium 2004). Als unumstritten gilt die Verabreichung von Magnesiumpräparaten bei bestimmten **Risikogruppen** wie Frauen mit hypertensiver Schwangerschaftserkrankung und mehrgebärende Frauen mit vorzeitiger Wehentätigkeit bei früheren Schwangerschaften. Generell sollte eine Magnesiumsupplementierung in Absprache mit dem Arzt erfolgen.

Es ist nicht schwer, den Bedarf an Magnesium zu decken, denn Magnesium ist in Lebensmitteln weit verbreitet. Gute Quellen zur **Verbesserung der Magnesiumversorgung** sind z. B. Vollkornprodukte, Hülsenfrüchte, Nüsse und einige Mineralwässer (siehe Tab. 9.2 S. 83). Auch Kartoffeln, viele Gemüsearten, Beerenobst und Bananen sind magnesiumreich. Unter den tierischen Lebensmitteln liefern vor allem Fleisch und Milch(-produkte) einen nennenswerten Beitrag zur Magnesiumzufuhr.

Empfehlungen für die Beratungspraxis:

1. Vollkornprodukte statt Weißmehlprodukte auswählen. Weizenvollkornbrot liefert etwa 10-mal mehr Magnesium als Weißbrot!
2. Öfter mal eine Mahlzeit mit Hülsenfrüchten essen, soweit verträglich
3. Zwischendurch eine kleine Hand voll Nüsse naschen
4. Mineralwässer mit einem Gehalt von ca. 100 mg Magnesium pro Liter bevorzugen
5. Gegebenenfalls, z. B. um einer vorzeitigen Wehentätigkeit oder einer Frühgeburt vorzubeugen, nach Rücksprache mit dem Arzt zusätzlich ein geeignetes Magnesiumpräparat einnehmen.

Tab. 7.7 Magnesiumgehalt ausgewählter Lebensmittel

Lebensmittel	Magnesiumgehalt in mg/100 g	1 Portion	Magnesiumgehalt in mg/Portion
Getreideprodukte			
Vollkornhaferflocken	135	50 g	68
Früchte-Müsli, ohne Zucker	120	250 g	60
Naturreis	119	75 g	89
Reis, poliert, parboiled, gekocht	10	150 g	15
Vollkornbrot mit Sonnenblumenkernen	106	1 Scheibe (50 g)	53
Weizenvollkornbrot	60	1 Scheibe (50 g)	30
Vollkornnudeln, roh	253	75 g	40
Hülsenfrüchte			
Sojabohnen, roh	220	75 g	165
Weiße Bohnen	140	75 g	105
Erbsen, roh	118	75 g	89

$\rightarrow$

Tab. 7.7 (Fortsetzung)			
Lebensmittel	**Magnesiumgehalt in mg/100 g**	**1 Portion**	**Magnesiumgehalt in mg/Portion**
Samen und Nüsse			
Cashewnuss	270	50 g	135
Mandel	170	50 g	85
Sonnenblumenkerne	420	1 EL (10 g)	42
Sesamsamen	347	1 TL (5 g)	17
Gemüse			
Kohlrabi, roh	43	200 g	86
Kartoffel, roh	20	200 g	40
Obst			
Banane	31	100 g	31
Himbeeren	30	125 g	38
Fleisch			
Schweinefilet	22	125 g	28
Putenbrust ohne Haut	20	125 g	25
Milch und Milchprodukte			
Trinkmilch, fettarm, 1,5 % Fett	12	1 Glas (200 ml)	24
Lindenberger light, 30 % Fett i. Tr.	46	1 Scheibe (30 g)	14

(Emadfa et al.: GU Nährwerttabelle 2006/07)

8 Stellenwert von Nahrungs- ergänzungsmitteln und mit Nährstoffen angereicherten Lebensmitteln

Schwangere und Stillende haben bei einigen Vitaminen und Mineralstoffen einen stark erhöhten Bedarf. Das große Angebot an **Vitamin- und Mineralstoffpräparaten** oder entsprechend angereicherten Lebensmitteln ist deshalb verlockend. Seit längerem gibt es sogar Kombinationspräparate speziell für Schwangere und Stillende. Man könnte den Eindruck gewinnen, dass herkömmliche Lebensmittel unseren Nährstoffbedarf nicht mehr decken können und erst recht nicht den einer Schwangeren oder Stillenden. Mit geschickten Werbeaussagen nutzen die Hersteller von Nahrungsergänzungsmitteln die Tatsache aus, dass viele Schwangere und Stillende verunsichert bzw. nicht ausreichend über ihren tatsächlichen Vitamin- und Mineralstoffbedarf informiert sind.

Nahrungsergänzungsmittel nach § 1 NemV

- **sind Lebensmittel, die die allgemeine Ernährung ergänzen**. Sie sind somit kein Ersatz für eine ausgewogene Ernährung. Sie dienen vorrangig der Nährstoffergänzung und nicht der Energieversorgung und auch nicht – wie diätetische Lebensmittel bei bestimmten Krankheiten – einem besonderen Ernährungszweck
- sind „**Konzentrate von Nährstoffen** oder sonstigen Stoffen mit ernährungsspezifischer oder physiologischer Wirkung". So sind beispielsweise Omega-3-Fettsäuren in Fischölkapseln konzentriert enthalten, während sie in der normalen Ernährung „verdünnt" in Form von Fettfischen aufgenommen werden
- **werden in dosierter Form**, d. h. „in abgemessenen kleinen Mengen" wie Kapseln, Tabletten, Pulverbeuteln oder Flüssigampullen angeboten.

(Hahn et al. 2006)

Um die **Versorgungssituation** mit Vitaminen und Mineralstoffen in Deutschland zu ermitteln, erhielten im Rahmen des Schwangeren-Vorsorgeprogrammes „BabyCare" (www.babycare.de) über 3200 schwangere Frauen einen Fragebogen zu ihrem Ernährungsverhalten und -wissen. Die Auswertung der Protokolle ergab, dass bei einigen Vitaminen erhebliche Mängel bestehen, wobei Folsäure das größte Problem darstellt. Problematisch ist die Versorgung meist noch für Jod, manchmal auch für Eisen. Andererseits nehmen gerade die Frauen, die sich ohnehin mit dem Thema Ernährung beschäftigen und sich ausgewogen ernähren, bevorzugt Multivitaminpräparate auf (Hohmann 2003).

Manche Schwangere hat außerdem eine Vorliebe für **mit Nährstoffen angereicherte Lebensmittel** wie Müsliriegel, ACE-Saft oder Frühstückszerealien. Berechnungen zeigen, dass solche Verzehrsgewohnheiten – insbesondere bei gleichzeitiger Aufnahme von Multivitamin/Mineralstoffpräparaten – zu einer exzessiven Zufuhr bestimmter Nährstoffe führen können, die weit über den D–A–CH–Referenzwerten für Schwangere liegen (Vogten 2005).

In der Beratung sollte darauf hingewiesen werden, dass Nahrungsergänzungsmittel oder mit Nährstoffen angereicherte Lebensmittel

- niemals die Vielfalt und das Zusammenspiel der Inhaltsstoffe von Gemüse, Obst und Getreide liefern können, wie sie aufgrund der bisherigen wissenschaftlichen Untersuchungen zur Krebsprävention notwendig sind (s. Kap. 1.9)
- bei Überdosierung teils gefährliche Nebenwirkungen auslösen können. Dies gilt insbesondere für die fettlöslichen Vitamine A und D sowie für einige Mineralstoffe wie Selen

und Fluorid. Ein Zuviel an wasserlöslichen Vitaminen scheidet der Körper wieder aus. Wegen der Gefahr der Überdosierung sind besonders Multivitaminpräparate kritisch zu berurteilen. Statt der Supplementierung nach dem „Gießkannenprinzip" kann, je nach Nährstoffdefizit, eine gezielte Substitution sinnvoller sein

- ungünstige Ernährungsgewohnheiten nicht beseitigen, sondern sogar noch festigen können (unter dem Motto „Heute esse ich mal wieder ‚fast food', das schadet nicht, weil ich ja das XY-Präparat nehme")
- im Gegensatz zu einer lecker zubereiteten Mahlzeit keinen Genuss bringen können und
- teuer sind.

Während Schwangerschaft und Stillzeit kann aufgrund der insgesamt höheren Nahrungsaufnahme und der bestehenden Anpassungsmechanismen (z. B. erhöhte Resorption, verminderte Ausscheidung) der erhöhte Bedarf bei den meisten essenziellen Nährstoffen durch eine abwechslungsreiche und vollwertige Ernährung sicher gedeckt werden (DGE info 5/2003). Es gibt nur **wenige Ausnahmen:**

- Nach heutigen wissenschaftlichen Erkenntnissen ist eine ausreichende Zufuhr von **Folat und Jod** bei Schwangeren oder Stillenden nicht durch herkömmliche Lebensmittel gewährleistet. Bei der Verwendung von Kombinationspräparaten, die 150–200 µg Jod enthalten, darf allerdings kein zusätzliches Jod in Tablettenform substituiert werden (s. S. 51, Kap. 7.2).
- Einseitige Ernährungsformen (Verzicht auf Fleisch bzw. Milch und Milchprodukte) oder Lebensmittelunverträglichkeiten (Kuhmilcheiweißallergie) können eine bedarfsgerechte Zufuhr mit **Eisen und Kalzium** erschweren.

- Bei einer vollwertigen und abwechslungsreichen Ernährung ist die Einnahme von **Magnesiumpräparaten** normalerweise nicht erforderlich. Ausgenommen sind z. B. Frauen mit einer Neigung zu früher Wehentätigkeit bzw. Gebärmutterkontraktionen.
- Sofern Schwangere und Stillende nicht regelmäßig ein- bis zweimal pro Woche (fetten) Seefisch verzehren, ist eine ausreichende Versorgung des Kindes während Schwangerschaft und Stillzeit mit **Omega-3-Fettsäuren** nicht sicher gewährleistet.

In welchem Umfang die oben genannten Vitamine und Mineralstoffe sowie Omega-3-Fettsäuren substituiert werden sollten, ist in den Kapiteln 7.1 bis 7.5 und 9.8 nachzulesen.

Eine besondere Beachtung der Versorgung mit Vitaminen ist bei **Mehrlingsschwangerschaften bzw. bei kurz aufeinander folgenden Schwangerschaften** notwendig. Hier kann eine völlige Erschöpfung der Vitaminreserven häufig nur durch eine gezielte Vitaminsubstitution verhindert werden. Ebenso ist eine Supplementierung mit Omega-3-Fettsäuren bei rasch aufeinander folgenden Schwangerschaften sinnvoll (Küpper 1999).

Die tatsächliche Versorgung der schwangeren oder stillenden Frau mit Vitaminen, Mineralstoffen und Omega-3-Fettsäuren kann nur teilweise durch eine ärztliche Blutuntersuchung überprüft werden. Sinnvoll ist hier die Analyse eines Ernährungsprotokolls im Rahmen einer Ernährungsberatung (s. S. 37). Erfahrungen niedergelassener Diplom-Oecotrophologen/innen bestätigen, dass eine Mangelversorgung meist nur wenige Nährstoffe betrifft. Eine **Substitution einzelner Nährstoffe** ist demnach dem Einsatz von Kombinationspräparaten vorzuziehen.

9 Tipps zur Lebensmittelauswahl

9.1 Die wichtigsten Empfehlungen für eine vollwertige Ernährung

Abgesehen von wenigen Besonderheiten gelten für schwangere Frauen ebenso wie für nicht schwangere Erwachsene die Empfehlungen für eine vollwertige Ernährung der Deutschen Gesellschaft für Ernährung (DGE) (s. S. 17). Ein einfaches Hilfsmittel für die praktische Umsetzung dieser Regeln in der Ernährungsberatung ist die **Ernährungspyramide**. Sie teilt unser Lebensmittelangebot in sechs „Etagen" mit Lebensmitteln ähnlicher Zusammensetzung ein (Abb. 9.1). Entsprechende didaktische Materialien, z.B. die aid-Ernährungspyramide als Fotoposter, Wandsystem mit Fotokarten oder im Taschenformat, sind beim aid infodienst erhältlich (s. Anhang S. 179).

Kein einzelnes Lebensmittel liefert alle lebensnotwendigen Nährstoffe in der richtigen Menge. Damit eine Schwangere sich bedarfsgerecht ernährt, braucht sie eine **abwechslungsreiche gemischte Kost**. Dazu sollte sie täglich aus jeder der sechs Gruppen die Lebensmittel nach folgendem Prinzip auswählen:

- **Reichlich:** Getränke und pflanzliche Lebensmittel (Gemüse und Obst sowie Brot, Getreide und Beilagen)
- **Mäßig:** tierische Lebensmittel (Milch und Milchprodukte, Fleisch, Fisch, Wurst und Eier)
- **Sparsam:** Fette, Öle, fette Snacks und Süßigkeiten

9.2 Lebensmittelverzehrsmengen und Tagespläne

Tabelle 9.1 enthält beispielhaft die empfehlenswerten Lebensmittelmengen für schwangere Frauen mit unterschiedlicher körperlicher Aktivität. Sie wurden mithilfe des Ernährungsprogramms DGE-PC professional entsprechend den Referenzwerten für die Nährstoffzufuhr (DGE 2000) berechnet. Die Basis bildete jeweils der durchschnittliche Energiebedarf von 1900 kcal, 2100 kcal bzw. 2400 kcal pro Tag einer erwachsenen, nicht schwangeren Frau zuzüglich der notwendigen Zulage für die Schwangerschaft.

Hinsichtlich der in der Tabelle angegebenen täglichen Lebensmittelauswahl bzw. -mengen handelt es sich um einen Vorschlag, nicht um eine Richtlinie. Ziel sollte es sein, die empfohlene Nährstoffzufuhr im Wochendurchschnitt zu erreichen.

Den einzelnen Lebensmittelgruppen (Abb. 9.1 und Tab. 9.1) werden **Portionsempfehlungen** von 1 bis 6 zugeordnet (aid infodienst „Die aid-Pyramide" 2005 und „Die aid-Ernährungspyramide" 2007). Erwachsene mit **überwiegend sitzender Tätigkeit (PAL 1,4 und PAL 1,6)** brauchen täglich fünf Portionen Gemüse und Obst, aber nur vier Portionen von dem vergleichsweise energiereicheren Brot, Getreide und Beilagen. Erwachsene mit einem **höheren täglichen Energieumsatz (PAL 1,8)** benötigen hingegen fünf Portionen Getreideprodukte und Beilagen. Für Schwangere mit PAL 1,8 sind deshalb die beiden Pyramiden-Ebenen „Gemüse und Obst" sowie „Brot, Getreide und Beilagen" zu tauschen. Das Gleiche gilt für **alle Stillenden** (PAL 1,4 bis 1,8), die zur Deckung ihres höheren Energiebedarfs mehr Brot, Getreide und Beilagen in ihrer täglichen Ernährung einplanen müssen (s. Tab. 16.1, S. 134 f.). Die den Portionen hinterlegten Men-

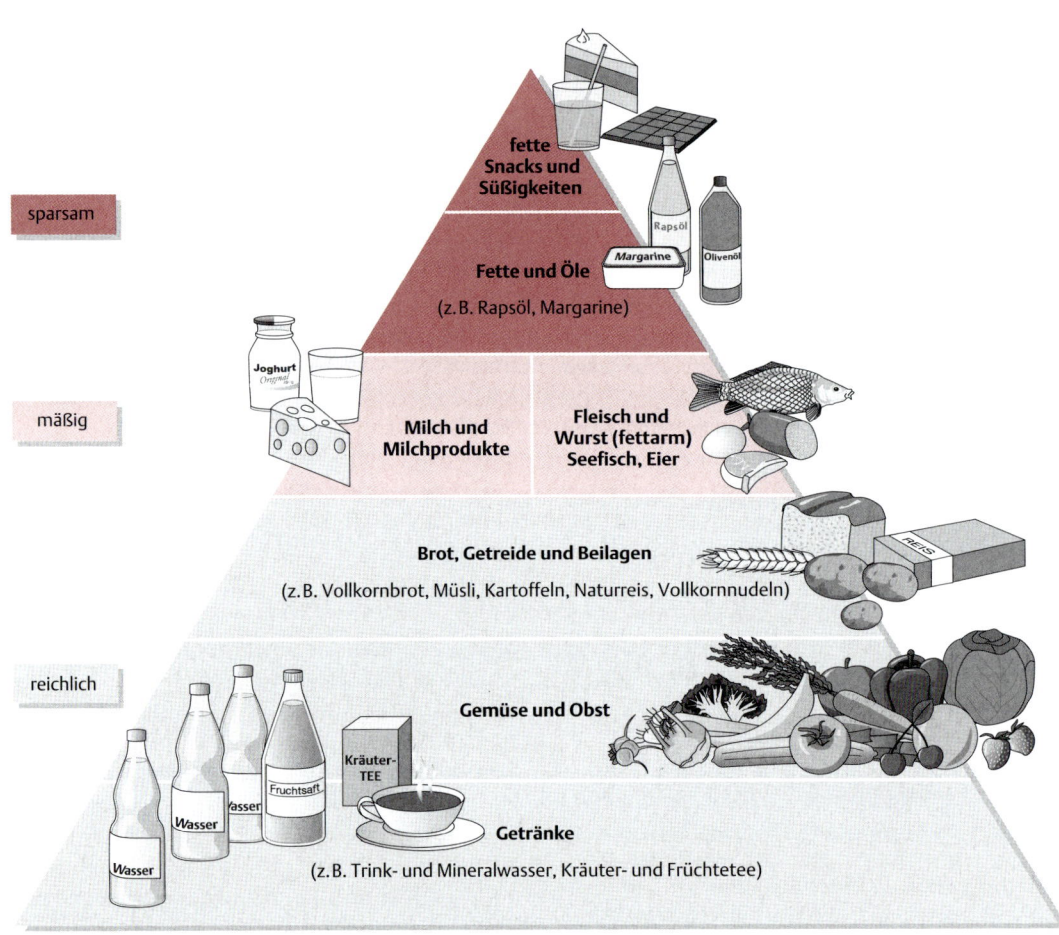

Abb. 9.**1** Ernährungspyramide für Schwangere (modif. nach aid infodienst, 2006)

Tab. 9.1 Empfehlenswerte Lebensmittelverzehrsmengen pro Tag für Schwangere				
Lebensmittel	**Empfehlung für Schwangere** 2150 kcal/Tag (PAL 1,4[1])	**Empfehlung für Schwangere** 2350 kcal/Tag (PAL 1,6[1])	**Empfehlung für Schwangere** 2650 kcal/Tag (PAL 1,8[1])	**Mengenbeispiele**
Reichlich				
Getränke 6 Portionen/Tag insgesamt 1,5–2 Liter	zum Beispiel 4 große Gläser Mineralwasser, 2 große Gläser bzw. Tassen ungesüßten Kräuter- oder Früchtetee	zum Beispiel 4 große Gläser Mineralwasser, 2 große Gläser bzw. Tassen ungesüßten Kräuter- oder Früchtetee	zum Beispiel 3 große Gläser Mineralwasser, 2 kleine Kannen ungesüßten Kräuter- oder Früchtetee 1 Glas Fruchtsaftschorle oder Gemüsesaft	1 „großes" Glas = 300 ml 1 Glas = 200 ml 1 „kleine" Kanne = 500 ml
Gemüse und Obst (4–)5 Portionen/ Tag	zum Beispiel	zum Beispiel	zum Beispiel	
Gemüse	3 Portionen Gemüse gegart, roh und als Blattsalat (ca. 420 g)	3 Portionen Gemüse gegart, roh und als Blattsalat (420–500 g)	2–3 Portionen Gemüse gegart, roh und als Blattsalat (420–500 g)	1 EL Gemüse (gekocht) = 30 g 1 Paprikaschote = 150 g
Obst	2 Portionen Obst (ca. 250 g)	2 Portionen Obst (ca. 300–350 g)	2 Portionen Obst (ca. 300–400 g)	1 kleine Möhre / Tomate = 50 g 1 Apfel = 150 g 1 große Banane = 200 g
Brot, Getreide und Beilagen (4–)5 Portionen/ Tag	zum Beispiel	zum Beispiel	zum Beispiel	
Brot, Getreide (-flocken)	4 Scheiben Brot (davon 2–3 Scheiben Vollkornbrot) (ca. 200 g) oder 3 Scheiben Brot und 50 g Getreideflocken	5 Scheiben Brot (davon 2–3 Scheiben Vollkornbrot) (ca. 260 g) oder 4 Scheiben Brot und 50 g Getreideflocken	7 Scheiben Brot (davon 2–3 Scheiben Vollkornbrot) (ca. 340 g) oder 6 Scheiben Brot und 50 g Müsli	1 Scheibe Brot = 40–50 g 1 Brötchen = 50 g 1 EL Müsli oder Haferflocken = 10 g
Kartoffeln, Reis, Nudeln	1 Portion Reis, Nudeln oder Kartoffeln (ca. 180 g gekocht)	1 Portion Reis, Nudeln oder Kartoffeln (ca. 270 g gekocht)	1 Portion Reis, Nudeln oder Kartoffeln (ca. 350 g gekocht)	1 mittelgroße Kartoffel = 80 g 1 EL Reis/Nudeln (gekocht) = 20 g

[1] Nicht schwangere, nicht stillende Frauen (25 Jahre < 51 Jahre, je nach körperlicher Aktivität s. S. 7) D–A–CH-Referenzwerte für die Nährstoffzufuhr, DGE 2000)

→

Tab. 9.1 (Fortsetzung)				
Lebensmittel	**Empfehlung für Schwangere** 2150 kcal/Tag (PAL 1,4[1])	**Empfehlung für Schwangere** 2350 kcal/Tag (PAL 1,6[1])	**Empfehlung für Schwangere** 2650 kcal/Tag (PAL 1,8[1])	**Mengenbeispiele**
Mäßig				
Milch und Milchprodukte[2] **3** Portionen/Tag	zum Beispiel 200 ml fettarme Milch (1,5 % Fett) und 1 Scheibe Käse (30–40 % i. Tr.) und 1 kleiner Joghurt (1,5 % Fett)	zum Beispiel 250 ml fettarme Milch (1,5 % Fett) und 1–2 Scheiben Käse (30–40 % i. Tr.) und 1 kleiner Joghurt (1,5 % Fett)	zum Beispiel 250 ml fettarme Milch (1,5 % Fett) und 2 Scheiben Käse (30–40 % i. Tr.) und 1 Joghurt (1,5 % Fett)	1 Tasse Milch = 150 ml 1 Scheibe Käse = 30 g 1 Becher Joghurt = 150 g
Fleisch, Fisch, Wurst oder Ei **1** Portion/Tag Fleisch, Wurst Fisch Eier	**pro Woche:** Insgesamt ca. 400 g mageres Fleisch und fettarme Wurst 2 Portionen Seefisch (ca. 250 g), davon 1 Portion fettreicher Seefisch (Hering, Makrele, Lachs) 2–3 Stück	**pro Woche:** Insgesamt ca. 500 g mageres Fleisch und fettarme Wurst 2–3 Portionen Seefisch (ca. 300 g), davon 1–2 Portionen fettreicher Seefisch (Hering, Makrele, Lachs) 2–3 Stück	**pro Woche:** Insgesamt ca. 550 g mageres Fleisch und fettarme Wurst 2–3 Portionen Seefisch (ca. 300 g), davon 1–2 Portionen fettreicher Seefisch (Hering, Makrele, Lachs) 2–3 Stück	1 kleines Schnitzel = 100 g 1 Scheibe Mortadella = 30 g 1 Seelachsfilet = 120 g Fisch (-konserve) als Brotbelag = 65 g
Sparsam				
Fette und Öle **2** Portionen/Tag	zum Beispiel 1–2 EL Butter oder Margarine und 1–2 EL hochwertiges Pflanzenöl (insgesamt ca. 35 g)	zum Beispiel 1–2 EL Butter oder Margarine und 2 EL hochwertiges Pflanzenöl (insgesamt ca. 40 g)	zum Beispiel 1–2 EL Butter oder Margarine und 2 EL hochwertiges Pflanzenöl (insgesamt ca. 40 g)	1 TL Margarine oder Butter = 5 g 1 TL Öl = 5 g 1 EL Öl = 10 g
Süßes und fette Snacks **1** Portion/Tag	zum Beispiel 1 Stück Obstkuchen oder 4 Vollkornkekse oder 2 Riegel Schokolade oder 2 Kugeln Eiscreme	zum Beispiel 1 Stück Obstkuchen oder 4 Vollkornkekse oder 2 Riegel Schokolade oder 2 Kugeln Eiscreme	zum Beispiel 1 Stück Obstkuchen oder 4 Vollkornkekse oder 2 Riegel Schokolade oder 2 Kugeln Eiscreme	

[1] Nicht schwangere, nicht stillende Frauen (25 Jahre < 51 Jahre, je nach körperlicher Aktivität s. S. 7) D–A–CH-Referenzwerte für die Nährstoffzufuhr, DGE 2000)
[2] 100 ml Milch entsprechen in ihrem Kalziumgehalt ca. 15 g (= ½ Scheibe) Schnittkäse oder 30 g Weichkäse

gen sind jedoch variabel. Sie müssen auf der Basis der Richtwerte für die durchschnittliche Energiezufuhr in Abhängigkeit vom Grundumsatz und von der körperlichen Aktivität individuell berechnet werden (D–A–CH-Referenzwerte für die Nährstoffzufuhr, DGE 2000). Die empfehlenswerten Lebensmittelmengen sind demnach z. B. für eine Frau mit ausschließlich sitzender beruflicher Tätigkeit und geringer Freizeitaktivität niedriger als für eine Frau, die sich in Beruf und Freizeit viel bewegt (s. S. 7). Unabhängig von der körperlichen Aktivität muss bei Schwangeren über die gesamte Schwangerschaft eine tägliche Zulage von 255 kcal in die Empfehlungen für die Energiezufuhr miteinberechnet werden.

Schwangere brauchen somit kaum mehr Energie als nichtschwangere Frauen mit gleicher körperlicher Aktivität, haben aber vor allem bei Vitaminen und Mineralstoffen einen erhöhten Bedarf. Sie sollten deshalb solche Lebensmittel bevorzugen, die eine hohe Nährstoffdichte haben (s. S. 39).

Die Nährstoffzufuhr der folgenden **beispielhaften Tagespläne** wurde ebenfalls mithilfe des Ernährungsprogramms DGE-PC berechnet. Die Pläne und ihre Auswertung machen deutlich, dass es einer sehr **gezielten Lebensmittelauswahl** bedarf, damit die Schwangere mit allen Nährstoffen entsprechend den D–A–CH-Referenzwerten versorgt ist. So ist z. B. die empfohlene Folatzufuhr in allen drei Plänen nur durch einen hohen Anteil an Gemüse, insbesondere als Rohkost (z. B. Tomatenscheiben als Brotbelag) oder Salat und Obst sowie durch die Verwendung von folsäureangereichertem Jodsalz zu erreichen. Andere Berechnungen zeigen, dass selbst durch eine gezielte Auswahl folatreicher Lebensmittel nur eine Folatzufuhr von 400 bis 500 µg erreicht werden kann (Brönstrup 2007). Die Pläne zeigen auch, dass unter Berücksichtigung der oben genannten Empfehlungen zur Lebensmittelauswahl die Eiweißversorgung der Schwangeren nicht nur gesichert ist, sondern auch leicht überschritten wird.

Plan 1 Beispielhafter Tagesplan (2150 kcal, ohne Fleisch) für Schwangere mit geringer körperlicher Aktivität (PAL 1,4)	
Frühstück	
1 Portion (50 g)	Müslimischung (siehe Rezept S. 158)
1	Apfelsine
200 ml	Trinkmilch 1,5 % Fett
1 Tasse	Kaffee mit Zucker
1 Glas	Mineralwasser
Zwischenmahlzeit	
1,5	Mehrkornbrötchen
2 TL	Pflanzenmargarine
2 TL	Aprikosenkonfitüre
100 g	Möhrenstifte
1 Glas	Orangensaft
1 große Tasse	Früchtetee
Mittagessen	
1 Portion	Hirse mit Ratatouille
1 Glas	Mineralwasser
Zwischenmahlzeit	
2 Scheiben	Knäckebrot
100 g	Kohlrabistifte
1 große Tasse	Früchtetee
Abendessen	
1 Scheibe	Dinkelvollkornbrot (siehe Rezept S. 170)
2 Scheiben	Mischbrot
2 TL	Pflanzenmargarine
1 Scheibe	Schnittkäse
1 kleine (50 g)	Tomate (Brotbelag)
1 Portion	Feldsalat mit
1 EL	Sonnenblumenkerne
1 EL	Rapsöl
½ EL	Obstessig
1 Tasse	Kräutertee
Spätmahlzeit	
1	Banane
1 Glas	Apfelsaftschorle
Zusätzlich	**über den Tag verteilt**
½ Liter	Fruchtsaftschorle oder Mineralwasser

	kcal	Eiweiß g	Fett g	KH g	Folat µg	Kalzium mg	Magnesium mg	Eisen mg	Jod µg	Ballast-stoffe g
D–A–CH-Referenz-werte (2000)	2150 (= 1900 kcal + Zulage für Schwan-gere)	58	73	291	600	1000	310	30	230	30
Ist-Wert	2150	62	72	305	707	1320	748	22	180	37

Dieser Plan beschreibt einen fleischlosen Tag. Wie die Nährwertberechnung zeigt, wird die gemäß den D–A–CH-Referenzwerten für die Nährstoffzufuhr (DGE 2000) empfohlene Eisen-zufuhr etwas unterschritten. Aus Fleisch ist Eisen grundsätzlich besser für den Körper ver-fügbar als aus pflanzlichen Lebensmitteln (s. S. 52). Der Plan beinhaltet jedoch eine bewusste Auswahl Vitamin-C-reicher Lebensmittel (z. B. Apfelsine zum Müsli, Orangensaft zum Brot, Hirse mit Paprika), welche die Eisenresorption aus den pflanzlichen Lebensmitteln fördert. Trotz Verwendung von Jodsalz (mit Fluorid und Folsäure) reicht die Jodzufuhr über Lebensmit-tel an diesem Tag nicht aus. Das ist allerdings nicht weiter problematisch, sofern innerhalb der Woche 2 Fischmahlzeiten gegessen und täglich 100 µg Jod (z. B. in Tablettenform) sub-stituiert werden (s. S. 51).

Plan 2 Beispielhafter Tagesplan (2350 kcal, mit Fleisch) für Schwangere mit mittlerer körperlicher Aktivität (PAL 1,6)

Frühstück

1 Scheibe	Mischbrot
½ Scheibe	Vollkornbrot
3 TL	Pflanzenmargarine
1	Tomate mit
½ TL	frischen Kräutern (Brotbelag)
2 TL	Erdbeerkonfitüre
1 Glas	Trinkmilch 1,5 % Fett
1 Glas	Orangensaft (100 % Frucht)
1 Tasse	Kaffee mit Zucker

Zwischenmahlzeit

1	Roggenbrötchen
1 TL	Pflanzenmargarine
3–4	Gurkenscheiben (Brotbelag)
1	Apfel
1 großes Glas	Mineralwasser

Mittagessen

100 g	Rinderfilet (durchgebraten) mit
10 g	Quark-Kräuterbutter (siehe Rezept S. 167)
1 Portion	Gurken-Möhren-Mais-Allerlei
3 mittelgroße	Pellkartoffeln
1 Glas	Mineralwasser

Zwischenmahlzeit

1	Milchbrötchen
1 TL	Pflanzenmargarine
1 TL	Konfitüre
100 g	Möhrenstifte
1 Glas	Johannisbeersaftschorle

Abendessen

1 Scheibe	Dinkelvollkornbrot (siehe Rezept S. 170)
1 Scheibe	Mehrkornbrot
1 TL	Pflanzenmargarine
2 EL	Frischkäse (30 % i.Tr.)
1 Portion	Eisbergsalat mit
1 EL	Kürbiskerne
½	rote Paprika in Streifen
1	Tomate

→

Plan 2 (Fortsetzung)	
1 EL	Rapsöl
½ EL	Obstessig
1 große Tasse	Kräutertee
Spätmahlzeit	
1,5	Birne
1 Glas	Apfelsaftschorle
Zusätzlich	**über den Tag verteilt**
½ Liter	Fruchtsaftschorle oder Mineralwasser

	kcal	Eiweiß g	Fett g	KH g	Folat µg	Kalzium mg	Magnesium mg	Eisen mg	Jod µg	Ballast-stoffe g
D–A–CH-Referenz-werte (2000)	2350	58	80	318	600	1000	310	30	230	30
Ist-Wert	2350	81	83	314	914	1250	670	22	180	47

Dieser Plan enthält eine eisenreiche Fleischmahlzeit. Auch hier wird – wie die oben stehende Berechnung zeigt – die empfohlene Eisenzufuhr etwas unterschritten. Bei 2–3 Fleischportionen pro Woche sind Eisenpräparate jedoch meist unnötig (s. S. 52). Außerdem wird die Eisenresorption aus pflanzlichen Lebensmitteln durch eine bewusste Auswahl Vitamin-C-reicher Lebensmittel (z. B. Orangensaft, Johannisbeersaft oder Gemüsepaprika zum Brot) gefördert.

Die Höhe der Eiweißzufuhr überschreitet in diesem Plan die in den D–A–CH-Referenzwerten für die Nährstoffzufuhr (DGE 2000) empfohlenen 58 g. Dabei ist zu berücksichtigen, dass Eiweiß nicht nur in Fleisch, Milch und Käse enthalten ist, sondern auch in pflanzlichen Lebensmitteln wie (Vollkorn-)Brot und Kartoffeln (siehe Kapitel 9.5). Die erhöhte Eiweißzufuhr wird im Wochendurchschnitt ausgeglichen, wenn nicht täglich Fleisch, Wurst und Fisch gegessen wird (siehe Tab. 9.1). Hinsichtlich der Jodversorgung gelten die gleichen Empfehlungen wie in Plan 1.

Plan 3 Beispielhafter Tagesplan (2650 kcal, mit Fisch) für Schwangere mit stärkerer körperlicher Aktivität (PAL 1,8)

Frühstück

2 Scheiben	Mischbrot
1 Scheibe	Vollkornbrot
3 TL	Pflanzenmargarine
1	Tomate mit
½ TL	frischen Kräutern (Brotbelag)
½	Banane in Scheiben (Brotbelag)
1 Glas	Trinkmilch 1,5 % Fett
1 Glas	Orangensaft (100 % Frucht)
1 Tasse	Kaffee mit Zucker

Zwischenmahlzeit

1	Roggenbrötchen
1 TL	Pflanzenmargarine
3–4	Gurkenscheiben (Brotbelag)
1	Apfel
1 Glas	Mineralwasser

Mittagessen

1 Portion	Matjes in Currysoße
4 mittelgroße	Pellkartoffeln
1 Portion	Blattsalat mit
½	rote Paprika in Streifen
½	gelbe Paprika in Streifen
1 EL	Rapsöl
½ EL	Obstessig
1 Glas	Mineralwasser

Zwischenmahlzeit

3	Vollkornkekse
1	Birne oder Pfirsich
1 große Tasse	Früchtetee

Abendessen

1 Scheibe	Dinkelvollkornbrot (siehe Rezept S. 170)
1,5 Scheiben	Mehrkornbrot
1 TL	Pflanzenmargarine
2 EL	Frischkäse (30 % i. Tr.)
6	eingelegte grüne Oliven
2	Tomaten
1 Glas	Mineralwasser

→

Plan 3 (Fortsetzung)	
Spätmahlzeit	
1	Joghurt 1,5 % Fett
1 Portion	Beerenobst
1 Glas	Apfelsaftschorle
Zusätzlich	**über den Tag verteilt**
0,75–1 Liter	Fruchtsaftschorle oder Mineralwasser

	kcal	Eiweiß g	Fett g	KH g	Folat µg	Kalzium mg	Magnesium mg	Eisen mg	Jod µg	Ballast- stoffe g
D–A–CH-Referenz-werte (2000)	2650	58	90	359	600	1000	310	30	230	30
Ist-Wert	2650	84	92	357	880	1560	720	21	250	50

Dieser Plan enthält eine Fischmahlzeit, die reich an Jod, Omega-3-Fettsäuren und wertvollem Eiweiß ist. Eine ausreichende Jodversorgung ist an diesem Tag gewährleistet. Die D–A–CH-Referenzwerte für die Nährstoffzufuhr (DGE 2000) zur Eiweißzufuhr werden jedoch überschritten. Hierbei ist ähnlich wie in Plan 2 zu berücksichtigen, dass es sich lediglich um einen Tagesplan handelt und sich die Eiweißzufuhr an Tagen ohne Fisch und Fleisch wieder ausgleicht.

Hinsichtlich der Verbesserung der Eisenversorgung gelten die gleichen Empfehlungen wie in Plan 1 und 2.

Plan 4   Beispielhafter Tagesplan für eine stark übergewichtige Schwangere (1980 kcal, 4. Schwangerschaftsmonat)
geringe körperliche Aktivität, BMI = 30 kg/m²
bei 1,70 m Größe und 86 kg Gewicht zu Beginn der Schwangerschaft

Frühstück

1 Portion	50 g	Müslimischung mit Weizenkeimen (s. Rezept S. 158)
1 Stück	150 g	Orange
1 Portion	200 ml	Trinkmilch 1,5 %
1 Tasse	150 ml	Kaffee
1 Glas	200 ml	Mineralwasser

Zwischenmahlzeit

1	60 g	Mehrkornbrötchen
1 TL	5 g	hochwertige Pflanzenmargarine
1 Portion	50 g	Gurkenscheiben als Belag
1 Portion	70 g	Paprikaschote in Streifen
1 Tasse	200 ml	Früchte- oder Kräutertee

Mittagessen

1 Portion		Fisch auf Gemüse mit:
		150 g Seelachsfilet
		120 g Gemüse
1 Tasse	100 g	Naturreis, gekocht
1 Glas	200 ml	Mineralwasser

Zwischenmahlzeit

2 Scheiben	20 g	Knäckebrot
1 Portion	30 g	Frischkäsezubereitung Viertelfettstufe
1 Portion	100 g	Kohlrabistifte
1 Stück	120 g	Apfel
1 Tasse	150 ml	Kräutertee
1 Glas	200 ml	Mineralwasser

Abendessen

1 Scheibe	50 g	Roggenvollkornbrot
2 Scheiben	90 g	Dinkelvollkornbrot (s. Rezept S. 170)
2 TL	10 g	hochwertige Pflanzenmargarine
1 Scheibe	30 g	Rinderbierschinken
1 Portion	50 g	Tomatenscheiben als Belag
1 Portion	80 g	Feldsalat mit
1 EL	20 g	Sonnenblumenkernen
1 EL	10 g	Rapsöl
1 EL	10 g	Saft einer Zitrone
1 Tasse	200 ml	Früchte- oder Kräutertee

$\longrightarrow$

Plan 4 (Fortsetzung)

Spätmahlzeit		
1 Stück	120 g	Banane
1 großes Glas	300 ml	Apfelsaftschorle

Zusätzlich über den Tag verteilt		
0,5	Liter	Mineralwasser

	Kcal	Eiweiß g	Fett % der Energie	KH % der Energie	Folat µg	Kalzium mg	Magnesium mg	Eisen mg	Jod µg	Ballast-stoffe g
D–A–CH-Referenz-werte (2000)	1980	79 (ab 4. SSM)	30	55	600	1000	310	30	230	30
Ist-Wert	1984	93	29	51	629	1040	788	20	388	38

Plan 5   Beispielhafter Tagesplan für eine stark untergewichtige Schwangere (2410 kcal, 2. Schwangerschaftsmonat)
        mittlere körperliche Aktivität, BMI = 17,3 km/m²
        bei 1,65 m Größe und 47 kg Gewicht zu Beginn der Schwangerschaft

Frühstück

2 Scheiben	46 g	Vollkorntoastbrot
2 TL	10 g	hochwertige Pflanzenmargarine
1 EL	20 g	Aprikosenkonfitüre
1 Scheibe	30 g	gekochter Schinken
1 Tasse	150 ml	Kaffee mit Zucker
1 Glas	200 ml	Orangensaft (100 % Fruchtsaft)

1. Zwischenmahlzeit

1 Milchshake:	200 ml	Trinkmilch 3,5 % Fett
	120 g	Banane
	50 g	Beerenobst
	10 g	Hafer Vollkornflocken

2. Zwischenmahlzeit

1 Hand voll	20 g	Nüsse
1 Portion	50 g	Trockenobst
1 Glas	200 ml	Gemüsesaft

Mittagessen

1 Portion	250 g	Matjes in Currysoße
2 Stück	180 g	Pellkartoffeln
1 Prise	1 g	Kräuter-Jodsalz mit Folsäure und Fluorid
1 Portion	80 g	Endiviensalat mit
½	75 g	roter Gemüsepaprika in Würfel geschnitten
1 TL	5 g	Rapsöl
1 EL	10 g	Saft einer Zitrone

3. Zwischenmahlzeit

5 Stück	50 g	Vollkornkekse
1 Tasse	125 ml	Kräutertee mit Zucker
1 Stück	45 g	Kiwi

Abendessen

1,5 Scheiben	74 g	Dinkelvollkornbrot (s. Rezept S. 170)
1 TL	5 g	hochwertige Pflanzenmargarine
3 Stück	9 g	grüne Oliven
1 Scheibe	30 g	Käse mit über 40 % Fett
1 Stück	60 g	Tomate
1 Glas	200 ml	Fruchtsaftgetränk aus Beerenobst

→

Plan 5 (Fortsetzung)		
Spätmahlzeit		
0,5 Stück	60 g	Avocado
1 Glas	200 ml	Gemüsesaft
Zusätzlich über den Tag verteilt		
0,5–0,75	Liter	Mineralwasser

	Kcal	Eiweiß g	Fett % der Energie	KH % der Energie	Folat µg	Kalzium mg	Magnesium mg	Eisen mg	Jod µg	Ballast- stoffe g
D–A–CH- Referenz- werte (2000)	2410	69	35	50	600	1000	310	30	230	30
Ist-Wert	2390	82	37	47	818	1140	601	20	224	37

Plan 6 Beispielhafter Tagesplan für eine anämische Schwangere
(2500 kcal, 5. Schwangerschaftsmonat)
mittlere körperliche Aktivität, BMI = 20 kg/m²
bei 1,70 m Größe und 58 kg Gewicht zu Beginn der Schwangerschaft

Frühstück

1 große Portion	80 g	Müslimischung mit Weizenkeimen (s. Rezept S. 158)
1 Stück	150 g	Orange
1 Portion	200 ml	Trinkmilch 1,5 %
1 große Tasse	200 ml	Kräutertee mit Zucker

Zwischenmahlzeit

1 Stück	60 g	Roggenbrötchen
1 TL	5 g	hochwertige Pflanzenmargarine
1 Portion	30 g	Leberwurst, fettarm
1 Portion	50 g	Gurkenscheiben
1 Stück	150 g	Apfel
1 großes Glas	300 ml	Apfelsaftschorle

Mittagessen

1 kleine Portion	100 g	Rinderfiletsteak (durchgebraten) mit
1 EL	10 g	Quark-Kräuterbutter (s. Rezept S. 167)
3 Stück	270 g	Pellkartoffeln
1 Portion	200 g	Fenchelgemüse gedünstet mit Rapsöl und Jodsalz
1 Glas	200 ml	Mineralwasser

Zwischenmahlzeit

1 Stück	60 g	Roggenbrötchen mit Weizenkeimen
1 TL	5 g	hochwertige Pflanzenmargarine
1 EL	10 g	Erdbeerkonfitüre
1 Portion	100 g	Karottenstifte
1 großes Glas	300 g	(schwarze) Johannisbeersaftschorle

Abendessen

1 Scheibe	50 g	Dinkelvollkornbrot (s. Rezept S. 170)
1 Scheibe	45 g	Graubrot-Weizenmischbrot mit Sesam
1 TL	5 g	hochwertige Pflanzenmargarine
1 EL	40 g	Frischkäse Kräuter, Fettstufe (30 % i. Tr.)
	50 g	Tomatenscheiben als Brotbelag
1 Portion	80 g	Eisbergsalat mit
0,5 Stück	75 g	roter Gemüsepaprika in Würfel geschnitten
1,5 TL	15 g	Rapsöl
1 großes Glas	300 ml	(schwarze) Johannisbeersaftschorle

→

Plan 6	(Fortsetzung)

Spätmahlzeit

| 1 Stück | 120 g | Banane |
| 1 großes Glas | 300 ml | Apfelsaftschorle |

Zusätzlich über den Tag verteilt

| 0,5 | Liter | Mineralwasser |

	Kcal	Eiweiß g	Fett % der Energie	KH % der Energie	Folat µg	Kalzium mg	Magnesium mg	Eisen mg	Jod µg	Ballast- stoffe g
D–A–CH-Referenz-werte (2000)	2500	79 (ab 4. SSM)	30–35	55	600	1000	310	30	230	30
Ist-Wert	2483	93	30	53	915	1388	783	30	160	51

Plan 7   Beispielhafter Tagesplan für eine berufstätige Schwangere ohne warmes Mittagessen (2270 kcal, 4. Schwangerschaftsmonat)
          geringe körperliche Aktivität, BMI = 21,3 kg/m²
          bei 1,68 m Größe und 60 kg Gewicht zu Beginn der Schwangerschaft

Frühstück

1 große Portion	80 g	Müslimischung mit Weizenkeimen (s. Rezept S. 158)
1 Stück	150 g	Orange
1 Portion	200 ml	Trinkmilch 1,5 %
1 Tasse	150 ml	Kaffee mit Zucker

Zwischendurch

4 Stück	40 g	Vollkornstangen/-kekse
4 kleine	80 g	Cocktail-Tomaten

Mittagspause am Arbeitsplatz

2 Scheiben	90 g	Dinkelvollkornbrot (s. Rezept S. 170)
2 TL	10 g	hochwertige Pflanzenmargarine
2–4		Salatblätter
1 Scheibe	30 g	Schnittkäse 30 % Fett i. Tr.
1 Scheibe	30 g	Rinderbierschinken
dazu		
1 Portion	100 g	Karottenstifte
1 Portion	100 g	Kohlrabistifte
1 EL	20 g	Kräuterquarkdip
1 Glas	200 ml	Orangensaft (100 % Fruchtsaft)

Zwischendurch

2 Scheiben	20 g	Knäckebrot mit Ölsamenzutaten (z. B. Sesam)
5 Stück	50 g	Apfelscheiben (Trockenfrüchte)
1 Portion	30 g	Studentenfutter mit Nüssen

Warme Mahlzeit abends

1 Portion	150 g	Lachs im Backofen (in Folie gegart) mit
1 Portion	150 g	Gemüsemischung (tiefgefroren, kleingeschnitten)
	100 ml	Gemüsebrühe
1 EL	10 g	Rapsöl
dazu		
7 kleine Scheiben	70 g	Vollkorn-Weizenbaguettebrot
1 große Tasse	200 ml	Früchte- oder Kräutertee

→

Plan 7	(Fortsetzung)		
Spätmahlzeit			
1 kleine	120 g	Banane	
1 Stück	125 g	Apfel	
Zusätzlich über den Tag verteilt			
1,5		Liter	Mineralwasser (davon ca. 1 Liter am Arbeitsplatz trinken)

	Kcal	Eiweiß g	Fett % der Energie	KH % der Energie	Folat µg	Kalzium mg	Magnesium mg	Eisen mg	Jod µg	Ballast-stoffe g
D–A–CH-Referenz-werte (2000)	2270	79 (ab 4. SSM)	30–35	55	600	1000	310	30	230	30
Ist-Wert	2280	93	31	49	602	1120	718	25	131	51

9.3 Getränke

Flüssigkeit muss auch und gerade in der Schwangerschaft in ausreichender Menge zugeführt werden. Der Körper braucht Wasser als Baustoff, Lösungs-, Transport- und Kühlmittel. Täglich werden ca. 2,5 Liter Flüssigkeit über Schweiß, Atemluft und Harn abgegeben. Während der Schwangerschaft lagert der Körper außerdem Flüssigkeit z. B. in das Gewebe ein. Diese Verluste müssen wieder ersetzt werden. Normalerweise steuert die feste Nahrung etwa die Hälfte der benötigten Flüssigkeit bei, die restlichen 1,5 Liter müssen durch Getränke zugeführt werden.

Wenn schwangere Frauen über Antriebsschwäche und Konzentrationsmangel klagen, kann Flüssigkeitsmangel die Ursache sein.

Ein Getränk gehört zu jeder Mahlzeit. Auch zwischen den Mahlzeiten sollten Schwangere häufig etwas trinken. Empfohlen wird eine Trinkmenge von **mindestens 1,5 Liter** pro Tag. Ausreichendes Trinken ist nicht nur wichtig für die Funktion der Nieren, sondern kann auch einer Verstopfung entgegenwirken, mit der Schwangere oft ihre Last haben.

Die Getränke sollten **möglichst kalorienfrei** sein. Besonders empfehlenswert sind Trink- und Mineralwasser sowie ungezuckerte Kräuter- und Früchtetees, sie löschen den Durst am besten. **Trinkwasser (Leitungswasser)** unterliegt hierzulande strengen gesetzlichen Vorschriften und ist deshalb auch für Schwangere unbedenklich. Die Auswahl eines **kalzium- und/ oder magnesiumhaltigen Mineralwassers** (s. Tab. 9.2) kann dazu beitragen, die Mineralstoffversorgung der Schwangeren zu verbessern.

Unter den „Säften" sind **reine Fruchtsäfte** günstig zu bewerten. Sie werden zu 100 % aus Früchten hergestellt und schneiden aufgrund ihres Vitamingehaltes deutlich besser ab als Fruchtsaftgetränke und -nektare sowie Limona-

den, Colagetränke und Malzbier, die vor allem aus Zucker und Wasser bestehen. Ein Glas Fruchtsaft am Tag kann eine Portion Obst ersetzen und hilft so dabei, die Forderung, fünfmal am Tag Obst und Gemüse zu essen, leichter in die Tat umzusetzen. Schwangere, die regelmäßig zum Frühstück ein Glas Orangensaft trinken, unterstützen außerdem ihre Eisenversorgung (s. Kap. 7.3).

Zum Durstlöschen sind reine Fruchtsäfte allerdings weniger geeignet. Da sie je nach Frucht bis zu 15 % fruchteigenen Zucker enthalten, sollten sie mit Wasser verdünnt werden. Eine selbstgemachte **Fruchtsaftschorle** aus 1 Teil Fruchtsaft und 2 Teilen Mineral- oder Trinkwasser ist preiswerter als ein Isodrink und löscht gut den Durst.

Übrigens …
Milch ist kein Getränk zum Durstlöschen, sondern ein nährstoff- und energiereiches Lebensmittel (1 Glas Vollmilch = 128 kcal).

Schwarzer und grüner Tee, mancher Eistee sowie **Kaffee**, Cola und Energydrinks enthalten Koffein, das in zu großen Mengen dem Kind schaden kann. Es gibt Hinweise darauf, dass eine Koffeinzufuhr über 300 mg pro Tag das Risiko für intrauterine Wachstumsverzögerungen und sogar Fehlgeburten erhöhen kann. 300 mg Koffein sind in ca. 3–4 Tassen (à 125 ml) Kaffee, 6 Tassen Tee oder 6 Gläser (à 200 ml) Cola (Weiß 2007). Zwei bis drei Tassen Kaffee oder 4 Tassen schwarzer bzw. grüner Tee über den Tag verteilt gelten jedoch als unbedenklich. Eistee enthält neben Koffein auch viel Zucker. Hier lohnt sich ein Blick auf die Zutatenliste!

Auf **alkoholische Getränke** sollten Schwangere ganz verzichten. Alkohol schadet dem Kind in seiner Entwicklung (s. Kap. 12.2). Vorsicht: Auch so genannte New-Age-Getränke, Power-Drinks, Alcopops-Mixgetränke und ähnliche Erfrischungsgetränke können Alkohol und/oder Koffein sowie vergleichbare anregende Stoffe enthalten.

Tab. 9.2 Mineralstoffgehalte ausgewählter Mineralwässer			
Mineralwasser-Quelle	**Natrium in mg/Liter**	**Kalzium in mg/Liter**	**Magnesium in mg/Liter**
Bad Dürrheimer Bertoldsquelle	8	325	55
Bad Wildunger Helenenquelle	39	184	95
Bad Tönissteiner Heilbrunnen	104	166	123
Caspar Heinrich Quelle Heilwasser	24	281	83
Contrex (Frankreich)	9	486	84
Franken Brunnen Hochsteinquelle	38	267	66
Gerolsteiner	118	348	108
Rietenauer	35	412	80
Römerquelle Niedernau	11	417	49
Rosbacher Urquell	40	262	131
San Pellegrino (Italien)	45	208	56
Spreequell Mineralwasser	48	208	23
St. Margareten	19	566	47
Steinsieker*	20	620	50

* laut Herstellerangaben
(Elmadfa et al.: GU Nährwerttabelle 2006/07)

Tab. 9.3 Empfehlungen zur Getränkeauswahl für Schwangere		
Empfehlenswerte Getränke	**Nur in Maßen empfehlenswert**	**Nicht empfehlenswert**
Leitungswasser Mineralwasser Ungezuckerte Kräuter- und Früchtetees Rotbuschtee (Roiboostee) Fruchtsaftschorlen Gemüsesäfte	Schwarzer und grüner Tee Kaffee Reine Fruchtsäfte Light-Getränke Iso-Getränke Alkoholfreies Bier	Alkoholische Getränke (Bier, Wein, Sekt) Fruchtsaftgetränke Limonaden Cola-Getränke Malzbier Eistee

(modifiziert nach aid infodienst „Vollwertig essen und trinken" 2001)

Empfehlungen für die Beratungspraxis:

- Zu jeder Mahlzeit und zwischendurch etwas trinken (insgesamt 1,5 bis 2 Liter pro Tag).
- Vorzugsweise Trink- und Mineralwasser sowie ungezuckerte Kräuter- und Früchtetees auswählen.
- Bei Bedarf Fruchtsaftschorlen (Fruchtsaft mit 100 % Fruchtgehalt mit Trinkwasser/Mineralwasser im Verhältnis 1 : 3 mischen).
- Maximal 2–3 Tassen Kaffee oder schwarzen/grünen Tee pro Tag trinken.
- Auf Alkohol ganz verzichten.

9.4 Gemüse und Obst

Gemüse und Obst haben zahlreiche **Vorteile**, die besonders in der Schwangerschaft wichtig sind:

1. Sie haben eine **hohe Nährstoffdichte** (s. S. 39): sie sind reich an Vitaminen und Mineralstoffen bei gleichzeitig niedrigem Energiegehalt. Gemüse und Hülsenfrüchte liefern die Vitamine A und C, B-Vitamine sowie die Mineralstoffe Magnesium, Kalium, Eisen und Kalzium. Empfehlenswert sind vor allem grüne Gemüsesorten wie Grünkohl, Spinat, Brokkoli und Feld- oder Endiviensalat, weil sie viel Folat enthalten. Unter den Obstsorten zeichnen sich Zitrus- und Beerenfrüchte besonders wegen ihres Gehaltes an Vitamin C und Folat aus.
2. Sie sind reich an **Ballaststoffen**. Sie unterstützen dadurch eine gute Verdauung und machen länger satt.
3. Sie sind reich an **sekundären Pflanzenstoffen**, denen vielfältige gesundheitsfördernde Eigenschaften zugeschrieben werden (s. S. 15).
4. Sie sind jederzeit in **großer Auswahl** erhältlich.
5. Sie sind **vielseitig verwendbar:** z. B. Obst im Müsli, in einer Quarkspeise, in einem Milchshake oder Gemüse in einer Suppe, im Eintopf, in einer Reispfanne oder als Brotbelag.
6. Sie sind **ideal für zwischendurch**. Insbesondere Obst, Radieschen, Möhrenstifte, Gurkenscheiben, Kohlrabistücke und Tomaten

lassen sich in einer Kunststoffdose gut verpacken und sind dann auch auf der Arbeit oder auf Reisen noch knackig und frisch.

Preiswert und ökologisch sinnvoll ist es, **Gemüse und Obst der Saison** zu verzehren. Es sollte jedoch möglichst frisch verwendet werden, da bereits bei der Lagerung Nährstoffe verloren gehen. Für Frauen, die berufstätig sind und wenig Zeit für Einkauf und Zubereitung haben, kann **tiefgekühltes Gemüse und Obst** eine gute Alternative sein. Ihr Nährstoffgehalt kann sogar größer sein als der von lang gelagerter „frischer" Ware.

Auch beim **Garen** von Gemüse oder Obst kommt es je nach Dauer und Art der Zubereitung zu unterschiedlich hohen Verlusten an Vitaminen, Mineralstoffen und sekundären Pflanzenstoffen. Besonders die in der Schwangerschaft so wichtige Folsäure ist ebenso wie Vitamin C sehr hitzeempfindlich. Die Schwangere sollte deshalb frisches Obst und neben gegartem Gemüse möglichst auch je eine Portion Rohkost und Salat essen. Um einer Listerien- und Toxoplasmoseinfektion vorzubeugen, sollten Obst, Gemüse, besonders Salat gründlich gewaschen werden. Als Rohkost eignen sich vor allem Gemüsearten mit glatter Oberfläche wie z. B. Tomaten, da sie sich gut waschen lassen und solche, die vor dem Verzehr geschält werden, wie z. B. Kohlrabi, Gurke, Möhren (s. S. 112 und S. 116). Bei Provitamin-A-(Karotin-)-reicher Rohkost (z. B. ein Möhrensalat) verbessert die Zugabe einer kleinen Menge Fett die Vitaminresorption.

Hülsenfrüchte sind die Samen von Bohnen, Erbsen, Linsen; auch Kichererbsen und Sojabohnen gehören dazu. Sie sind reich an Vitaminen, Mineralstoffen und liefern unter den Gemüsesorten die meisten Ballaststoffe. Außerdem enthalten sie hochwertiges Eiweiß, das in Kombination mit Getreide (z. B. eine Scheibe Brot zur Linsensuppe) oder Milch (z. B. Erbsensuppe mit etwas Milch, Bohnensalat mit Joghurtdressing) eine gute Alternative zum Fleisch ist (s. S. 42). Auch eine Kombination aus Hülsenfrüchten und Fleisch (z. B. als Eintopf) ergibt eine hohe biologische Wertigkeit des Eiweißes.

Die langen Kochzeiten, die Hülsenfrüchte ggf. benötigen, lassen sich mithilfe eines Schnellkochtopfes verringern. Auch Konserven sind geeignet und helfen Zeit zu sparen.

Hülsenfrüchte, die als Konserven im Handel erhältlich sind, wurden hohen Temperaturen ausgesetzt, um die Mikroorganismen abzutöten. Die heutigen Verfahren ermöglichen jedoch so kurze Erhitzungszeiten, dass Nährstoffe weitgehend erhalten bleiben (CMA 05.12/ 2000). Aufgrund des hohen Nährwertes von Hülsenfrüchten ist es immer noch besser auf Konserven zurückzugreifen als ganz darauf zu verzichten.

Nicht immer sind Hülsenfrüchte die Ursachen für Blähungen bei Schwangeren. Die Mengen sollten vorsichtig gesteigert werden, so dass bei Verträglichkeit möglichst einmal pro Woche ein Gericht mit Hülsenfrüchten auf dem Speiseplan stehen sollte. Treten dennoch Blähungen auf, lohnt es sich, geschälte Hülsenfrüchte auszuprobieren (z.B. Erbsen, gelbe Linsen). Das Entfernen der harten Schalen vermindert zwar den Ballaststoffanteil, steigert jedoch die Verdaulichkeit und Verträglichkeit (Vollmer 1995).

Empfehlungen für die Beratungspraxis:
Täglich mindestens 5 Portionen Gemüse und Obst essen, am besten zu jeder Mahlzeit.
- 3 Portionen Gemüse (gegart, roh und als Blattsalat)
- 2 Portionen frisches Obst

Zum Beispiel:

Frühstück:
  Müsli mit Obst **oder**
  zum Brot ein Glas reinen Frucht- oder Gemüsesaft
Zwischenmahlzeit:
  zum Mehrkornbrötchen Kohlrabistreifen, Möhrenstifte, Radieschen zum Knabbern **oder** ein Vollkornbrot mit Gurkenscheiben
Mittagessen (warme Mahlzeit):
  gegartes Gemüse

Zwischenmahlzeit:
  frisches Obst
Abendessen:
  Salat (z.B. Feldsalat, gemischter Salat, Möhrensalat etc.)
Spätmahlzeit:
  Möhrenstifte **oder** frisches Obst

Das Maß für „eine Portion" ist die eigene Hand. Daraus ergeben sich dem Alter angepasste und benötigte Mengen. 1 Glas Frucht- oder Gemüsesaft zählt auch als eine Portion.

9.5 Brot, Getreide und Beilagen

Brot, Getreideprodukte (Haferflocken, Müsli und Getreidegerichte) sowie Beilagen wie Reis, Nudeln und Kartoffeln sind wichtige Bestandteile einer vollwertigen Ernährung. Sie enthalten reichlich **Stärke**, eine ideale Energiequelle. Während der Verdauung wird sie im Vergleich zu Einfach- oder Zweifachzuckern (z.B. aus Süßigkeiten, süßen Speisen und Getränken) erst schrittweise in ihre Zuckerbausteine zerlegt und entsprechend langsamer absorbiert. Der Anstieg des Blutzuckerspiegels und die Insulinausschüttung verlaufen dadurch ausgeglichener (Stoll et al. 1998). Hypoglykämien, die besonders in der Frühschwangerschaft auftreten können, und der Manifestation eines latenten Diabetes in der zweiten Schwangerschaftshälfte kann so vorgebeugt werden (Heins et al. 1999).

Als **Faustregel** gilt: Mindestens die Hälfte der Getreideprodukte als Vollkornprodukte.

Die Randschichten und der Keimling des Getreidekorns enthalten besonders viele **Vitamine** (Vitamine B_1, B_2, B_6 und E), **Mineralstoffe** (wie Magnesium und Eisen), wertvolles Eiweiß, wichtige ungesättigte Fettsäuren, Ballaststoffe und sekundäre Pflanzenstoffe. Bei der Herstellung des so genannten **Auszugsmehls** (Weißmehl Type 405) werden die Randschichten und damit auch deren wertvolle Inhaltsstoffe weitgehend entfernt. Helles Brot, helle Nudeln und geschälter Reis enthalten deshalb wesentlich weniger Nähr- und Ballaststoffe als Vollkornprodukte.

Ausmahlungsgrad/Typenzahl

Je höher ausgemahlen ein Mehl ist, desto höher ist der Anteil wertvoller Randschichten (Schalen) und desto höher ist die **Typenzahl** (Beispiel: Weizenmehl Typ 1700). Niedrige Typenzahl bedeutet niedrige Ausmahlung und niedriger Schalengehalt (Beispiel: Weizenmehl Typ 405). Eine Ausnahme ist reines Vollkornmehl: Es hat einen Ausmahlungsgrad von 100 % und enthält damit die gesamten Inhaltsstoffe des Getreidekorns. Allerdings wird es ohne Typenzahl im Handel angeboten.

Hervorzuheben ist noch der hohe Gehalt an **Ballaststoffen** in Vollkorngetreideprodukten. Schwangere Frauen bekommen Verstopfungsprobleme meist schon dadurch in den Griff, dass sie mehr Vollkornbrot essen (s. S. 117). Wenn Vollkornbrot gänzlich abgelehnt wird, ist es allein über Gemüse, Obst und helle Brote schwieriger, genügend Ballaststoffe zur Normalisierung der Darmtätigkeit und Erhöhung des Stuhlgewichtes zuzuführen (Kasper 1996). In diesem Fall ist es besonders wichtig, **viel** Obst und Gemüse zu essen.

Vollkornbrot muss nicht dunkel und körnig sein. Es kann auch aus feinem Vollkornmehl gebacken werden und sieht dann wie ein Mischbrot aus. Fein vermahlene Vollkornerzeugnisse sind übrigens besser verdaulich als grobe Schrotbrote (s. Rezept Dinkelvollkornbrot, S. 170).

Und umgekehrt sind tiefdunkle Brote/Brötchen nicht automatisch Vollkornbrote/-brötchen, sondern häufig durch Zuckersirup, Karamelsirup und Malz dunkel gefärbt. Der Zusatz dieser Bräunungsstoffe ist nur bei abgepacktem Brot auf der Zutatenliste erkennbar, nicht jedoch bei lose verkauftem/n Brot/Brötchen. Auch die handelsüblichen Mehrkornbrote und -brötchen sind herkömmliche Mischbrote/ -brötchen aus niedrig ausgemahlenem Mehl

mit geringen Anteilen von Sonnenblumenkernen, Leinsamen, Sesam und anderen Samen.

Müsli ist besonders dann empfehlenswert, wenn es keinen Zucker, Honig oder Schokolade enthält. Günstig ist, wenn Weizenkeime enthalten sind, da sie die für die Schwangerschaft so wichtigen Folate liefern. Wird das Müsli dann noch mit fettarmer Milch oder Joghurt und frischem Obst gemischt, ergibt sich ein vollwertiges Frühstück, das nährstoffreich ist und lange sättigt. Wer sicher gehen möchte, dass das Müsli optimal zusammengesetzt ist, sollte sich das Müsli selbst herstellen (siehe Rezept Müslimischung S. 158). Das gilt vor allem dann, wenn nicht alle Bestandteile von käuflichen Müslimischungen (z. B. Nüsse) vertragen werden.

Frühstückszerealien wie Cornflakes, Knusper- oder Schokoflakes sind meist hochverarbeitete Produkte mit viel Zucker und bei „Schoko"-Zusatz auch Fett, die mit dem ursprünglichen Getreide nur noch wenig gemeinsam haben. Schwangere Frauen, die auf Frühstückszerealien nicht verzichten möchten, sollten diese etwa zur Hälfte mit Haferflocken und Weizenkeimen mischen.

Die **Kartoffel** ist ein Lebensmittel mit vielen Vorzügen: Sie ist reich an Vitaminen (vor allem Vitamin B_1, B_6 und C) und Mineralstoffen (z. B. Kalium und Magnesium) sowie wertvollem Eiweiß, Stärke und Ballaststoffen. Sie ist kalorienarm (ca. 55 kcal pro gegarte mittelgroße Kartoffel) und keinesfalls ein „Dickmacher", sondern eher ein „Sattmacher".

Bei Kartoffeln und Getreideprodukten hat die Art der **Zubereitung** einen entscheidenden Einfluss auf den Gesundheitswert. Pommes frites, Bratkartoffeln und besonders Kartoffelchips sind nicht nur sehr fettreich (siehe Tabelle 9.7, S. 95), sondern können auch extrem hohe Acrylamidwerte aufweisen. Sie sollten deshalb eher selten auf dem Speiseplan stehen.

Acrylamid wird bei Temperaturen über 100 °C aus Kohlenhydrat- und Eiweißbausteinen gebildet. Neben hohen Temperaturen fördert ein niedriger Wassergehalt im Lebensmittel und eine starke Bräunung der Produkte die Entstehung von Acrylamid. Besonders ungünstig ist deshalb das Frittieren, Backen, Braten, Rösten und Grillen von Kartoffel- und Getreideprodukten.

Acrylamid ist möglicherweise Krebs erregend und Erbgut schädigend. Diese Erkenntnis beruht jedoch auf Tierversuchen, die dabei verwendete Dosis liegt um ein Vielfaches über der vom Menschen üblicherweise aufgenommenen Menge. Nach Auskunft des Bundesinstitutes für Risikobewertung (BfR) beeinträchtigen die vom Menschen über die Nahrung aufgenommenen Mengen an Acrylamid weder die Entwicklung des Neugeborenen noch beeinträchtigen sie das Risiko für Fehlgeburten (BfR 2007). Nach Einschätzung des BfR ist zwar ein Übergang von Acrylamid in die Muttermilch möglich, der Anteil ist jedoch wahrscheinlich gering (aid-infodienst: www.was-wir-essen.de 2005).

> Aus Gründen der Vorsorge wird empfohlen, den Verzehr von mit Acrylamid hochbelasteten Lebensmitteln zu reduzieren und eine acrylamidarme Zubereitung zu bevorzugen. Besonders hohe Acrylamidwerte weisen hoch erhitzte Kartoffelprodukte wie Chips und Sticks auf.

Mittlere Gehalte finden sich in Pommes frites, Keksen und Knäckebrot. Bei Brot, Zwieback und Cornflakes lagen die Werte überwiegend im niedrigen Bereich. Sämtliche Gerichte aus gekochten Kartoffeln sind frei von Acrylamid. Die **optimale Zubereitungsart** ist die Pellkartoffel oder Folienkartoffel, gefolgt von Salzkartoffeln, die in wenig Wasser gegart werden. Kartoffeln sollten möglichst frisch gekocht werden. Ungünstig ist es, sie bereits lange vor der Mahlzeit zu schälen und in Wasser stehen zu lassen. Dadurch gehen wertvolle Nährstoffe in das Wasser über. Püree, das aus frisch gekochten Kartoffeln selbst hergestellt wird, ist ebenfalls empfehlenswert. Es spricht jedoch nichts dagegen, gelegentlich Bratkartoffeln zuzubereiten oder Plätzchen zu backen, wenn die folgenden Zubereitungsempfehlungen berücksichtigt werden:

Vergolden statt Verkohlen – Praktische Tipps für eine acrylamidarme Zubereitung:

Generell:
- eine zu starke Bräunung vermeiden

Beim Braten
- Kartoffeln und Getreideprodukte bei mittleren Temperaturen braten
- scharfes Anbraten vermeiden
- Bratkartoffeln aus gekochten Kartoffeln zubereiten

Beim Backen
- von Pommes frites, Blechkartoffeln, Brot, Pizza und Kuchen mit Umluft Temperaturen von 180 °C und ohne Umluft von 200 °C nicht überschreiten
- Backpapier benutzen
- von Plätzchen mit Umluft Temperaturen von 170 °C und ohne Umluft von 190 °C nicht überschreiten

Beim Frittieren
- eine Temperatur von 175 °C nicht überschreiten (mit Fett-Thermometer messen)
- dickere Pommes frites oder Kartoffelstücke bevorzugen.

(aid infodienst, Bundesministerium für Verbraucherschutz, Ernährung und Landwirtschaft, 2005)

Auch **Naturreis** oder **Vollkornnudeln** sind wichtige Bestandteile einer warmen Mahlzeit. Schwangere Frauen, die diese Produkte eher ablehnen, können sie mit geschältem Reis oder hellen Nudeln mischen. Auch mit Getreide wie **Grünkern**, **Hirse** oder **Buchweizen** lassen sich nährstoffreiche und schmackhafte Speisen zubereiten, die auch mal das Fleisch ersetzen können.

Empfehlungen für die Beratungspraxis:
- Mindestens die Hälfte der Getreideprodukte als Vollkornprodukte essen.
- Den Tag mit einem selbsthergestellten Müsli starten.
- Brotscheiben eher dicker schneiden, aber nur dünn mit Wurst oder Käse belegen.
- Öfter mal Brot ohne Belag zur Suppe oder zum Salat essen.
- Täglich Kartoffeln, Naturreis oder Vollkornnudeln essen.

- Zur Verringerung des Acrylamidrisikos ge-kochte Kartoffeln bevorzugen und bei der Zubereitung von Kartoffel- (z. B. Pommes fri-tes) und Getreideprodukten (z. B. Toast) eine zu starke Bräunung vermeiden.
- Eventuell weißen Reis oder helle Nudeln mit Naturreis bzw. Vollkornnudeln mischen.
- Neue Getreidegerichte mit Grünkern, Hirse oder Buchweizen ausprobieren.

Wie kann man „Fett i. Tr." beim Käse in den absoluten Fettgehalt umrechnen?
Hartkäse   Fett i. Tr. × 0,7
(z. B. Emmentaler, Chester)
Schnittkäse Fett i. Tr. × 0,6
(z. B. Gouda, Edamer, Tilsiter)
Weichkäse   Fett i. Tr. × 0,5
(z. B. Camembert, Limburger, Feta)
Frischkäse (z. B. Quark, Schichtkäse)
                      Fett i. Tr. × 0,3

(Quelle: Franke, Rösch 2003)

9.6 Milch und Milchprodukte

Milch und Milchprodukte liefern besonders viel **Kalzium**, das für den Knochenaufbau unentbehrlich ist. Für Schwangere wird eine Kalziumzufuhr von 1000 mg pro Tag empfohlen. Wenn Milch und Milchprodukte täglich auf dem Speiseplan stehen, ist diese Menge leicht zu erreichen (s. S. 55).

Die im Handel erhältlichen **Milchsorten** unterscheiden sich nach ihrem Erhitzungsverfahren und in ihrem Fettgehalt. Es ist unerheblich, ob pasteurisierte „Frisch"-Milch oder ultrahocherhitzte H-Milch verwendet wird, da sich die beiden Milchsorten kaum in ihrem Nährstoffgehalt unterscheiden.

Wichtiger ist es, auf den **Fettgehalt von Milch und Milchprodukten** zu achten. Erwachsene essen im Durchschnitt zu viel Fett, vor allem in Form gesättigter Fettsäuren. Deshalb sollten Schwangere anstelle der üblichen Vollmilch (3,5 % Fett) fettarme, teilentrahmte Milch (1,5 % Fett), fettarmen Joghurt und fettarme Dickmilch (1,5 % Fett) sowie Quark der Magerstufe auswählen.

Käse ist ebenfalls ein wichtiger Kalziumlieferant. Bereits eine Scheibe Schnittkäse (30 g) oder 60 g Weichkäse liefert genauso viel Kalzium wie ein Glas Milch (200 ml). Der Fettgehalt von Käse wird meist in Bezug auf die Trockenmasse (Fett i. Tr.) auf der Verpackung angegeben.

Zum Beispiel enthält ein „Camembert 45 % i. Tr." 45 × 0,5 = ca. 22,5 % Fett.

Empfehlenswert sind Käsesorten mit einem Fettgehalt von 30–40 % Fett i. Tr. Diese sind auch deshalb von Vorteil, weil innerhalb einer Käsesorte der Käse mit einem geringeren Fettgehalt einen höheren Kalziumanteil besitzt, zum Beispiel:
100 g Gouda (30 % Fett i. Tr.) = 900 mg Kalzium
100 g Gouda (48 % Fett i. Tr.) = 750 mg Kalzium

Wegen der Gefahr einer **Listeriose**, einer bakteriellen Erkrankung, die besonders dem ungeborenen Kind schaden kann (s. S. 112), sollten Schwangere grundsätzlich auf Rohmilch sowie Weichkäse aus Rohmilch verzichten. Auch die Käserinde sollte nicht mitgegessen werden.
Pasteurisierte Milch, H-Milch und daraus hergestellte Käsesorten sowie Hartkäse (z. B. Emmentaler), auch aus Rohmilch, gelten als unbedenklich.

Milch und Milchprodukte sind ideal als Zwischenmahlzeiten, aber auch als Bestandteil der Hauptmahlzeiten. Sie ergänzen sich aufgrund Ihres **Eiweißgehaltes** hervorragend mit anderen Lebensmitteln wie Getreideprodukte (z. B. Vollkornbrot mit Käse) oder Kartoffeln (z. B. Kartoffelpüree) (s. S. 42).

Schwangere Frauen, die Milch und Milchprodukte nicht so gerne „pur" mögen, sollten sie in Aufläufen, Suppen, Soßen, Desserts oder Mixgetränken mitverarbeiten. Wird jedoch ganz auf Milch und Milchprodukte verzichtet, z. B. wegen einer Abneigung oder einer **Kuhmilchallergie**, ist eine spezielle Ernährungsberatung erforderlich (s. S. 125).

9.7 Fleisch und Wurst

Fleisch und Wurst können bei sorgfältiger Auswahl und sparsamem Verbrauch einen wichtigen Beitrag zur Nährstoffversorgung einer Schwangeren (z. B. mit hochwertigem Eiweiß, Eisen und Zink) leisten. Das für die Blutbildung erforderliche **Eisen** ist für den Körper besser verfügbar als das Eisen aus anderen Lebensmitteln (siehe Seite 51). Außerdem verbessert Fleisch die Ausnutzbarkeit von Eisen aus pflanzlichen Lebensmitteln. Fleisch und vor allem Wurst liefern jedoch auch unerwünschte Begleitstoffe wie Fett, insbesondere gesättigte Fettsäuren und Cholesterin (siehe Seite 8) sowie Purine.

Es ist sinnvoll, bei den verschiedenen **Fleischsorten** abzuwechseln, um von den speziellen Nährstoffgehalten zu profitieren. So enthält Rindfleisch neben Eisen auch besonders viel Zink, Schweinefleisch viel Vitamin B_1 und Putenfleisch ist reich an Vitamin B_6.

Bei **der Rinderkrankheit BSE** (Bovine Spongiforme Enzephalopathie) kommt es zur Auflösung und Zerstörung von Nervenzellen im Gehirn. Diese Art der Hirnerkrankung kommt bei vielen Wirbeltieren vor, beim Menschen wird sie Creutzfeldt-Jakob-Krankheit genannt. Durch Einbringen der BSE-Erreger in den menschlichen Körper, z. B. durch BSE-verseuchtes Rindfleisch, entsteht die neue Variante der Creutzfeldt-Jakob-Krankheit (nvCJK).

In **reinem Muskelfleisch** konnte der BSE-Erreger bisher nicht nachgewiesen werden. Daher gilt Fleisch ohne Knochen als unbedenklich. Absolute Sicherheit gibt es jedoch nicht. Wer trotzdem Rindfleisch kaufen möchte, sollte **BSE-getestetes Rindfleisch** oder **Rindfleisch aus ökologischer Haltung** wählen. Der Kauf von Öko-Rindfleisch bietet einen guten Schutz vor BSE, weil es für alle Öko-Betriebe schon immer grundsätzlich vorgeschrieben war, kein Tiermehl bei der Aufzucht zu verwenden. Probleme könnten vor allem bei so genannten Umstellbetrieben auftreten, die bislang konventionell gearbeitet haben und jetzt auf ökologische Tierhaltung umsteigen. Die Öko-Verbände Bioland und Demeter vermarkten nur solche Tiere als Öko-Rinder, die ihr ganzes Leben auf einem Biohof verbracht haben.

Milch und Milchprodukte sind nach derzeitigem Wissensstand ebenfalls frei von BSE-Erregern.

Wurst und Brühe: Seit Oktober 2000 dürfen EU-weit keine Risikomaterialien wie Gehirn, Rückenmark, Nerven- und Lymphgewebe mehr in Lebensmitteln verarbeitet werden. Auch Separatorenfleisch (mechanisch gewonnenes Restfleisch von Knochen) gilt als risikoreich, da es dem Knochen anhaftete. Daher darf es in Fleischwaren auch nicht mehr verarbeitet werden. In Deutschland verwenden viele Hersteller von Brühwürfeln nur noch Rinderprodukte, die aus BSE-freien Ländern wie beispielsweise Argentinien stammen (aid infodienst www.all-about-beef.de 2003, BMELV, 7.9.2007).

Leber, egal welcher Tierart, enthält häufig extrem viel Vitamin A. Dieses fettlösliche Vitamin ist wichtig für das Wachstum und die Entwicklung verschiedener Zellen, unter anderem der Haut und Schleimhäute. Im ersten Drittel der Schwangerschaft sollten Frauen aus Sicherheitsgründen auf Leber verzichten, da die hohen Vitamin-A-Mengen das Ungeborene schädigen könnten. Im zweiten und dritten Schwangerschaftsdrittel ist der Verzehr von Leber dagegen unbedenklich. Die Portionen sollten aber auf kleine Mahlzeiten aufgeteilt werden (z. B. zweimal 50 bis 75 g pro Woche).

Um eine mögliche **Toxoplasmoseinfektion** (s. S. 116) zu vermeiden, sollten Schwangere auf den Verzehr von rohem Fleisch (z. B. Tatar, Mett, Carpaccio, nicht durchgebratenem/blutigem Steak und streichfähiger Rohwurst wie Tee- und Mettwurst) verzichten. Fleisch sollte immer gut durchgegart sein (s. Tab. 11.1).

Der **Fettgehalt** in Wurstwaren wird häufig unterschätzt. Im Durchschnitt enthalten deutsche Wurstsorten etwa 25 % Fett. Diese versteckten Fette bestehen vor allem aus gesättigten Fettsäuren und Cholesterin. Zu viel davon begünstigt gesundheitliche Schäden wie eine Arteriosklerose und Übergewicht (s. S. 7). Bei der Auswahl der Wurstsorten sollte deshalb darauf geachtet werden, dass sie möglichst fettarm sind.

Fettgehalt verschiedener Fleisch- und Wurstwaren (in %)

weniger als 10 % Fett
Aspik-Aufschnitt, Cornedbeef, gekochter Schinken (ohne Fettrand), Putenbrustaufschnitt

10–20 % Fett
Geflügelwurstaufschnitt, Bierschinken, Bratenaufschnitt

20–30 % Fett
Blutwurst, Bratwurst, Brühwürstchen, Fleischwurst, Leberwurst

30–40 % Fett
Dauerwurst wie Salami oder Zervelatwurst, Streichwurst wie Teewurst

---

Im Durchschnitt hat das im Handel erhältliche fertig zugeschnittene **Fleisch** viel weniger Fett als Wurst. Viele Rindfleischstücke enthalten unter 10 % Fett, Schnitzel und Schweinelende nur rund 2 % Fett und Hähnchenbrust ohne Haut liegt bei ca. 1 % Fett. Außerdem hat Fleisch im Gegensatz zur Wurst keine versteckten Fette. Es muss nur das sichtbare Fett beachtet und ggf. entfernt werden. Bei Geflügel reicht es aus, die Haut zu entfernen, da dort das meiste Fett ist, reine Muskelpartien sind magerer. Fettränder vom Schnitzel sollten zum Braten zunächst am Fleisch belassen und erst vor dem Verzehr abgeschnitten werden, dann braucht kein zusätzliches Fett in die Pfanne gegeben zu werden.

Gewachsenes Fleisch wie Schweinebraten, Putenbrustaufschnitt enthält weniger Fett als Wurst und ist deshalb dünn aufgeschnitten als **Brotbelag** gut geeignet.

Fettarme Fleisch- und Wurstsorten enthalten außerdem qualitativ hochwertiges **Eiweiß** und liefern damit einen wichtigen Beitrag für die Eiweißversorgung der Schwangeren.

Der Nährstoffgehalt von Fleisch rechtfertigt es jedoch nicht, dass schwangere Frauen täglich Fleisch und Wurst essen. Es genügen **etwa 500 g pro Woche**. Diese Menge kann nach Belieben verteilt werden, z. B. zwei- bis dreimal pro Woche maximal 150 g mageres Fleisch und zwei- bis dreimal fettarme Wurst oder viermal pro Woche 100 g Fleisch und dreimal Wurst. An den übrigen Tagen kann der Eiweißbedarf einer schwangeren Frau problemlos mit Fisch, Milch und Milchprodukten sowie vegetarischen Gerichten gedeckt werden (siehe auch Eiweißkombinationen S. 42).

Empfehlungen für die Beratungspraxis:

- Zu einer vollwertigen Ernährung während der Schwangerschaft gehört auch Fleisch.
- Ohne Fleisch ist eine ausreichende Eisenversorgung der Schwangeren nur bei guten Ernährungskenntnissen möglich.
- Es reicht jedoch aus, zwei- bis dreimal pro Woche eine kleine Portion Fleisch (bis 150 g) und zwei- bis dreimal pro Woche eine Portion (30 g) Wurst zu essen.
- Fettarme Produkte/„gewachsenes Fleisch" und Aufschnitt daraus sollten bevorzugt werden.

9.8 Seefisch

Seefische, vor allem Schellfisch, Seelachs, Scholle und Kabeljau, sind wichtige **Jodquellen**. Süßwasserfische enthalten dagegen nur wenig Jod (siehe Tab. 7.2, S. 50).

Fettreiche Seefische liefern außerdem einen wertvollen Beitrag zur Versorgung mit den für die Schwangerschaft so wichtigen **Omega-3-Fettsäuren**. Makrele, Hering, Dornhai, Thunfisch, Wildlachs, Sprotten, Sardellen und Schwarzer Heilbutt enthalten am meisten dieser essenziellen Fettsäuren (Tab. 9.4), Sie sollten mindestens einmal pro Woche auf dem Speiseplan einer Schwangeren stehen.

Tab. 9.4 Gehalt an Omega-3-Fettsäuren in g pro 100 g Fischmuskel	
Fisch	**Omega-3-Fettsäuren**
Makrele	5,1
Hering	3,1
Dornhai*	3,0
Thunfisch*	2,4
Wildlachs	2,3
Sprotte	2,1
Sardelle	1,8
Schwarzer Heilbutt*	1,5
Aal*	1,1

(aid infodienst: „Fisch" 1998)

* Fischsorten, die wegen der möglichen Belastung mit Schadstoffen nur in kleinen Mengen und nicht regelmäßig verzehrt werden sollten (s. Tab. 9.5)

Im Hinblick auf eine ausreichende Versorgung des Fetus bzw. des gestillten Säuglings mit langkettigen mehrfach ungesättigten Fettsäuren (LCP s. S. 9) wird eine Aufnahme von mindestens **200 mg Omega-3-Fettsäuren** pro Tag empfohlen. Schwangere und Stillende erreichen diese Menge, wenn sie ein- bis zweimal pro Woche (fetten) Seefisch essen. Einen Beitrag zur Versorgung mit Omega-3-Fettsäuren, v. a. in Form von alpha-Linolensäure, liefern auch pflanzliche Öle wie Lein-, Raps-, Soja- und Walnussöl, bestimmte Margarinesorten und Walnüsse. So enthält z. B. Rapsöl 9 g Omega-3-Fettsäuren pro 100 g Öl und Walnüsse 7,5 g/100 g. Alpha-Linolensäure muss im Körper aber erst in Eicosapentaensäure (EPA) umgewandelt werden und ist unter üblichen Ernährungsbedingungen kein ausreichender Ersatz für die essenziellen Fettsäuren EPA und Docosahexaensäure (DHA). Für Schwangere oder Stillende, die nicht regelmäßig oder gar keinen (fetten) Seefisch verzehren, ist es deshalb schwierig, die empfohlene Zufuhr an diesen wertvollen Fettsäuren

zu decken (Arbeitskreis Omega-3 2002). In diesem Fall werden Fischölkapseln oder ähnliche Präparate mit einem Gehalt von ca. 200 mg Omega-3-Fettsäuren bzw. LCP (insbesondere der DHA = Docosahexaensäure) empfohlen (Küpper 1999). Das entspricht etwa 800 mg Fischöl pro Kapsel.

Schadstoffe im Fisch schränken die Fischauswahl für Schwangere ein. Denn Fisch kann je nach Alter und Art mehr oder weniger mit **Quecksilber** belastet sein. Fisch und Fischprodukte unterliegen hierzulande zwar der Schadstoffhöchstmengen-Verordnung, so dass für die Allgemeinbevölkerung keine gesundheitlichen Risiken bestehen. Für Schwangere kann der regelmäßige Verzehr größerer Mengen der in Tabelle 9.5 genannten Fische jedoch problematisch sein, da ein Teil des Quecksilbers plazentagängig ist und eventuell Entwicklungsschäden beim Kind auslösen kann. Während der Schwangerschaft ist deshalb der Verzehr dieser Fischarten einzuschränken (DGE info 7/2002).

Als **unbedenklich** hinsichtlich der Schadstoffbelastung gelten z. B. Lachs, Scholle, Sprotte, Sardine, Kabeljau, Hering, Makrele, Schellfisch, Seelachs, Seezunge und Seehecht (DGE-Beratungs-Standards III/11.1, 2001).

Roher Fisch birgt in der Schwangerschaft ein Risiko für Infektionen mit Listerien oder Toxoplasmen. Diese Erreger können der Schwangeren und vor allem dem ungeborenen Kind schaden (s. Kap. 11.8 und 11.13). Schwangere sollten deshalb vorsorglich auf rohen Fisch und entsprechende Produkte (Sushi, Sushimi) sowie auf nicht völlig durchgegarte Fischprodukte wie marinierter Hering, Graved Lachs, in Salzlake eingelegte Produkte und kaltgeräucherten Fisch (Forellenfilet, Räucherlachs) verzichten.

Durch den Verzehr von rohem Fisch kann es darüber hinaus auch zur Übertragung von Fadenwürmern (Nematoden) auf die Schwangere kommen. Diese Parasiten sind zwar für das ungeborene Kind nicht gefährlich, belasten aber die Gesundheit der Mutter. Aufgrund gesetzlicher Vorschriften werden Fischmarinaden, Kochfischware, Dauerkonserven, Tiefkühlprodukte und Räucherware so verarbeitet, dass Nematodenlarven im Fischmuskelfleisch mit

Tab. 9.5 Fische mit einer Höchstmenge von > 1 mg Quecksilber/kg

- Barsch
- Blauling
- Bonito
- Echter Aal
- Einfarb-Pelamide
- Falscher Bonito
- Gemeiner Stör
- Haarschwänze
- Haifisch (alle Arten)
- Hecht
- Heilbutt
- Pazifischer Fächerfisch
- Rochen
- Rotbarsch
- Schwertfisch
- Seeteufel
- Steinbeißer
- Thunfisch

Sicherheit getötet werden. Haushaltsübliches Braten, Dämpfen und Kochen gilt ebenfalls als sicher.

Geeignete Fischprodukte sind ausreichend durchgegarte Fische und Fischprodukte, Dauerkonserven wie Hering oder Makrele in Tomatensoße und als pasteurisiert gekennzeichnete Fischerzeugnisse.

Empfehlungen für die Beratungspraxis:

- **2–3 Portionen** gut durchgegarten Seefisch pro Woche essen, dabei magere Fischsorten mit Fettfischen abwechseln, z. B.:
  1–2 Portionen Fisch aus Gruppe 1 (s. u.), z. B. Seelachsfilet + 1–2 Portionen Fisch aus Gruppe 2 (s. u.), z. B. Hering.
- Im Hinblick auf eine mögliche **Schadstoffbelastung** große Seefische wie Haifisch, Thunfisch, Rotbarsch, Steinbeißer, Heilbutt, Schwertfisch nur in geringen Mengen und nicht regelmäßig verzehren.
- Empfehlenswerte Fischsorten mit einem **hohen Jodgehalt** und geringer Schadstoffbelastung **(Gruppe 1)** sind: Schellfisch, Alaska-Seelachs, Kabeljau, Scholle.
- Empfehlenswerte Fischsorten mit einem hohem Gehalt an **Omega-3-Fettsäuren** und geringer Schadstoffbelastung **(Gruppe 2)** sind: Makrele, Hering, Lachs, Sprotte.
- **Fischzubereitung:** frischen Fisch durch Schuppen, Ausnehmen und Waschen säubern. Dann das Fischfleisch mit Zitronensaft säuern und anschließend salzen. Durch die Säure wird der Fischgeruch gebunden und das Fischfleisch bleibt fest und weiß. Grundsätzlich den Fisch gut durchgaren, am besten durch fettarme Zubereitungsmethoden wie Grillen oder Garen in Bratfolie, ansonsten gut durchbraten oder kochen.

9.9 Eier

Eier sind zwar reich an Vitaminen und Mineralstoffen, enthalten aber auch viel **Cholesterin** (s. S. 7). Im Rahmen einer vollwertigen Ernährung sollten schwangere Frauen nicht mehr als 2 bis 3 Eier pro Woche verzehren. Hierbei sind auch die versteckten Eigehalte in Teigwaren, Gebäck und Aufläufen zu berücksichtigen.

Eier können manchmal **Salmonellen** enthalten, die schwere Durchfallerkrankungen verursachen. Schwangere sollten deshalb während der gesamten Schwangerschaft auf Speisen aus rohen Eiern (z. B. Tiramisu, Pudding und Cremes, selbstgemachte Mayonnaise) verzichten. Eier sollten unbedingt kühl gelagert und gut durchgebraten bzw. durchgekocht werden.

Empfehlungen für die Beratungspraxis:

- Schwangere sollten nicht mehr als 2 bis 3 Eier pro Woche verzehren, z. B.:
  - 1 Frühstücksei (hart gekocht, z. B. am Sonntag) und
  - 1 bis 2 Eier zum Backen oder zur Zubereitung von Speisen (Rührei, Spiegelei, Auflauf).
- Wegen der Salmonellengefahr sollten Schwangere:
  - auf rohe Eier und Zubereitungen daraus verzichten
  - Eier kühl lagern, vor dem Verzehr gut durchbraten oder kochen.

9.10 Fette, Öle und fettreiche Lebensmittel

Fette, Öle und fettreiche Lebensmittel sind in der Schwangerschaft sparsam zu verwenden. Dabei ist vor allem die richtige Fettauswahl wichtig (s. Kap. 6.2).

Pflanzliche Öle sind generell zu bevorzugen. Sie enthalten im Gegensatz zu tierischen Fetten viele einfach und mehrfach ungesättigte Fettsäuren sowie Vitamin E, der Schutzfaktor für die empfindlichen Fettsäuren. Unter den Pflanzenölen gilt nach neuen wissenschaftlichen Erkenntnissen **Rapsöl** als besonders empfehlenswert. Es enthält einfach und mehrfach ungesättigte Fettsäuren einschließlich Omega-3-Fettsäuren in einem ausgewogenen Verhältnis. Rapsöl ist vielseitig einsetzbar, ob für Salate oder zum Kochen und Braten. Sogar beim Kuchenbacken kann die angegebene Menge Butter oder Margarine durch Rapsöl ersetzt werden (1 EL Rapsöl = 10 g Fett).

Ebenfalls geeignet sind **Oliven-, Maiskeim-, Sonnenblumen-, Soja-** oder **Walnussöl.** Das heißt nicht, dass alle genannten Öle im Haushalt vorrätig sein müssen. Sinnvoll ist es, überwiegend Rapsöl zu verwenden und je nach Geschmack und Speise gelegentlich mal ein anderes Öl einzusetzen.

Feste Pflanzenfette wie **Kokosfett** und **Palmkernfett** sollten nur in Ausnahmefällen (z. B. zum scharfen Anbraten von Fleisch) verwendet werden. Sie enthalten einen hohen Anteil an gesättigten Fettsäuren. Als Brat- und Frittierfette werden sie außerdem bei der Herstellung von Kartoffelchips, Pommes frites, Süßigkeiten, Glasuren etc. verwendet (versteckte Fette).

Raffinierte Öle schmecken neutral und lassen sich sowohl für kalte Speisen (Salate, Dipps) als auch zum Braten und Kochen verwenden. Bei dem Verarbeitungsprozess der Raffination werden den Ölen Begleitstoffe wie Farb-, Aroma- und Schadstoffe entzogen.

Kaltgepresste (native) Öle enthalten noch viele Stoffe aus dem Fruchtfleisch oder dem Samen der Ölpflanze. Ihr intensiver Geschmack ist charakteristisch für die jeweilige Pflanzenart, von der das Öl stammt. Diese Ölsorten sollten vorzugsweise für Salate verwendet werden, zum Erhitzen sind sie nicht geeignet.

Öle mit einem **hohen Gehalt an mehrfach ungesättigten Fettsäuren** wie Distelöl, Leinöl und Walnussöl sind sehr empfindlich. Durch den Einfluss von Sauerstoff, Wärme und Licht verlieren sie leicht ihre Qualität. Deshalb sollten sie nicht auf Vorrat, sondern nur in kleinen Mengen gekauft und nur in der kalten Küche verwendet werden. Öle mit einem **höheren Gehalt an einfach ungesättigten Fettsäuren** wie Rapsöl und Olivenöl sind weniger anfällig für Oxidationen.

Um die ungesättigten Fettsäuren zu schützen, sollten alle Öle **kühl und dunkel gelagert** (am besten im Kühlschrank) und nach der Öffnung innerhalb von 4–8 Wochen verbraucht werden.

Öle sollten nicht zu hoch erhitzt werden. Je mehr mehrfach ungesättigte Fettsäuren enthalten sind, desto weniger hitzestabil sind die Öle.
Zum vorsichtigen Erhitzen (nicht zum scharfen Anbraten) sind hitzestabileres Olivenöl, Rapsöl oder Sonnenblumenöl besser geeignet als z. B. Lein- und Weizenkeimöl.

Margarine (z. B. mit der Kennzeichnung „Pflanzenmargarine" oder „Sonnenblumenmargarine") enthält mehr ungesättigte Fettsäuren als **Butter** und ist cholesterinfrei. Margarine wird mit Vitaminen (D, E, A bzw. β-Carotin) angereichert.

Tab. 9.6 Tipps zur Verwendung von Pflanzenölen	
Nur für die kalte Küche, z. B.	**Für die kalte und warme Küche, z. B.**
Distelöl	Maiskeimöl
Leinöl	Olivenöl
Walnussöl	Rapsöl
Weizenkeimöl	Sonnenblumenöl
	Sojaöl

(modifiziert nach Franke, Rösch 2003)

Manche Brat- und Backfette sowie Produkte, die mit gehärtetem Pflanzenfett hergestellt werden, enthalten so genannte **Transfettsäuren**. Dazu gehören manche Nuss-Nougat-Cremes, Fertigsuppen, -soßen, Pommes frites und Blätterteiggebäck. Transfettsäuren entstehen bei der chemischen Härtung von weichen Fetten und Ölen, vor allem bei preiswerten Herstellungsverfahren. Transfettsäuren sind ebenso ungünstig für die Gesundheit wie gesättigte Fettsäuren.

Empfehlung für Schwangere und Stillende zur Verminderung der Zufuhr an Transfettsäuren:

- Selten Produkte mit gehärteten Fetten (siehe Zutatenliste) wie Blätterteiggebäcke, billige Gebäckmischungen, Kuchenglasuren, Nuss-Nougat-Cremes, Kartoffelchips, Pommes frites essen.
- Die meisten Streichfette enthalten nur noch 1–2 % Transfettsäuren. Margarinesorten mit der Angabe „enthält gehärtete Fette" sollten vermieden, Diät- und Reformmargarinen bevorzugt werden.

(DGE 2007)

Je nach ihrem individuellen Energiebedarf benötigt eine Schwangere etwa **70 bis 90 g Fett pro Tag**. Etwa die Hälfte sollte als Pflanzenöl und als Brotaufstrich eingeplant werden. Das entspricht etwa 40 g Fett bzw. 3 bis 4 TL Margarine oder Butter und 2 EL Öl.

Die restliche Fettmenge nehmen wir automatisch in Form von **versteckten Fetten** auf, selbst wenn auf eine fettarme Lebensmittelauswahl geachtet wird (siehe Tagespläne S. 68ff.). Versteckte Fette sind vor allem in Wurst, einigen Milchprodukten und Backwaren, in bestimmten Kartoffelzubereitungen sowie in vielen Süßwaren und Snacks enthalten. So enthalten z. B. 100 g Schokolade, Doppelrahmfrischkäse und Leberwurst jeweils etwa 30 g Fett! Diese Lebensmittel sollten aufgrund ihres Gehaltes an gesättigten Fettsäuren (s. S. 7) möglichst selten verzehrt oder gegen fettärmere Alternativen ausgetauscht werden (Tabelle 9.7).

Empfehlungen für die Beratungspraxis:

- Fett sparsam verwenden.
- Pflanzliche Öle (insbesondere Rapsöl) und fette Seefische bevorzugen und stattdessen lieber an anderer Stelle Fett einsparen, z. B.
  - Margarine (Butter) dünn aufs Brot streichen,
  - bei Kräuterquark, Frischkäse oder Schmierwurst auf Streichfett verzichten,
  - fettarme Zubereitungen wählen (z. B. Gemüse mit wenig Wasser dünsten, in Bratfolie garen, in beschichteten Pfannen ohne Fettzugabe braten, grillen),
  - fettreiche Lebensmittel, Snacks und Süßwaren gegen fettarme eintauschen (s. Tabelle 9.7).

Tab. 9.7 Austauschtabelle fettreiche/fettarme Lebensmittel

Fettreiche Lebensmittel	Fettgehalt in g/100 g	Fettarme Lebensmittel	Fettgehalt in g/100 g
Wurst- und Fleischwaren			
Speck, durchwachsen	65	Gekochter Schinken, ohne Fettrand	3
Bratwurst	29	Putenbrust, ohne Haut	1
Fleischwurst	28,5	Tomatenscheiben	0
Leberwurst, grob	29	Bratenaufschnitt	2
Milchprodukte			
Crème fraîche 40 % Fett	40	Saure Sahne 10 % Fett	10
Camembert 60 % Fett i. Tr.	34	Camembert 30 % Fett i. Tr.	13,5
Doppelrahmfrischkäse	31,5	Körniger Frischkäse	3
Edamer 45 % Fett i. Tr.	28	Edamer 30 % Fett i. Tr.	16
Trinkmilch, Joghurt 3,5 % Fett	3,5	Trinkmilch, Joghurt 1,5 % Fett	1,5
Backwaren			
Kleingebäck gemischt	27	Russisch Brot	0,8
Croissant	25	Roggenbrötchen	2
Marmorkuchen	22	Obstkuchen mit Hefeteig	3,5
Kartoffelzubereitungen			
Pommes frites	14,5	Pellkartoffeln	0
Bratkartoffeln	8	Kartoffelpüree	1
Snacks			
Kartoffelchips	39,5	Salzstangen	0,5
Erdnussflips	35	Kräcker	3,3
Süßwaren			
Vollmilchschokolade	30	Gummibärchen	0
Müsli-Riegel	19	Popcorn	5
Marzipan	18	Lakritz	1
Schokoladeneis	17	Fruchteis	1,5

9.11 Zucker und Süßwaren

Ob **Süßigkeiten, Marmelade, süße Getränke, Kuchen, Gebäck oder Eiscreme:** sie alle liefern unerwünschte Energie aus Zucker und meist auch aus Fett, aber keine oder nur wenige lebensnotwendige Nährstoffe. Der hohe Zuckergehalt begünstigt die besonders in der Schwangerschaft unerwünschten Blutzuckerschwankungen, die Übelkeit oder Heißhungerattacken (s. Kap. 11.1 und 11.5) zur Folge haben können.

Viele zuckerreiche Lebensmittel wie Schokolade, Kuchen und Gebäck enthalten außerdem gesättigte Fettsäuren, die an der Entstehung von Fettstoffwechselstörungen und Herz-Kreislauf-Krankheiten beteiligt sind.

Es spricht jedoch nichts dagegen, hin und wieder in kleinen Mengen **mit Genuss zu naschen**. Schwangere, die dagegen häufig Süßwaren und Snacks verzehren, gefährden ihre Versorgung mit lebensnotwendigen Nährstoffen, weil häufiges Naschen zwischendurch den Appetit auf die Hauptmahlzeiten verdirbt. In diesen Fällen sollten in der Beratung einfühlsam die Hintergründe der „Naschsucht" erfragt werden. Oft führen Situationen wie plötzlicher Heißhunger, „keine Zeit zum Kochen", Langeweile, Frust oder Gewohnheiten dazu, dass häufig Süßes oder Snacks gegessen werden.

Haushaltszucker sollte sparsam wie ein Gewürz verwendet werden. Brauner Zucker, Fruchtdicksäfte oder Sirupe bieten als Süßungsmittel keinen Vorteil gegenüber Zucker, denn sie bestehen überwiegend aus Zucker. Das Gleiche gilt für Honig. Die enthaltenen Vitamine und Mineralstoffe sind so gering, dass sie im Rahmen einer vollwertigen Ernährung keine praktische Bedeutung haben. Allerdings gibt es beim **Honig** Hinweise auf gesundheitsfördernde und sogar therapeutische Wirkungen. So enthält Honig vermutlich prebiotische Inhaltsstoffe, die zu einem vermehrten Wachstum günstiger Darmbakterien führen. Außerdem scheint Honig aufgrund seiner antibakteriellen Inhaltsstoffe in der Behandlung von Mund- und Halsentzündungen zu helfen (Groeneveld 2005). Wegen des hohen Zuckergehaltes sollten Honig

und „alternative Süßungsmittel" in der täglichen Ernährung jedoch so sparsam wie Zucker verwendet werden.

Süßstoffe haben gegenüber Zucker den Vorteil, dass sie praktisch kalorienfrei sind und nicht die Zähne schädigen. Sie sind gesundheitlich unbedenklich, sofern die empfohlene Dosierung nicht überschritten wird. Für eine 60 kg schwere Frau sind das 16 Süßstofftabletten pro Tag, die aus Cyclamat und Saccharin bestehen. Werden mit Süßstoff gesüßte Getränke und Lebensmittel (z. B. Limonade, Fruchtjoghurt) verzehrt, sind die genannten Mengen entsprechend zu reduzieren. Allerdings fördern Süßstoffe ebenso wie Zucker die Gewöhnung an den süßen Geschmack. Insbesondere süßstoffhaltige Produkte sollten in der Ernährung von Schwangeren die Ausnahme bilden.

Empfehlungen für die Beratungspraxis:

- Süßes in kleinen Mengen **genießen**, z. B. eine Handvoll Gummibärchen oder 1 Riegel Schokolade.
- Obst im Obstkorb auf den Tisch stellen. Süßes nur in kleinen Mengen einkaufen und außer Sichtweite legen.
- Feste Mahlzeiten und kleine Zwischenmahlzeiten einplanen. Das verhindert Heißhunger auf Süßes.
- Nachspeisen mit wenig Zucker selbst zubereiten, z. B. eine Quarkspeise mit frischem Obst.
- Statt zuckerreicher Getränke wie Limonaden, Cola- und Fruchtsaftgetränke lieber Mineralwasser oder selbstgemachte Fruchtsaftschorlen trinken.
- Bei Langeweile oder Kummer besser eine gute Freundin anrufen, ins Kino gehen oder einen Spaziergang machen.

9.12 Kräuter, Gewürze und Salz

Kräuter und Gewürze liefern zahlreiche sekundäre Pflanzenstoffe (s. Kap. 1.9), Vitamine und Mineralstoffe.

Beispiel Petersilie:

10 g fein gehackt = 2 gehäufte EL enthalten unter anderem 17 mg Vitamin C, 25 mg Kalzium, 100 mg Kalium, 4 mg Magnesium

(Franke, Rösch 2003)

Darüber hinaus besitzen Kräuter und Gewürze **günstige Wirkungen auf Gesundheit und Wohlbefinden**, die seit alters her bekannt sind und durch wissenschaftliche Untersuchungen bestätigt wurden (Franke, Rösch 2003):

- Sie steigern die Speichel- und Magensaftproduktion und sorgen dadurch für eine gute Verdauung und Bekömmlichkeit der Speisen. Diese Wirkungen werden vor allem Ingwer, Curry, Paprika, Pfeffer und Senf zugeschrieben.
- Chili, schwarzer Pfeffer, Nelken, Meerrettich, Zwiebeln und Knoblauch helfen aufgrund ihrer bakteriziden Wirkung bei Infekten.
- Anisöl und Menthol fördern den Gallenfluss und regen den Kreislauf an.
- Scharfe Gewürze wie Paprika, Chili etc. wirken günstig auf die Herztätigkeit und fördern die Durchblutung.
- Anis, Kümmel, Dill, Fenchel, Koriander, Wacholder und Muskat helfen bei Blähungen.
- Petersilie wirkt entwässernd.

Der tägliche **Kochsalzbedarf** während der Schwangerschaft entspricht der allgemein empfohlenen Menge von 5–6 g (D–A–CH-Referenzwerte für die Nährstoffzufuhr, DGE 2000). Eine früher übliche Einschränkung des Kochsalzkonsums bei Ödemen und hypertensiver Schwangerschaftserkrankung wird heute nicht mehr propagiert. Im Gegenteil, eine bewusst kochsalzarme Ernährung kann sogar negative gesundheitliche Folgen haben (s. Kap. 11.6).

5 g Salz, das sind ca. 1 gestrichener Teelöffel, sind schnell erreicht, z. B. durch	
2 Scheiben Vollkornbrot	1,0 g Salz
1 Scheibe geräucherter Schinken	= 2,5 g Salz
1 Scheibe Schnittkäse	= 0,5 g Salz
1 gekochtes Hühnerei	
+ Salz aus dem Salzstreuer	= 1,0 g Salz
	= 5,0 g Salz

(Franke, Rösch 2003)

Wenn Salz verwendet wird, dann sollte es jodiertes Speisesalz sein (s. S. 49), dem möglichst auch Fluorid (s. S. 13) und ggf. auch Folsäure (s. S. 47) zugesetzt sind. Diese Salzsorten sind im Lebensmittelhandel erhältlich. Die Empfehlung, jodiertes Kochsalz zu verwenden, darf jedoch nicht dazu verleiten, großzügiger zu salzen. Um die empfohlene Kochsalzzufuhr nicht deutlich zu überschreiten, sollten täglich nur 1 bis 2 g im Haushalt zugesalzen werden. Denn mit Brot, Wurst und Käse sind die restlichen 4 bis 5 g schnell erreicht, so dass kaum noch Platz für die meist stark gesalzenen Fertigmenüs, Fertigsuppen, Brühen, Soßen, Fleisch- und Fisch-Erzeugnisse ist. Besser ist es, selbst zu kochen und die Gerichte mit Küchenkräutern und Gewürzen zu verfeinern.

Empfehlungen für die Beratungspraxis:

- Erst probieren, dann salzen!
- Speisen vorzugsweise mit Gewürzen und frischen Kräutern verfeinern.
- Wenn Salz, dann Jodsalz verwenden, möglichst mit dem Zusatz von Fluorid, ggf. auch von Folsäure.
- Keine Einschränkung der Kochsalzzufuhr bei Ödemen oder hypertensiver Schwangerschaftserkrankung.

9.13 Produkte aus ökologischem Landbau

Steigendes Umwelt- und Gesundheitsbewusstsein führen zu einem Zuwachs an Produkten aus dem „**Bio-Sortiment**". Produkte aus ökologischem Landbau haben ihren festen Platz im Warensortiment erobert. Insbesondere dann, wenn Lebensmittelskandale (z. B. BSE, Nitrofen) die Verbraucher verunsichern, besinnen sich viele auf eine umwelt- und gesundheitsverträgliche(re) Lebensmittelproduktion. Viele fragen sich allerdings, woran sie „echte" Bio-Produkte erkennen können.

Seit 1993 gilt in der Europäischen Union (EU) die **EU-Ökoverordnung**, in der einheitliche Mindeststandards festgelegt sind. Nur Produkte, die nach den Richtlinien der Verordnung erzeugt, verarbeitet und kontrolliert werden, dürfen als Bio- oder Öko-Ware gekennzeichnet werden. Die Begriffe „Öko" und „Bio" sind durch die Verordnung rechtlich geschützte Begriffe, das gilt ebenso für Zusätze aus den beiden Begriffen (z. B. „kontrolliert biologisch" oder „ökologischer Landbau"). Auf der Verpackung muss die Codenummer und/oder der Name der zuständigen Kontrollstelle angegeben werden. (Für Produkte, die in Deutschland kontrolliert werden, gilt die Kennzeichnung DE-OXX-Öko-Kontrollstelle, wobei X für eine Ziffer steht.)

Beispiele für **Pseudo-Bio-Bezeichnungen** (diese sind rechtlich nicht geschützt und finden sich auch auf Produkten, die mit echten Bioprodukten nichts zu tun haben!):

- „extensive Landwirtschaft"
- „integrierter Anbau"
- „kontrollierter Vertragsanbau"
- „umweltschonender Anbau"
- „unbehandelt"
- „ungespritzt"
- „spritzmittelfrei"
- „ohne Düngemittel"
- „alternativ"
- „naturrein"
- „naturgerecht"
- „rückstandskontrolliert".

Noch gilt allerdings eine **Ausnahme**: Lebensmittel, deren Warenzeichen mit dem Wort „Bio" vor Inkrafttreten der EU-Öko-Verordnung eingetragen und geschützt wurden, dürfen diese Bezeichnung bis zum Jahre 2006 weiterhin tragen, obwohl sie nicht biologisch erzeugt wurden. Hierzu gehören „Biofit", „Bioreform" und „Bioghurt". In diesen Fällen muss allerdings auf der Verpackung deutlich sichtbar angegeben werden, dass das Produkt nicht ökologisch erzeugt wurde.

Ein wichtiges Erkennungszeichen ökologisch erzeugter Produkte ist das **deutsche „Bio-Siegel"**, das die Bundesregierung 2001 eingeführt hat.

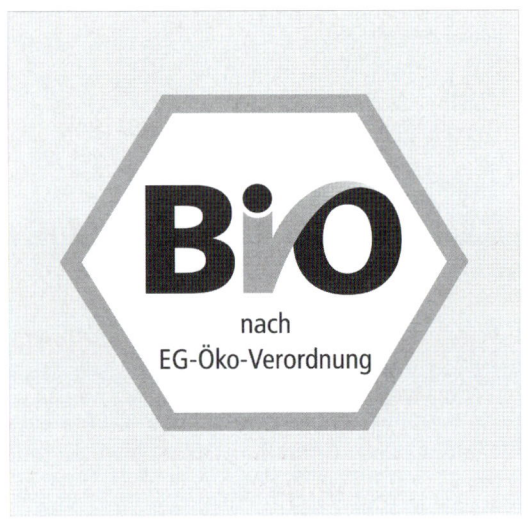

Abb. 9.**2** Bio-Siegel

Das EU-Ökosiegel kennzeichnet Waren, deren Rohstoffe ausschließlich in der Europäischen Union produziert werden und die zu 95 % aus ökologischer Erzeugung stammen.

Weitere Erkennungszeichen für „echte Bio-Produkte" sind die Warenzeichen der **deutschen Verbände des ökologischen Landbaus**. Diese waren in der Arbeitsgemeinschaft Ökologischer Landbau (AGÖL), ein Dachverband der deutschen Anbauverbände, zusammengeschlossen. Die AGÖL wurde im Jahre 2002 vom **Bund Ökologische Lebensmittelwirtschaft (BÖLW)** abgelöst. Dieser umfasst die gesamte Lebensmittelkette von der Erzeugung ökologischer Produkte über die Verarbeitung bis hin zum Handel.

Im Gegensatz zur AGÖL legt der BÖLW für seine Mitglieder keine Rahmenrichtlinien fest, so dass es für die deutschen Anbauverbände keinen einheitlichen Mindeststandard mehr gibt.

Abbildung 9.3 zeigt beispielhaft einige Verbandszeichen. Auf der homepage des BÖLW unter www.boelw.de sind weitere Organisationen angegeben und die jeweiligen Logos abgebildet.

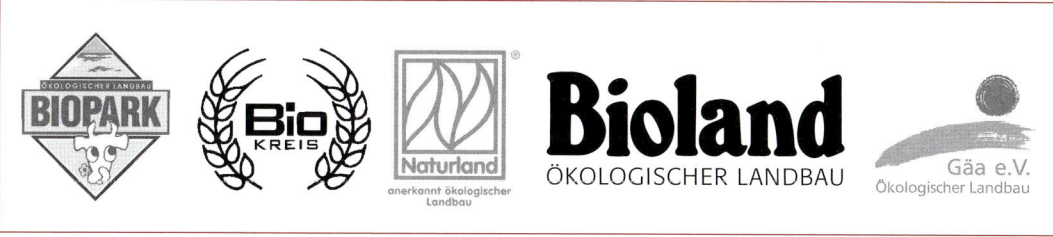

Abb. 9.**3**   Verbandszeichen einiger deutscher Bio-Anbauverbände

9.14 Die wichtigsten Tipps zur Lebensmittelauswahl für Schwangere

siehe Kopiervorlage S. 100–101.

Die wichtigsten Tipps zur Lebensmittelauswahl für Schwangere

Reichlich: pflanzliche Lebensmittel und Getränke

Getränke

- zu jeder Mahlzeit und zwischendurch insgesamt 1,5 bis 2 Liter pro Tag trinken, vorzugsweise Trink- und Mineralwasser sowie ungezuckerte Kräuter- und Früchtetees oder Fruchtsaftschorlen
- maximal 2–3 Tassen/Tag Kaffee oder schwarzen/grünen Tee
- auf Alkohol ganz verzichten

Gemüse und Obst

- täglich mindestens 5 Portionen, am besten zu jeder Mahlzeit:

  3 Portionen Gemüse (gegart, roh und als Blattsalat)

  2 Portionen frisches Obst
- gründlich waschen, aber nicht wässern

Brot, Getreide und Beilagen

- mindestens die Hälfte der Getreideprodukte als Vollkornprodukte (Müsli, Vollkornbrot)
- Brotscheiben eher dicker schneiden, aber nur dünn mit Wurst oder Käse belegen und öfter Brot ohne Belag zur Suppe oder zum Salat essen
- täglich Kartoffeln, Naturreis oder Vollkornnudeln
- neue Getreidegerichte mit Grünkern, Hirse oder Buchweizen ausprobieren

Mäßig: tierische Lebensmittel

Milch und Milchprodukte

- täglich Milch und Milchprodukte. Als Richtwert gilt:

  ¼ Liter fettarme Milch (1,5 % Fett)

  1 bis 2 Scheiben Käse (30–40 % Fett i. Tr.)

  1 fettarmer Joghurt (1,5 % Fett)
- wegen der Gefahr der Listeriose auf Rohmilch sowie auf Weichkäse aus Rohmilch verzichten und die Käserinde nicht mitessen

Fleisch und Wurst

- zu einer vollwertigen Ernährung während der Schwangerschaft gehört auch Fleisch
- ohne Fleisch ist eine ausreichende Eisenversorgung der Schwangeren nur bei sorgfältiger Lebensmittelauswahl möglich
- zwei- bis dreimal pro Woche eine kleine Portion Fleisch und zwei- bis dreimal pro Woche eine Portion (30 g) Wurst reichen aus

- fettarme Produkte/„gewachsenes Fleisch" und Aufschnitt daraus bevorzugen
- wegen der Toxoplasmosegefahr auf rohes Fleisch (z. B. Tartar) und streichfähige Rohwurst (z. B. Teewurst) verzichten, Fleisch immer gut durchbraten

Seefisch

- pro Woche 2–3 Portionen gut durchgegarten Seefisch, dabei magere Fischsorten (z. B. Schellfisch, Seelachs, Kabeljau) mit Fettfischen (Makrele, Hering, Lachs) abwechseln
- wegen einer möglichen Schadstoffbelastung große Seefische wie Haifisch, Thunfisch, Rotbarsch nur in geringen Mengen und nicht regelmäßig verzehren
- Fisch gut durchgaren, am besten durch fettarme Zubereitungsmethoden wie Grillen oder Garen in Bratfolie, ansonsten gut durchbraten oder kochen

Eier

- pro Woche 2 bis 3 Eier
- wegen der Salmonellengefahr auf rohe Eier und Zubereitungen daraus verzichten, Eier kühl lagern, vor Verzehr gut durchbraten oder kochen

Sparsam: Fette, Öle, fette Snacks und Süßigkeiten

Fette, Öle und fettreiche Lebensmittel

- Fett sparsam verwenden
- pflanzliche Öle (insbes. Rapsöl) und fette Seefische bevorzugen. Statt dessen lieber an anderer Stelle Fett einsparen, z. B. fettreiche Snacks und Süßwaren gegen fettarme eintauschen

Zucker und Süßwaren

- Süßes in kleinen Mengen genießen, z. B. eine Handvoll Gummibärchen oder 1 Riegel Schokolade
- feste Mahlzeiten und kleine Zwischenmahlzeiten einplanen. Das verhindert Heißhunger auf Süßes
- Nachspeisen mit wenig Zucker selbst zubereiten, z. B. eine Quarkspeise mit frischem Obst

Würzen der Speisen

Kräuter, Gewürze und Salz

- Speisen vorzugsweise mit Gewürzen und frischen Kräutern verfeinern
- wenn Salz, dann Jodsalz (+ Fluorid, ggf. + Folsäure). Empfohlen werden 5–6 g Kochsalz pro Tag

9.15 Besonderheiten bei vegetarischer Ernährung

Bei der vegetarischen Ernährung unterscheidet man drei Formen:

- **Ovo-lakto-vegetabile Ernährung** (Meidung von Fleisch und Fisch, aber Verzehr von Milch, Milchprodukten und Eiern)
- **Laktovegetabile Ernährung** (Meidung von Fleisch, Fisch und Eiern, aber Verzehr von Milch und Milchprodukten)
- **Vegane Ernährung** (Meidung von Fleisch, Fisch, Eiern, Milch und evtl. Honig).

Die ovo-lakto-vegetabile Kost ist insgesamt aus ernährungsphysiologischer Sicht günstig zu beurteilen (s. S. 18), erfordert bei schwangeren und stillenden Vegetarierinnen allerdings eine sorgfältige Nahrungsauswahl, um Nährstoffdefizite zu vermeiden.

Die wichtigsten **Tipps für schwangere (und stillende) Vegetarierinnen:**

- **Vitamin B_{12}** kommt nur in Lebensmitteln tierischen Ursprungs vor. Deshalb ausreichende Mengen an Milch und Milchprodukten (s. S. 74 u. S. 75) essen und trinken sowie zwei bis drei Eier pro Woche (s. S. 79) essen.
  Frauen mit veganer Kostform sollten im Falle der Folsäuresupplementation ein Kombinationspräparat mit Folsäure und Vitamin B_{12} einnehmen.
- Keinen schwarzen Tee oder Kaffee vor, während und nach den Mahlzeiten trinken. Inhaltsstoffe daraus behindern die **Eisenaufnahme**, Vitamin-C-haltige Lebensmittel dagegen verbessern die Eisenaufnahme aus pflanzlichen Lebensmitteln (s. S. 49 u. S. 50).
- **Vegetarierinnen, die keinen Fisch verzehren**, fehlt die wichtigste Quelle für Vitamin D, Jod und Omega-3-Fettsäuren! Häufig an frischer Luft bewegen, denn ausreichender (Haut-)-Kontakt mit Sonnenlicht vermeidet einen Vitamin-D-Mangel. Jodsalz und daraus hergestellte Produkte und Jodtabletten einnehmen (s. S. 47 u. S. 48), um die Jodversorgung sicherzustellen. Bestimmte pflanzliche Öle wie Soja- oder Rapsöl liefern Omega-3-Fettsäuren. Aufgrund der besonderen Bedeutung der Omega-3-Fettsäuren in der Schwangerschaft (s. S. 9, und S. 40) sollte ggf. die Einnahme eines Präparates erwogen werden.
- **Vegan lebende Schwangere und Stillende** benötigen zusätzliche Gaben an Vitamin B_{12}, Vitamin D, Kalzium, Eisen und Jod in Form von Präparaten oder angereicherten Lebensmitteln (s. S. 17)!

10 Mahlzeitenverteilung und -organisation

5–6 Mahlzeiten pro Tag entsprechen den Erfordernissen der Schwangerschaft am besten.

So werden Mutter und Kind gleichmäßig mit Nährstoffen versorgt. Außerdem entlasten kleine Portionen den mütterlichen Magen-Darm-Trakt. Üppige Mahlzeiten führen dagegen vor allem in der Spätschwangerschaft häufig zu einem unangenehmen Völlegefühl.

Der Tag beginnt, wenn möglich, mit einem ausgeglichenen, ruhigen und vollwertigen **Frühstück**. Denn nach der Nachtruhe sind die Energiespeicher leer und müssen wieder aufgefüllt werden. Frauen, die morgens unter Übelkeit leiden, hilft es, vor dem Aufstehen eine Kleinigkeit zu essen und zu trinken und erst danach ein ausgiebigeres Frühstück zu genießen (s. Kap. 11.1). Die weiteren Mahlzeiten bestehen aus einer warmen und einer kalten Hauptmahlzeit sowie 2–3 Zwischenmahlzeiten. Zu jeder Mahlzeit gehört ein Getränk, auch zwischen den Mahlzeiten sollte regelmäßig etwas getrunken werden.

Die **Zusammenstellung der einzelnen Mahlzeiten** entspricht dem Prinzip „reichlich, mäßig, sparsam" für die Lebensmittelauswahl (s. S. 63), Beispiele liefern die Tagespläne auf S. 68 ff.

Zwei kalte Hauptmahlzeiten pro Tag

Hierzulande sind die beiden kalten Hauptmahlzeiten üblicherweise das Frühstück und das Abendessen. Sie bestehen hauptsächlich aus Brot oder Getreideflocken, Milch oder Milchprodukten sowie Obst oder Gemüserohkost.

Beispiele für das Frühstück:

(Vollkorn-)Brot
+ wenig Butter/Margarine
+ fettarmer Käse oder fettarme Wurst
+ 1 Glas Milch
+ Obst oder Rohkost
+ Getränk

oder

Müsli mit Milch oder Joghurt
+ Obst + Getränk

Beispiele für das Abendessen (bzw. die zweite kalte Hauptmahlzeit):

(Vollkorn-)Brot
+ wenig Butter/Margarine
+ fettarmer Käse oder fettarme Wurst oder Fisch(-konserven)
+ Salat oder Rohkost + Getränk

Eine warme Hauptmahlzeit pro Tag

Die warme Mahlzeit ist meist das Mittagessen. Je nach Gewohnheit oder Zeitplanung kann sie auch abends eingenommen werden. So ist bei berufstätigen Frauen das Abendessen oft die Hauptmahlzeit und die einzige gemeinsame Mahlzeit mit der Familie oder dem Partner. Egal ob Mittag- oder Abendessen, wenigstens eine Hauptmahlzeit sollte eine warme Mahlzeit sein. Denn diese liefert aufgrund der größeren Vielfalt an Lebensmitteln meist einen größeren Beitrag zur Nährstoffzufuhr als eine kalte Mahlzeit.

Die Basis der warmen Mahlzeit sind Kartoffeln, (Natur-)Reis oder (Vollkorn-)Nudeln und eine große Portion Gemüse oder ein Blatt- und/oder Rohkostsalat. Fleisch steht als „Beilage" 2- bis 3-mal pro Woche auf dem Speiseplan. Seefisch sollte an zwei weiteren Tagen Bestandteil der warmen Mahlzeit sein. An den anderen fleischlosen Tagen ist ein vegetarisches Gericht auf der Basis von Vollkorngetreide, Hülsenfrüchten oder Kartoffeln empfehlenswert.

> **Beispiele für die warme Hauptmahlzeit:**
>
> 1. **Reichlich** Gemüse oder Salat/Rohkost + Kartoffeln, Reis oder Nudeln
> 2. **Mäßig** Fleisch (2- bis 3-mal pro Woche) oder Seefisch (2-mal pro Woche)
>   **oder vegetarisches Gericht** (2- bis 3-mal pro Woche)
> 3. Getränk

Zwei bis drei Zwischenmahlzeiten pro Tag

Der regelmäßige Verzehr von 2 bis 3 Zwischenmahlzeiten pro Tag wirkt Blutzuckerschwankungen und Heißhungerattacken entgegen und wirkt sich so günstig auf das Wohlbefinden der Schwangeren aus. Die Zwischenmahlzeiten bestehen aus Obst oder Gemüserohkost und Brot und/oder Milch bzw. einem Milchprodukt. Ab und zu können es auch mal Süßwaren oder Kuchen sein.

> **Beispiele für Zwischenmahlzeiten:**
>
> - frisches Obst oder Gemüserohkost + Brot
> - frisches Obst + Joghurt
> - frisches Obst + Getreideflocken + Milch
> - frisches Obst oder Gemüserohkost + Vollkornkekse
> + Getränke.

Mahlzeitenorganisation für berufstätige Schwangere

Frauen, die während der Schwangerschaft berufstätig sind, studieren oder aus sonstigen Gründen viel unterwegs sind, haben nicht immer die Zeit oder Energie, zu Hause Mahlzeiten zuzubereiten. Auch in dieser Situation ist eine vollwertige Ernährung möglich:

Ein wichtiger Start in den Tag ist das **Frühstück**. Dafür lohnt es sich, auch ein wenig früher aufzustehen. Wenn es schnell gehen soll, ist eine Müslivorratsmischung (je nach Geschmack aus verschiedenen Getreideflocken, Trocken-

obst und Samen), kombiniert mit frischem Obst und Milch/Joghurt eine gesunde Alternative. Schwangere, die dennoch morgens keinen Bissen herunterbringen, sollten zumindest eine Kleinigkeit (z.B. einen Vollkornzwieback) essen und ein Glas Milch trinken und dann beim zweiten Frühstück ausreichend zulangen.

Als **Zwischenmahlzeiten** am Arbeitsplatz eignen sich frisches Obst, Gemüserohkost, Vollkornbrot und Milchprodukte. Wenn die Zeit morgens knapp ist, kann die Rohkost (z. B. Möhren) auch abends vorbereitet werden und in einem luftdicht verschlossenen Behälter im Kühlschrank verwahrt werden. Das Gleiche gilt für das belegte Vollkornbrot. Ein großes Salatblatt dazwischengelegt hält das Brot lange frisch.

Joghurt und ähnliche Milchprodukte sind ideal als schnelle und gesunde Zwischenmahlzeit. Aufgrund Ihres hohen Kalzium- und geringeren Energiegehaltes sind sie auf jeden Fall besser geeignet als Süßigkeiten oder ein Stück Kuchen. Milchprodukte sind fast immer in Kantinen erhältlich oder können von zu Hause mitgebracht werden und im Bürokühlschrank gelagert werden.

Für berufstätige Schwangere können **lange Arbeitstage** und stressige Situationen, in denen kaum eine Zeit für eine Pause bleibt, zum Problem werden. Sie sollten sich und ihr Kind ja möglichst gleichmäßig über den Tag mit Nährstoffen versorgen. Hier hilft ein kleiner „gesunder" Vorrat in der Schublade und ein Obstkorb auf dem Tisch.

Um im Arbeitsstress nicht das **Trinken** zu vergessen, sollte auf dem Arbeitsplatz immer eine Flasche Mineralwasser und ein Glas stehen.

> **Gesunde Snacks für „zwischendurch"**
> **Von zu Haus frisch mitbringen:**
> - Vollkornbrot + hochwertige Margarine + Käse + Salatblatt
> - Vollkornbrot + Frischkäse + Tomatenscheiben + tiefgefrorene oder frische Kräuter
> - Rohkost + Dipp
> - Milchprodukte
>
> **Auf dem Schreibtisch:**
> - Eine Schale mit frischem Obst + Obstmesser und Servietten

Für die Schublade:

- Vollkornstangen
- Knäckebrot
- Reiskräcker
- Trockenfrüchte
- Nüsse

Eine **warme Mahlzeit** ist ebenfalls sehr wichtig. Sie kann abends oder auch außer Haus eingenommen werden. **Rohkost und Salat** sind vitaminreicher (vor allem an Folsäure und Vitamin C) und oft schneller zubereitet als gegartes Gemüse. Um einer Listerioseinfektion vorzubeugen, müssen Rohkost und besonders Blattsalate kurz, aber gründlich gewaschen werden.

Fertiggerichte: Wenn nach einem langen Arbeitstag die Energie zur Zubereitung einer warmen Mahlzeit fehlt, kann Convenience Food weiterhelfen. Das sind Fertig- und Teilfertiggerichte wie Tiefkühlprodukte, Konserven, Pfannengerichte, Trocken- und Instantprodukte sowie vorgeputzte und portionierte Salate. Diese Produkte sind mit der richtigen Auswahl und Ergänzung durch frische Ware besser als ein Besuch in der Imbissbude. Oder hat vielleicht der Partner mal Lust zu kochen?

Tipps für die Verwendung von Fertig- oder Teilfertiggerichten

- **Tiefkühlprodukte** sind die beste Alternative zu „frisch Gekochtem". Zu empfehlen sind besonders einfache Komponenten wie reines Gemüse oder Fisch, aber auch Gemüsegerichte und -pfannen. Sie enthalten mehr Vitamine und sekundäre Pflanzeninhaltsstoffe als Konserven und lang gelagerte „frische" Ware. Tiefkühlprodukte sind zudem aus geschmacklicher Sicht meist etwas besser als Dosenware.
- Auf Fertiggerichte wie **Tiefkühlpizza** und **Pfannengerichte** nur gelegentlich zurückgreifen. Diese können sehr fettreich und stark gewürzt sein. Deshalb auf die Zutatenliste achten und möglichst mit etwas Frischem (z. B. einem Salat, Tomaten- oder Zucchinischeiben, Paprikawürfeln oder einem Stück Obst) kombinieren.

- **Konserven** können eine schnelle Alternative sein, sofern sie einen hohen Gemüseanteil haben und ansonsten regelmäßig frisches Gemüse und Obst gegessen wird. Ihr Nachteil ist der oft hohe Salz- und Zuckerzusatz.
- Bei Fertigprodukten und Konserven auf die **Zutatenliste** achten. Hier gilt die Regel: möglichst wenig Fett und wenn schon Salz, dann Jodsalz.
- **Abgepackte Schnittsalate** haben viele ihrer Vitamine eingebüßt und verderben rasch. Für Schwangere sind sie wegen des Listerioserisikos nicht geeignet (Körner 2006).

Wird die warme Mahlzeit außer Haus eingenommen, z. B. in der Kantine, der Mensa oder in einem Restaurant, sollten Gerichte mit Fisch, viel Gemüse und fettarmen Beilagen wie Salz- oder Folienkartoffeln, Reis oder Nudeln bevorzugt werden. Günstig ist auch ein Salatteller oder, wenn verträglich, Getreidegerichte oder Hülsenfrüchte. Bei der Auswahl von Fleisch sollte auf kleine Portionen und fettarme Zubereitungen geachtet werden.

Checkliste für eine vollwertige Außer-Haus-Mahlzeit

Eine vollwertige Mahlzeit enthält
- wenig Fett
- ein Getreideprodukt (möglichst aus Vollkorngetreide) oder Kartoffeln
- frisches Gemüse
- Obst, Obstprodukte oder Obstsalat
- Seefisch
- ein fettarmes Milchprodukt
- ein energiearmes Getränk (z. B. Mineralwasser).

Auf S. 80 finden Sie einen beispielhaften **Tagesplan** für berufstätige schwangere Frauen. Dieser Plan enthält ein schnelles, aber vollwertiges Frühstück und eine warme Abendmahlzeit, die beide zu Hause eingenommen werden. Für den Arbeitsplatz kann sich die berufstätige Schwangere einen Teil ihrer Mahlzeiten (z. B. belegtes Dinkelvollkornbrot) von zu Hause mitbringen und den anderen Teil in der Schreibtischschublade (z. B. Vollkornstangen, Knäckebrot, Trockenobst, Studentenfutter) oder im Bürokühlschrank (Cocktail-Tomaten, Rohkost und Dip) lagern.

Die empfohlene **Eisen- und Jodzufuhr** wird etwas unterschritten. Hinsichtlich der Eisenzufuhr gelten die gleichen Empfehlungen wie zu Plan 1 (übergewichtige Schwangere, Kap. 5.2, S. 39). Der im Plan verwendete Lachs ist reich an Omega-3-Fettsäuren, enthält aber im Vergleich zu anderem Seefisch relativ wenig Jod. Es wird deshalb empfohlen, innerhalb der Woche noch eine Seefischmahlzeit (z. B. Schellfisch, Seelachs) einzuplanen und 100 μg Jod/Tag (z. B. in Tablettenform) zu substituieren.

11 Ernährungsberatung bei Schwangerschaftsbeschwerden und Erkrankungen in der Schwangerschaft

Eine Schwangerschaft stellt einen erhöhten Leistungsanspruch an den Körper der Mutter dar. Führt die Schwangerschaft zu einer Überbelastung des mütterlichen Organismus, können unterschiedliche Krankheitsbilder auftreten, die entweder durch die Schwangerschaft selbst zustande kommen oder durch die Schwangerschaft verstärkt werden.

Manche Beschwerden, die typisch für eine Schwangerschaft sind, lassen sich durch die richtige Ernährung mildern oder sogar vermeiden. Andererseits lassen sich für eine Reihe von schwangerschaftsbedingten Beschwerden und Erkrankungen keine hinreichend abgesicherten und allgemein gültigen Ernährungsmaßnahmen angeben. So können z. B. hormonell bedingte Beschwerden nicht in allen Fällen und nicht vollständig durch die Ernährung „behoben" werden. Auch kann es individuell sehr verschieden sein, ob und inwieweit Ernährungsmaßnahmen greifen. Häufig sind eine Umstellung des gesamten Alltags (z. B. durch Vermeiden von hoher Arbeitsbelastung) und/oder medizinische Maßnahmen notwendig, um Linderung zu verschaffen. Insbesondere bei den Frühgestosen, die als Ausdruck sowohl der körperlichen als auch seelischen Anpassungsschwierigkeit der Schwangeren an die neue Situation aufgefasst werden können, ist in der Beratung ein behutsames Herantasten an die individuelle Problematik erforderlich.

11.1 Emesis gravidarum und Hyperemesis gravidarum

Bei der **Emesis gravidarum** leiden die Frauen unter Übelkeit, Brechreiz und (vorwiegend morgendlichem) Erbrechen. Es kann zu einer geringen Gewichtsabnahme kommen. Meist verschwinden die Beschwerden nach der 12. Schwangerschaftswoche. Bei einem nur gelegentlichen leichten Erbrechen reicht im Allgemeinen die Empfehlung, häufig kleine Mahlzeiten zu sich zu nehmen und z. B. im Bett zu frühstücken.

Im Gegensatz dazu stellt die **Hyperemesis gravidarum** eine ernste Bedrohung für die Schwangere dar. Sie ist durch häufiges, unstillbares Erbrechen (bis zu 10-mal täglich) gekennzeichnet. Infolge des erheblichen Flüssigkeits- und Elektrolytverlustes kann sich der Allgemeinzustand der Schwangeren innerhalb weniger Tage verschlechtern. Eine stationäre Aufnahme der Schwangeren und ein auf die Veränderungen der Laborwerte abgestimmtes Infusionsprogramm sind häufig unumgänglich.

Niedrige Blutzuckerwerte am Morgen und starke Blutzuckerschwankungen zwischen den Mahlzeiten begünstigen das Auftreten von Übelkeit und Erbrechen.

Empfehlungen bei morgendlicher Übelkeit und Erbrechen:

- Die Schwangere sollte schon vor dem Aufstehen im Bett ein leichtes, stärkehaltiges Frühstück zu sich nehmen. Gut geeignet sind Tee und Zwieback, Knäckebrot und Vollkornkekse.
- Vor allem am Morgen jede Art von Hektik vermeiden.
- Mehrmals kleinere Mahlzeiten am Tag.
- Vollkornprodukte bevorzugen und reichlich Gemüse und Obst essen, um den Blutzuckerspiegel möglichst konstant zu halten. Zuckerhaltige Lebensmittel (die vor allem Einfachzucker enthalten) und süße Getränke meiden.
- Die Schwangere sollte zwar auf die ausgewogene Nährstoffzufuhr achten, aber in erster Linie das essen, was ihr schmeckt (und umge-

kehrt Speisen meiden, die Abneigung hervor-rufen).

- Die Schwangere soll sich klarmachen, dass Abneigung gegen bestimmte Lebensmittel wie Kaffee, alkoholische Getränke, stark gebräunte Speisen etc. durchaus als ein „Schutzmechanismus" des Körpers aufgefasst werden kann.
- Ingwer – entweder roh gekaut oder mitgekocht als Gemüse – wird eine lindernde Wirkung zugeschrieben, die aber nicht in jedem Fall greift.
- Bei häufigem Erbrechen ist besonders sorgfältig auf eine ausreichende Flüssigkeitszufuhr zu achten!

11.2 Eisenmangelanämie

Eisen ist ein kritischer Nährstoff für Schwangere. Im Verlauf der Schwangerschaft erhöht sich das Blutvolumen, so dass auch der Eisenbedarf zur Bildung der roten Blutkörperchen ansteigt. Hinzu kommt eine weit verbreitete suboptimale Versorgung bei Frauen im gebärfähigen Alter, die sich beim Eintritt in eine Schwangerschaft weiter verschlechtert (obwohl die Eisenresorption im Darm gesteigert ist und der monatliche Blutverlust durch die Regelblutung entfällt). Eisenmangel kann zu einer hypochromen Anämie führen, die sich u. a. durch Schwäche, Kopfschmerzen, Ohrensausen, Infektneigung und vorzeitige Wehentätigkeit bemerkbar macht. Das Ungeborene ist bei ausgeprägter Blutarmut der Mutter durch Wachstumsretardierung, Frühgeburt oder gar Fruchttod gefährdet.

Die besten Eisenquellen sind Fleisch und Wurstwaren. Vegetarische Kost erhöht das Eisenmangelrisiko ebenso wie eine einseitige Kost (siehe Kapitel 7.3). Umgekehrt beugt eine vollwertige Mischkost mit pflanzlichen und tierischen Eisenlieferanten einem Eisenmangel vor.

Die wichtigsten **Maßnahmen** (s. Kap. 7.3):
- Regelmäßig (2- bis 3-mal pro Woche) kleine Mengen Fleisch und (fettarme) Fleischwaren essen.

- Vollkornprodukte bevorzugen.
- Eisenreiche pflanzliche Lebensmittel mit Vitamin-C-reichen Lebensmitteln kombinieren.
- Schwarzen Tee und Kaffee nicht unmittelbar zu den Mahlzeiten trinken.

Auf S. 78 finden Sie einen beispielhaften **Tagesplan** für eine anämische Schwangere. Dieser Plan enthält eine eisenreiche Fleischmahlzeit und Wurstsorte. Eine bewusste Auswahl Vitamin-C-reicher Lebensmittel (z. B. Orange, schwarzer Johannisbeersaft oder Gemüsepaprika zu Müsli oder Brot) fördert außerdem die Eisenresorption aus pflanzlichen Lebensmitteln.

Trotz der Verwendung von Jodsalz (mit Fluorid und Folsäure) reicht die Jodzufuhr über Lebensmittel an diesem Tag nicht aus. Das ist allerdings nicht weiter problematisch, sofern innerhalb der Woche 2 bis 3 Fischmahlzeiten gegessen und täglich 100 µg Jod (z. B. in Tablettenform) substituiert werden.

Die Einnahme von Eisenpräparaten ist nur bei nachgewiesenem Eisenmangel und keinesfalls „prophylaktisch" angezeigt! Der Eisenstatus sollte durch regelmäßige Blutbildkontrollen im Rahmen der Mutterschaftsvorsorge überprüft werden.

11.3 Gestationsdiabetes

Ein Gestationsdiabetes ist definiert als eine erstmals in der Schwangerschaft aufgetretene oder diagnostizierte Glukose-Toleranzstörung. Bei dieser kann es sich allerdings auch um die Erstmanifestation eines vor der Empfängnis manifesten, aber bisher nicht diagnostizierten Diabetes mellitus Typ 2 handeln. Die Glukose-Toleranzstörung birgt für Mutter und Kind eine Vielzahl akuter und langfristiger Risiken:

Bei der Mutter
- Schwangerschaftsinduzierte Hypertonie
- Präeklampsie
- Eklampsie
- Harnwegsinfekte

- Sectio und vaginal-operative Entbindungen
- Ein um 50 % erhöhtes Risiko für das erneute Auftreten einer Glukosetoleranzstörung in der folgenden Schwangerschaft
- Risiko von 40 bis 50 %, 10 Jahre nach der Geburt einen manifesten (Typ-2-)Diabetes mellitus zu entwickeln

Beim Kind
- Erhöhte Makrosomierate mit der Gefahr einer Schulterdystokie
- Hypoglykämie
- Hypokalzämie
- Polyglobulie (Vermehrung der Erythrozyten im Blut)
- Hyperbilirubinämie
- Atemnotsyndrom
- fetaler Hyperinsulinismus, der auch zu einer intrauterinen Schädigung der ß-Zellen der Bauchspeicheldrüse führen kann mit den Langzeitfolgen einer nicht-genetisch beding- ten Disposition zum Diabetes mellitus
- bei unzureichend behandeltem Gestations- diabetes erhöhtes Risiko, später in der Puber- tät oder als Erwachsener Übergewicht oder einen Diabetes mellitus zu entwickeln
- bei unbehandeltem Gestationsdiabetes auch intrauteriner Tod

(nach Weber 2007)

Aufgrund dieser weit reichenden Akut- und Langzeitfolgen empfiehlt die Deutsche Diabe- tes Gesellschaft bei jeder Schwangeren ein **Screening auf Gestationsdiabetes**. Dies kann entweder mit einem einzeitigen oralen Glu- kose-Toleranztest mit 50 g Glukose oder einem zweizeitigen Toleranztest mit 50 g und 75 g Glukose erfolgen.

Die Bestimmung (allein) der Uringlukose als Screening-Parameter gilt heute als überholt bzw. nicht aussagekräftig, da Glukose erst oberhalb der Nierenschwelle (= 180 mg/dl oder 10 mmol/ l) im Urin nachgewiesen werden kann. Auf der anderen Seite kann es während der Schwanger- schaft aufgrund einer veränderten Nierentätig- keit zur vermehrten Glukoseausscheidung kom- men und sich die Nierenschwelle erniedrigen.

Der **orale Glukose-Toleranztest** sollte bereits im 1. Trimenon durchgeführt werden, wenn mindes- tens einer der folgenden Risikofaktoren vorliegt:

- Übergewicht (BMI vor der Schwangerschaft $\geq 27,0 \text{ kg/m}^2$)
- Diabetes bei Eltern und/oder Geschwistern
- Gestationsdiabetes in einer vorangehenden Schwangerschaft
- Ein vorher geborenes Kind wog 4.500 g oder mehr
- Eine Totgeburt in einer vorherigen Schwan- gerschaft
- Schwere kongenitale Fehlbildungen in einer vorangehenden Schwangerschaft
- Habituelle Abortneigung (≥ 3 Fehlgeburten in Folge)

Ist das Ergebnis des Toleranztests unauffällig, sollte er zwischen der 24. und 28. SSW und bei einem erneut unauffälligen Ergebnis zwischen der 32. und 34. Woche wiederholt werden. Liegt kein Risikofaktor vor, sollte ein Glukose- Toleranztest zwischen der 24. und 28. SSW durchgeführt werden (nach Weber 2007 und Liersch 2007).

Die Schwangere, bei der ein Gestationsdiabe- tes festgestellt wurde, sollte durch eine spezia- lisierte Fachkraft geschult werden. Die **Blutzu- ckerselbstkontrolle** ist ein wichtiges Mittel zur Selbsthilfe: Die Schwangere kann so jederzeit überprüfen, ob ihre Werte im Alltag im ge- wünschten Bereich liegen. Das nimmt die Angst vor einer unkontrollierbaren Situation, die für die Frau und ihr Kind gefährlich werden könnte, und stärkt sie in ihrem eigenverantwortlichen Umgang mit ihrer Erkrankung. Gestationsdia- betes tritt weltweit immer häufiger auf und ist eine der häufigsten Schwangerschaftskompli- kationen.

Therapieziel ist das Erreichen normaler Blut- zuckerwerte. Diese sollten nüchtern bzw. vor der Mahlzeit bei 60–90 mg/dl (3,3–5,0 mmol/ l), 1 Stunde nach der Mahlzeit bei maximal 140 mg/dl (7,8 mmol/l) und 2 Stunden nach der Mahlzeit bei maximal 120 mg/dl (6,7 mmol/l) liegen. Bei einer Insulintherapie sollte außer- dem ein nüchterner Blutzuckerwert von mindestens 60 mg/dl bzw. 3,3 mmol/l messbar sein.

Ernährungsempfehlungen für Schwangere mit Gestationsdiabetes und juvenilem Diabetes mellitus

Energie:
- Es wird empfohlen, den Energiebedarf gleichmäßig über die gesamte Schwangerschaft durch eine zusätzliche Aufnahme von 255 kcal/1100 kJ pro Tag zu decken.
- Eine gezielte Gewichtsabnahme ist zu vermeiden; jedoch ist eine anfängliche leichte Gewichtsreduktion von 1 bis 2 kg unbedenklich.
- Regelmäßig kleine, anstatt wenige große Mahlzeiten.

Fett:
- Fette sollten 30 bis höchstens 35 % der Gesamtenergiemenge ausmachen. Die Aufnahme gesättigter Fettsäuren sollte bei < 10 % der Gesamtenergiezufuhr liegen.
- Der Anteil mehrfach ungesättigter Fettsäuren sollte 10 % nicht überschreiten.
- Einfach ungesättigte Fettsäuren sollten zusammen mit Kohlenhydraten die Hauptenergiequelle sein.
- Cholesterinaufnahme < 300 mg pro Tag.

Eiweiß:
- Die Eiweißzufuhr sollte auf 15 % der Tagesgesamtenergie angehoben werden.

Kohlenhydrate:
- Die Kohlenhydratmenge sollte nicht weniger als 40 % der Tagesgesamtenergie ausmachen, um eine ungünstige Stoffwechsellage zu vermeiden. Die Kost sollte nach Kohlenhydrateinheiten (KHE) quantifiziert werden. Je nach dem Sollgewicht sind 18 bis 22 KHE meist ausreichend.

Vitamine und Mineralstoffe:
- Auf eine bedarfsgerechte Zufuhr an Kalzium, Jod, Eisen und Folsäure achten.

(DGE info 9/2002)

Die Ernährungsempfehlungen gleichen denen, die auch der Allgemeinbevölkerung zur Erhaltung der Gesundheit empfohlen werden. Deshalb gelten die Tipps zur Lebensmittelauswahl (s. S. 63) und die Grundzüge der vollwertigen Ernährung im Wesentlichen auch für schwangere Diabetikerinnen.

Kann das Einstellungsziel durch die Ernährung nicht erreicht werden, kommt **Insulin** zur Anwendung. Orale Antidiabetika (blutzuckersenkende Medikamente) dürfen in der Schwangerschaft nicht eingesetzt werden!

Die Schwangere sollte zu einer vermehrten körperlichen Aktivität ermuntert werden, denn sie unterstützt die Normalisierung erhöhter Blutglukosewerte durch den Energieverbrauch und eine Verbesserung der Insulinsensitivität. Geeignet sind Ausdauersportarten, insbesondere nach dem Essen. Ist hingegen eine Schwangere immobil (z. B. durch Komplikationen), ist eine Überwachung und optimale Einstellung durch Ernährungsmaßnahmen und Insulin besonders wichtig.

11.4 Hämorrhoiden

Viele Schwangere leiden unter einer mehr oder minder ausgeprägten Verstopfung, was auf die Hormonveränderung und damit einhergehende Verlangsamung der Darmtätigkeit zurückzuführen ist. Durch die Einnahme von Eisensupplementen wird die Obstipation noch verstärkt (s. S. 52).

Hämorrhoiden können als Folge der verstärkten Durchblutung des Unterleibes und durch den Druck harten Stuhls auftreten.

Sowohl die Obstipation als auch Hämorrhoiden lassen sich durch folgende **Maßnahmen** lindern:
- reichlich trinken, mindestens 2 Liter pro Tag (s. S. 82)
- ballaststoffreich essen (reichlich Vollkornprodukte, Getreideflocken, Gemüse, Obst), s. S. 84 u. S. 86
- „stopfende" Lebensmittel wie Bananen und Schokolade sowie Weißmehlprodukte und schwarzen Tee vermeiden
- so viel wie möglich bewegen
- ggf. Milchzucker oder Dörrpflaumen verwenden (isolierte Ballaststoffe wie Weizenkleie oder Leinsamen erübrigen sich bei ballaststoffreicher Ernährung; wenn sie doch eingesetzt werden, muss reichlich dazu getrunken werden).

11.5 Heißhunger

Durch die in der Schwangerschaft gesteigerte Insulinproduktion kommt es häufig zu einem starken Abfall des Blutzuckerspiegels und damit zu einem „Heißhunger", dem regelrechte „Fressanfälle" folgen können. Diese treiben den Blutzuckerspiegel rasch in die Höhe (vor allem dann, wenn der Heißhunger mit Süßigkeiten oder anderen zuckerreichen Lebensmitteln gestillt wird). Allerdings fällt dieser durch eine hohe Insulinausschüttung wieder rasch ab, was erneut zu Heißhunger und „Fressanfällen" (und damit zu einer vermehrten Speicherung der überschüssigen Energie in Fettdepots) führt.

Die wirkungsvollste Maßnahme besteht in einer regelmäßigen Nahrungszufuhr durch **kleinere Mahlzeiten über den Tag** verteilt (s. S. 103). Vor allem die Frauen, die eine zu starke Gewichtszunahme in der Schwangerschaft vermeiden wollen und die Nahrungszufuhr einschränken, laufen Gefahr, Heißhunger zu entwickeln.

11.6 Hypertensive Schwangerschaftserkrankung

Als eine der (vielen) möglichen Ursachen dieses Krankheitsbildes wird eine Fehl- oder Mangelernährung der Mutter vor oder in einer frühen Phase der Schwangerschaft diskutiert. Dies unterstreicht die Bedeutung der Ernährungsberatung von Schwangeren und Frauen mit Kinderwunsch im Sinne einer vollwertigen Ernährung.

Aufgrund der Erfahrungen der **„Arbeitsgemeinschaft Gestose-Frauen" e. V.** (in der sich Ärzte, Hebammen und Betroffene zusammengeschlossen haben, Adresse s. S. 176) kann eine ausgewogene eiweißreiche, kalorienreiche und keineswegs „salzarme" Kost das Auftreten in vielen Fällen verhindern oder abschwächen. Hierzu ist anzumerken, dass die heute übliche Ernährung diese Kriterien (über)erfüllt, dass also keineswegs Maßnahmen angestrebt werden sollten, die Kost noch eiweiß-, kalorien-

und salzreicher zu gestalten. Liegt aber eine Mangelernährung vor oder handelt es sich um eine vegetarisch oder gar vegan lebende Frau, muss vor allem die Versorgung mit Eiweiß, Vitaminen und Mineralstoffen sichergestellt werden (s. S. 18 und S. 102).

Die früher bei Gestosefrauen angewandten „Obst- und Reistage" bzw. eine bewusst flüssigkeits- und salzarme Ernährung gelten als überholt und sogar gefährlich. Auch Mittel zur Entwässerung – inklusive pflanzliche Mittel wie entwässernde Kräutertees – bewirken in aller Regel eine Verschlechterung des Krankheitsbildes.

11.7 Hypotonie

Viele Schwangere leiden, vor allem zu Beginn der Schwangerschaft, an einer Hypotonie. Daraus können eine Minderdurchblutung der Plazenta, Gedeihstörungen des Kindes oder eine Frühgeburt resultieren. Die werdende Mutter plagt sich mit Müdigkeit und Abgeschlagenheit. In den meisten Fällen bestand schon vor der Schwangerschaft eine Neigung zum niedrigen Blutdruck.

Maßnahmen, um den Blutdruck zu normalisieren:

- etwa 2 Liter am Tag trinken (Mineralwasser, Fruchtsaftschorlen, Kräuter- und Früchtetees), auch unterwegs immer ein Getränk bereithalten
- morgens eine Tasse Bohnenkaffee oder zwei Tassen schwarzen Tee trinken
- viele kleine Mahlzeiten (7 bis 9) über den Tag verteilt, reichlich Obst und Gemüse
- zur Unterstützung des Kreislaufs Wechselduschen, Trockenbürsten-Massagen, kalte Armbäder, Wassertreten, leichte Gymnastik und leichter Ausdauersport (z. B. Radfahren, Schwimmen, Wandern).

Vermeiden sollte die Schwangere plötzliches, schnelles Aufstehen, langanhaltendes Stehen und heißes Klima.

11.8 Listeriose

Listerien sind Stäbchenbakterien, die praktisch überall in der unbelebten Umwelt (Erde) vorhanden sind. Von dort gelangen sie während des Anbaus, der Herstellung oder Lagerung auf verschiedene Lebensmittel, in denen sie sich unter günstigen Umständen noch weiter vermehren können. Grundsätzlich können Listerien in allen rohen Lebensmitteln vorkommen.

Schwangere haben gegenüber der Normalbevölkerung ein 12-fach höheres Risiko, eine „spürbare" **Listeriose** durchzumachen (gesunde, junge und nichtschwangere Menschen können mithilfe ihres Abwehrsystems rasch die Erreger eliminieren, bevor Krankheitssymptome entstehen).

Problematisch ist, dass die Sympome leicht mit denen eines grippalen Infektes verwechselt werden können: Fieber, Schüttelfrost, Abgeschlagenheit oder Kopfschmerzen. Im Gegensatz zu anderen Bakterien können die Listerien über die Plazentaschranke hinweg in den Fetus gelangen. Dieser ist stark gefährdet, da ihm noch keine geeigneten Abwehrmechanismen zur Verfügung stehen. Je nach dem Alter der Schwangerschaft kommt es entweder zum Abort oder zur Schädigung verschiedener Organe (Leber, Lunge, Hirn, Haut) des Kindes, was zur Totgeburt führen kann. Infizierte Kinder, die lebend geboren werden, haben nur eine geringe Überlebenschance.

Die **häufigsten Infektionsquellen** sind diverse Lebensmittel, Menschen (ca. 1 bis 10 % sind symptomlose Träger von Listerien im Darm oder auch in der Vagina), Tiere, Materialien und Gegenstände in der Umwelt (die Keimmenge ist dort aber sehr gering).

Listerien-Infektionen werden aber auch durch andere Lebensmittel verursacht, die durch unsachgemäße Herstellung oder Lagerung kontaminiert und vor dem Verzehr nicht mehr erhitzt werden, z. B. geräucherter Fisch, Weichkäse, Krautsalat. Auch im Haushalt kann es zu einer nachträglichen Übertragung und Vermehrung der Keime kommen, wenn Lebensmittel nicht sachgerecht aufbewahrt werden (s. Tipps zur Verbeugung für Schwangere).

In Deutschland werden nach Angaben des Robert-Koch-Instituts pro Jahr etwa 200 Fälle von Listerien-Infektionen registriert, 30 bis 40 davon betreffen Schwangere.

Tipps zur Vorbeugung für Schwangere

- Ordnung und Sauberkeit im **Kühlschrank** halten! Im Gegensatz zu vielen anderen Bakterien können Listerien sich sogar noch bei + 4 °C vermehren, wenn auch nur langsam.
- Die Temperatur im **Kühlschrank** sollte höchstens 6 °C betragen. Den Kühlschrank regelmäßig (etwa alle 4 Wochen) gründlich reinigen.
- **Küchen- und Handhygiene** beachten! Händewaschen mit warmem Wasser (und Seife), bevor und nachdem mit Fleisch, Gemüse, Salat und anderen möglicherweise besiedelten Materialien gearbeitet wurde. Ganz besonders ist Händewaschen nach einem Toilettenbesuch, nach Kontakt mit Geld und mit Haaren sinnvoll.
- **Getrennte Arbeitsflächen**, z. B. Küchenbretter, für Fleisch, rohes Gemüse und für verzehrfertige Speisen. Auf eine glatte Oberfläche achten, weil sich in Kerben und Rissen auch nach der Reinigung noch Bakterien nachweisen lassen.
- **Messer und Geräte** sorgfältig reinigen, bevor andere Lebensmittel damit bearbeitet werden.
- Bei der Entnahme von Lebensmitteln aus geöffneten Verpackungen sauberes Besteck verwenden.
- **Kopfsalat** enthält ungewaschen 10 000 bis 1 Million Bakterien pro cm^2, darunter können sich auch Listerien „verstecken". Durch kräftiges Waschen kann die Anzahl der Bakterien auf 1 000 bis 100 000 Keime pro cm^2 gesenkt werden, wodurch auch die Infektion mit Listerien unwahrscheinlich wird.
- Speisen sorgfältig **erhitzen**. Listerien werden bei Temperaturen oberhalb von 70 bis 80 °C (also z. B. beim Kochen, Braten und Pasteurisieren) abgetötet, wenn diese Temperatur auch im Inneren des Lebensmittels erreicht wird.

Tab. 11.1 Lebensmitteltabelle für Schwangere

Lebensmittel, die keine oder sehr selten Lebensmittelinfektionen verursachen	Lebensmittel, die Schwangere aus Vorsorgegründen meiden sollten
• **gegartes Gemüse** • gründlich gewaschenes oder geschältes **Gemüse** und **Obst** • gründlich gewaschene **Blattsalate** • frisch geöffnete **Konserven** • frisch abgekochte und erhitzte Speisen	• vorgefertigte **Schnitt-** und **Rohsalate** • unerhitzte **Sprossen** und **Keimlinge** • ungewaschenes Rohgemüse, Salat und Obst • Speisen, die nach dem Kochen lange (> 24 Stunden) aufbewahrt wurden
• frische wärmebehandelte **Milch** (pasteurisiert, ultrahocherhitzt, sterilisiert) und daraus hergestellte Produkte	• nicht wärmebehandelte **Milch** und daraus hergestellte Produkte, z. B. Roh-, Vorzugsmilch, **Sauermilcherzeugnisse** aus Rohmilch • **Milchmischgetränke** mit ungereinigten und nicht erhitzten Furchtzusätzen, z. B. Milchshakes
• Schnitt- und Weich**käse** aus pasteurisierter Milch (Rinde abschneiden), z. B. Butterkäse, Edamer, Gouda, Leerdamer, Tilsiter, Brie, Camembert, Blauschimmelkäse) • Hartkäse auch aus Rohmilch (Rinde abschneiden), z. B. Appenzeller, Bergkäse, Comté, Emmentaler, Greyerzer, Parmesan) • Industriell hergestellter und verpackter Feta, Frischkäse(-zubereitung), Hüttenkäse, Mascarpone, Mozzarella, Ricotta • Koch- und Schmelzkäse	• Käserinde • Schnitt- und Weich**käse** aus Rohmilch, z. B. Brie, Camembert, Roquefort • Weichkäse mit Rotschmiere, z. B. Limburger, Munster, Romadur • Sauermilchkäse, z. B. Handkäse, Harzer Roller, Korbkäse, Mainzer Käse, Olmützer Quargel, Stangenkäse • eingelegter Käse oder Frischkäse aus offenen Gefäßen, z. B. Feta, Schafskäse, Mozzarella
• durchgegartes **Fleisch** • schnittfeste Roh**wurst**, z. B. Salami, Cervelatwurst, Katen- und Plockwurst, Chorizo, Kabanossi, Landjäger) • Brühwurst, z. B. Bierwurst, -schinken, Bock-, Fleisch-, Gelb-, Jagd- und Weißwurst, Frankfurter und Wiener Würstchen, Krakauer, Mortadella) • Kochwurst, z. B. Corned Beef, Blut-, Leber-, Sülzwurst) • Gegarte Pökelfleischerzeugnisse, z. B. gekochter Schinken, gekochtes Kasseler)	• rohes **Fleisch** • Roh**fleisch-Erzeugnisse**, z. B. Hackfleisch, Hackepeter, Mett, Tatar, Carpaccio • nicht durchgebratene Steaks • streichfähige Roh**wurst**, z. B. (Zwiebel-)Mett-, Tee- und Schmierwurst • rohe Pökelfleischerzeugnisse, z. B. Bündnerfleisch, Katenschinken, rohes Kasseler, Lachs-, Nuss-, Parma-, Roll- und Serrano-Schinken, Rauchfleisch
• durchgegarter **Fisch** (gebraten, gekocht, frittiert), Fischkonserven und heißgegarte, pasteurisierte oder stark gesalzene, gezuckerte oder gesäuerte Fischprodukte	• rohe **Fischerei-Erzeugnisse**, z. B. Sushi, Austern, Shrimps, Kaviar • kaltgegarte und mild gesalzene Fischerei-Erzeugnisse, z. B. Graved Lachs, Holländische Matjes • kalt und heiß geräucherte Fischerei-Erzeugnisse

→

Tab. 11.1 (Fortsetzung)	
Lebensmittel, die keine oder sehr selten Lebensmittelinfektionen verursachen	**Lebensmittel, die Schwangere aus Vorsorgegründen meiden sollten**
• Schokolade • Marmelade • Industriell hergestellte und abgepackte **Eiscremes** • **Backwaren, Gebäck** ohne Füllung	• rohes **Getreide** • Frischkornbrei, Keimlinge • **Backwaren** mit roheihaltigen nicht durchgebackenen Füllungen oder Auflagen, z. B. Puddings oder Cremes • **roheihaltige Speisen**, z. B. Tiramisu, Mousse au Chocolat • vorgefertigte Sandwiches • angebrochene Verpackungen von Mayonnaise und Salatdressings ohne Konservierungsstoffe • rohe und nicht ganz durchgegarte Eier, Mayonnaise aus rohen Eiern oder damit hergestellte Speisen • Oliven aus Thekenware • **Eiscremes** mit ungereinigten, nicht erhitzten Fruchtzusätzen

(modifiziert nach Universität Heidelberg „Listeriose und Schwangerschaft" o. J. und Dr. Maike Groeneveld et al. „Lebensmitteltabelle für Schwangere", Bonn o. J.)

• Wenn **erhitzte Speisen** nicht gleich verzehrt werden, sollten sie möglichst bald im Kühlschrank aufbewahrt werden.

• Wer **beim Direktvermarkter Käse** einkauft, muss wissen, dass Hartkäse (z. B. Emmentaler, Bergkäse), Schnittkäse (z. B. Edamer, Gouda, Tilsiter), halbfester Schnittkäse (z. B. Edelpilzkäse, Butterkäse) und Weichkäse (z. B. Camembert, Brie, Romadour, Limburger) im eigenen Betrieb und aus dort gewonnener Rohmilch hergestellt werden kann. Unter Einhaltung bestimmter Anforderungen kann dieser Käse auch außerhalb des Betriebes vermarktet werden.

• **Molkereien** können Käse sowohl aus pasteurisierter als auch aus Rohmilchkäse als Spezialität herstellen. Bei verpacktem Weichkäse aus Rohmilch muss dies auf der Verpackung gekennzeichnet sein. Hartkäse dagegen kann aus Rohmilch hergestellt worden sein, ohne dass dies deklariert werden muss. Hier besteht allerdings keine Infektionsgefahr, da die Wachstumsbedingungen aufgrund des geringen Wassergehaltes der Käse für die Listerien schlechter sind als bei Weichkäse.

• Beim **Käsekauf an der Theke** ist Folgendes zu beachten: bei Käse aus Rohmilch, die in Stücken verpackt und mit einer Folie umhüllt sind, muss – im Gegensatz zur losen Ware – die Herstellung mit Rohmilch deklariert sein. Bei der losen Ware bleibt nur die Nachfrage bei der Verkäuferin/dem Verkäufer oder dem Hersteller. Besondere Vorsicht gilt vor allem bei Weichkäse (z. B. Camembert)!

• Die **Käserinde** sollte generell entfernt werden.

• Bei **Fisch** ist Folgendes zu beachten: Zwar gilt grundsätzlich, dass frisches Muskelfleisch von fangfrischem Seefisch keimfrei ist. Die mikrobielle Besiedelung ist Folge einer Sekundärkontamination, die während der Lagerung, bei der Verarbeitung und beim Verpacken erfolgen kann. Da sowohl die Rohware als auch das fertig zubereitete, rohe Produkt häufig nicht optimal gekühlt ist, kann vor allem in der warmen Jahreszeit die Keimzahl rasch ansteigen.

• Ein Befall mit Listerien ist auch bei anderen **nicht völlig durchgegarten Fischprodukten** wie marinierter Hering, Graved Lachs, in Salzlake eingelegten Produkten, bei Hering in verschiedenen Soßen und kalt geräuchertem Fisch (Forellenfilets, Räucherlachs) nicht ausgeschlossen.

- **Produkte in Vakuumverpackungen** (z. B. Räucherlachs, Aufschnittware) sollten Schwangere möglichst lange vor dem Ablauf des Mindesthaltbarkeitsdatums verbrauchen, denn Listerien können sich auch unter Vakuumbedingungen noch weiter vermehren.
- Bei **Wurst** und **Käse** lassen sich nachträgliche Kontaminationen besser vermeiden, wenn sie am Stück gekauft und erst direkt vor dem Verzehr aufgeschnitten werden.
- Im Sinne des vorsorglichen Gesundheitsschutzes wird Schwangeren empfohlen, ganz auf den Verzehr von **nicht erhitztem Fisch** zu verzichten und generell den Fisch sorgfältig auszuwählen. Durchgegarter Fisch (gebraten, gekocht oder frittiert) von ausgewählter Qualität, Fischkonserven und pasteurisierte Fischprodukte sind unbedenklich!

11.9 Müdigkeit

Neben den physiologischen Veränderungen in der Schwangerschaft können auch eine Eisenmangelanämie (s. S. 108), Hypotonie oder -suboptimale Ernährung mit Müdigkeit der Schwangeren einhergehen. Eine ausgewogene Kost sowie eine geeignete Lebensführung können dem entgegenwirken.

11.10 Ödeme

Wassereinlagerungen im Gewebe gehören zur Schwangerschaft dazu und betreffen die Mehrzahl der Schwangeren, vor allem in den warmen Monaten und bei fortschreitender Schwangerschaft. Ödemen werden, auch im Zusammenhang mit der Gestose, heute eine geringere Bedeutung im Krankheitsgeschehen beigemessen als in früheren Jahren.

Keinesfalls sollten die Flüssigkeitszufuhr eingeschränkt oder gar „entwässernde Maßnahmen ergriffen werden! Stattdessen sollten geeignete Durstlöscher (s. S. 82) ausgewählt

werden. Eine vollwertige Ernährung mit einem hohen Anteil an frischem Obst, Gemüse und Hülsenfrüchten unterstützt durch die Zufuhr von Mineralstoffen – vor allem Kalium – die Regulation des Wasserhaushaltes.

Gute Kalium-Quellen

- Gemüse
- Hülsenfrüchte (!)
- Kartoffeln (!)
- Obst
- Pilze
- Weizen- und Roggenvollkorn.

11.11 Phenylketonurie (PKU)

Phenylketonurie (PKU) ist eine autosomalrezessiv vererbte, angeborene Stoffwechselstörung. Sie betrifft den Abbau von Aminosäuren, den Grundbausteinen der Eiweiße. Wird die Erkrankung nicht behandelt, führt sie zu schwerer geistiger Behinderung. Wird die Krankheit frühzeitig erkannt und behandelt, ist hingegen eine normale Entwicklung mit normaler Lebenserwartung möglich.

Die **Ernährungstherapie** besteht in einer – dem Alter und dem individuellen Bedarf angepassten – drastischen Reduzierung der Phenylalaninzufuhr mit der Nahrung. Der Bedarf für den körpereigenen Aufbau von Eiweiß muss gedeckt, darf aber nicht überschritten werden. Die meisten Lebensmittel enthalten weitaus mehr Phenylalanin als der Körper benötigt. **Industriell gefertigte Spezialprodukte** und -eiweißmischungen für Phenylketonurie-Patienten ersetzen deshalb weitgehend die normalen Nahrungsbestandteile. Die eiweißarme, phenylalaninkontrollierte Kost sollte möglichst lebenslang (mindestens bis zur Pubertät) und unter enger Kontrolle durchgeführt werden.

Wird eine Frau mit Phenylketonurie schwanger, ist eine gewissenhafte Einstellung und Diätführung unbedingt erforderlich! Die **mütterliche (maternale) Phenylketonurie**, die nicht behandelt oder nicht optimal eingestellt ist, bewirkt eine Schädigung des Ungeborenen. Das Ausmaß dieser Schädigung korreliert eng mit dem mütterlichen Phenylalaninspiegel kurz vor (!) und während der Schwangerschaft. Dies ist besonders deshalb zu beachten, weil die Phenylalaninkonzentration im fetalen Blut (auch bei Gesunden) 1,5- bis 2-mal höher liegt als die mütterliche. Ursache hierfür ist das noch unreife fetale Enzymsystem. Als Folge bewirken relativ kleine Phenylalaninschwankungen der Mutter größere Schwankungen beim Fetus.

Die Wahrscheinlichkeit für eine PKU-Patientin, ein (erblich) an PKU erkranktes Kind zu gebären, ist aufgrund des autosomal rezessiven Erbgangs gering. Umgekehrt ist aber für ein primär gesundes Kind das Risiko, während der Schwangerschaft einen Schaden davonzutragen, durch einen zu hohen Phenylalaninspiegel der Mutter sehr hoch.

> Eine gewissenhafte Einstellung und Diätführung der Mutter vor und während der Schwangerschaft verhindert eine Schädigung des Embryos bzw. Fetus. Das gesunde Kind ist aber ein heterozygoter Merkmalsträger.

Eine PKU-Patientin mit Kinderwunsch sollte die Schwangerschaft gut planen und vorbereiten, um eine Gehirnschädigung des Kindes in der Frühschwangerschaft zu vermeiden. Um kindliche Phenylalaninwerte sicher unter 4 mg/dl zu halten, ist es notwendig, den mütterlichen Spiegel unter 2 mg/dl einzustellen – und zwar bereits vor und während der gesamten Schwangerschaft. Auf strikte Diät und häufige Phenylalaninkontrollen darf zu keinem Zeitpunkt verzichtet werden!

Grundsätze einer phenylalaninkontrollierten Diät:
- Vollständiger Verzicht auf eiweißreiche Lebensmittel (Fleisch, Wurst, Milch, Käse, Eier, Hülsenfrüchte, herkömmliche Back- und Teigwaren etc.).
- Verzehr berechneter und abgewogener Mengen von Lebensmitteln mit einem geringen Eiweißgehalt (Obst, Gemüse, Blattsalate, Kartoffeln, Pflanzenmargarine, Konfitüre, Honig), um den geringen Bedarf an Phenylalanin zu decken.

- Ersatz von Nahrungseiweiß durch spezielle phenylalaninfreie Produkte und Präparate.
- Vorsicht: Der Süßstoff Aspartam enthält Phenylalanin und ist daher für PKU-Patientinnen ungeeignet!

11.12 Sodbrennen

Sodbrennen und Völlegefühl zählen wie die Übelkeit zu den häufigen Schwangerschaftsbeschwerden. Durch die Veränderung der hormonellen Situation kommt es zu einer Funktionsminderung des Muskels, der Speiseröhre und Magen trennt, und saurer Mageninhalt kann in die Speiseröhre zurücklaufen. Zusätzlich drückt bei fortschreitender Schwangerschaft die wachsende Gebärmutter zunehmend von unten auf den Magen, wodurch ebenfalls die Magensäure nach oben gedrückt wird. Das Platzangebot für Speisen wird im Magen immer geringer.

Empfehlungen bei Sodbrennen:
- Mehrere kleine Mahlzeiten über den Tag verteilt essen.
- Fette und schwere Mahlzeiten vermeiden, gründlich kauen!
- Haferflocken und Vollkorntoastbrot können die Magensäure neutralisieren.
- Versuchsweise Mandeln und Nüsse (nur wenige und gründlich kauen!)
- Vor dem Hinlegen nichts mehr essen, nicht zu spät zu Abend essen.
- Kaffee, Alkohol, scharfe Gewürze, saure Säfte und Süßigkeiten meiden.
- Mit erhöhtem Kopfende schlafen.

11.13 Toxoplasmose

Toxoplasmose wird durch den Einzeller Toxoplasma gondii ausgelöst. 20 bis 60 % der Bevölkerung tragen den Erreger in sich. Die Körperabwehr reicht normalerweise aus, um klinische Symptome abzuwenden. Sinkt die Abwehrkraft (z. B. bei Aids oder einer Behandlung mit immununterdrückenden Medikamenten), kann es zu einer Reaktivierung der Infektion mit klinischen Symptomen kommen.

Symptome der Toxoplasmose

- Lymphknotenschwellung, Müdigkeit, Abgeschlagenheit, Kopfschmerzen, Bauchbeschwerden, manchmal Hauterscheinungen (Verwechslung mit grippalem Infekt möglich! Bei uncharakteristischer Symptomatik kann die Diagnose nur serologisch gestellt werden).
- In sehr seltenen Fällen (vor allem bei Kleinkindern) komplizierte Verläufe mit Herzmuskel-, Lungen-, Gehirn- und Augenentzündungen.
- Bei Menschen mit geringer Abwehrkraft können lebensbedrohliche Krankheitsbilder auftreten.

Eine **Erstinfektion einer Schwangeren** (sie tritt bei 1000 Schwangerschaften etwa vier- bis achtmal auf) kann zur Fehlgeburt, Absterben der Frucht, Totgeburt oder Schädigung des Ungeborenen wie Wasserkopf, zu große Leber oder Entzündung der Netzhaut führen. Der Erreger vermehrt sich in etwa 50 % der Fälle in der Plazenta und infiziert das Kind. Eine früh einsetzende Therapie kann die **kindliche Infektion (angeborene/konnatale Toxoplasmose)** und Symptomatik um rund die Hälfte -senken. Bei Schwangeren mit bereits vorhandenen Antikörpern besteht kein Wiederholungsrisiko der Infektion und somit keine Gefahr für das Ungeborene.

Ein Test auf Toxoplasmose-Antikörper sollte während der Schwangerschaft mehrmals durchgeführt werden. Das Robert-Koch-Institut empfiehlt den Test zu Beginn jeder Schwangerschaft anzuwenden und ihn alle 8–10 Wochen zu wiederholen.

Der Erreger wird durch infizierte Katzen bzw. deren Kot übertragen. Weit häufiger kommt es allerdings zu einer Übertragung durch unzureichend gewaschene Beeren und Gemüse sowie rohes Fleisch. Die einzige Prophylaxe besteht darin, den Kontakt mit möglichen Überträgern zu vermeiden.

Tipps zur Vorbeugung für Schwangere

(Grundsätzlich gelten dieselben Empfehlungen wie bei der Vorbeugung der Listeriose, s. S. 112.)

- Gründliches Händewaschen, vor allem nach der Berührung von rohem Fleisch und Gemüse.
- Hygiene in der Küche und beim Vor- und Zubereiten von Speisen.
- Gründliches Händewaschen nach der Gartenarbeit bzw. nach dem Kontakt mit Erde etc., zur Sicherheit Handschuhe tragen.
- Nur Fleisch verzehren, das ausreichend erhitzt und durchgegart wurde. Bereits ein Abschmecken noch roher Fleischspeisen reicht für eine Übertragung aus.
- Vorsicht ist generell bei rohen Lebensmitteln geboten. Beeren, Gemüse und Salat gründlich waschen!
- Gründliches Händewaschen nach Kontakt mit Katzen, zu engen Kontakt vermeiden. Die Katzentoilette sollte täglich – aber nicht von der Schwangeren – gesäubert werden, damit Vorstadien der Erreger nicht heranreifen und ansteckend werden können.

11.14 Verstopfung

Die hormonelle Situation in der Schwangerschaft bedingt eine Dilatation der Darmmuskulatur und eine Verlangsamung der Darmtätigkeit, die zu einer Verstopfung führen kann. Dieser kann die Schwangere durch eine **ballaststoffreiche Kost** mit viel Vollkornprodukten, Gemüse und Obst (s. S. 84 u. S. 86), **reichlich Flüssigkeit** (s. S. 82) und **viel Bewegung** entgegenwirken. Vermeiden sollte die Schwangere einen hohen Anteil an Weißmehlprodukten, Bananen, schwarzem Tee, Süßigkeiten und Snacks.

In hartnäckigen Fällen (oder wenn die Bewegung aufgrund von Komplikationen eingeschränkt oder untersagt ist) können **natürliche**

Verdauungshilfen wie eingeweichter Leinsamen, Weizenkleie, Dörrpflaumen oder Milchzucker zum Einsatz kommen. Ganz wichtig ist hierbei eine reichliche Flüssigkeitszufuhr: 1 Glas = 200 ml Wasser pro Esslöffel Weizenkleie!

11.15   Wadenkrämpfe

Wadenkrämpfe gehen häufig mit einer Unterversorgung mit den Mineralstoffen Magnesium und Kalzium einher. Eine mineralstoffreiche Kost mit Vollkornprodukten, Hülsenfrüchten, Nüssen, Milch und Milchprodukten (s. S. 59) kann dem entgegenwirken.

Eine Substitution mit Magnesium wird bei Frauen mit häufigen nächtlichen Wadenkrämpfen, vor allem aber bei Risikoschwangeren (wie mehrgebärende Frauen, Frauen mit vorzeitiger Wehentätigkeit bzw. Abort in vorausgegangenen Schwangerschaften) von Beginn der Schwangerschaft an empfohlen.

12 Nikotin-, Alkohol- und Drogenkonsum in der Schwangerschaft

Was haben Rauchen, Alkohol- und Drogenkonsum mit Ernährungsberatung zu tun? Wenn es auch zunächst fraglich erscheinen mag, so wird es bei näherem Hinsehen plausibel, dass eine Ernährungsberaterin bzw. eine beratende Hebamme auch den Gebrauch oder möglichen Missbrauch von Genussmitteln und Drogen in die Beratung mit einbezieht. So bestehen gewisse Zusammenhänge zwischen Nikotin-, Alkohol- und Drogenkonsum auf der einen und Ernährungsgewohnheiten und die allgemeine Lebensführung auf der anderen Seite. Außerdem haben Schwangere, die rauchen, einen (noch!) höheren Bedarf an bestimmten Nährstoffen.

12.1 Rauchen in der Schwangerschaft

Mütterliches Rauchen bedingt eine Vielzahl schädigender Einflüsse auf den Embryo und Fetus, den Verlauf der Schwangerschaft, das Neugeborene und die weiteren Lebensjahre des Kindes.

Die wichtigsten Folgen des Rauchens

Vor der Schwangerschaft:
- beim Mann: verschlechtert die Qualität der Spermien und reduziert die Anzahl lebensfähiger Samenzellen
- bei der Frau: ungünstige Beeinflussung des weiblichen Zyklus, verminderte Fruchtbarkeit (die Chance für Raucherinnen auf eine erfolgreiche Durchführung der künstlichen Befruchtung ist deutlich geringer als bei abstinenten Frauen)

In der Schwangerschaft/beim Kind:
- erhöhte Rate an Fehlgeburten, vorzeitigen Plazentalösungen und Fehlbildungen
- geringeres Geburtsgewicht, erhöhtes Risiko für eine Frühgeburt
- Unterentwicklung des Kindes im Mutterleib
- schlechtere Gehirnentwicklung
- Schädigung der Atemwege
- erhöhtes Allergie- und Asthma-Risiko
- geringere Lungenkapazität (auch) in späteren Jahren
- erhöhtes Risiko einer späteren Hyperaktivität
- erhöhtes Risiko für den „plötzlichen Kindstod"
- erhöhtes Krebsrisiko
- erhöhtes Risiko für „Stumpfbildungen" an Armen und Beinen

Allgemeine Auswirkungen:
- Beschleunigung des Pulses
- Verengung der Gefäße mit daraus resultierendem Blutdruckanstieg
- erhöhtes Risiko für das Entstehen von Herz-Kreislauf-Erkrankungen, Herzinfarkt, Schlaganfall
- verminderter Appetit
- erhöhter Grundumsatz („Rauchen macht schlank")
- schlechtere Ausnutzung von und erhöhter Bedarf an Nährstoffen
- oxidativer Stress, Zellschädigung durch freie Radikale
- erhöhtes Krebsrisiko
- angeregte Verdauung durch Reizung der Darmnerven
- unmittelbare Schädigung der Lunge.

Raucherinnen haben andere Ernährungsgewohnheiten als Nichtraucherinnen. Auch wenn diese Aussage nicht pauschal auf alle Raucherinnen übertragbar ist, haben Untersuchungen doch gewisse Zusammenhänge zwischen dem Rauchen und Ernährungsgewohnheiten ausgemacht. So nehmen Raucherinnen im Allgemeinen weniger Getreideprodukte, Gemüse und Früchte zu sich, dafür konsumieren sie mehr Fleisch, Fett, Alkohol und Kaffee. Deshalb ist häufig eine geringe bis **ungenügende Versor-**

gung mit wichtigen Nährstoffen (besonders Vitamin A, C, E und Folat, Eisen, Kalzium) und anderen Nahrungsinhaltsstoffen zu verzeichnen.

Demgegenüber steht ein **erhöhter Bedarf** von Rauchern an bestimmten Nährstoffen. Man geht z. B. davon aus, dass Raucher die doppelte Menge an Vitamin C benötigen, um einen Versorgungsstatus zu erreichen, der dem von Nichtrauchern entspricht. Darüber hinaus senkt Rauchen die im Körper verfügbaren Mengen an beta-Carotin, Vitamin D, Folat und Vitamin B_{12}. Es beeinträchtigt die Umwandlung von Vitamin B_6 in seine aktive Form. Auch verstärkt Rauchen den Verlust von Mineralstoffen in den Knochen. Weiterhin erhöht Rauchen die Blutfett- und Cholesterinwerte (wichtige Risikofaktoren für Herzinfarkt und Schlaganfall).

Eine vollwertige Ernährung mit einer **ausreichenden Zufuhr an Antioxidanzien** (Vitamin A, C und E, Zink und Selen) kann natürlich nicht annähernd die negativen Folgen des Rauchens wettmachen, aber wenigstens die sowieso schwierigere Ausgangslage des Ungeborenen verbessern. Insbesondere der Verzehr von reichlich Gemüse, Salat, Hülsenfrüchten, hochwertigem Pflanzenöl und Vollkornprodukten sollte der Schwangeren nahegebracht werden. Eine einfühlsame Beratung und Führung ist wichtig. Erfahrungen (Stoll 1998) haben gezeigt, dass es mit einer kompetenten individuellen Ernährungsberatung gelingt, bei Raucherinnen das Bewusstsein für eine auf die optimale Entwicklung des Kindes ausgerichtete Kost zu wecken. In vielen Fällen gewöhnen sich die Frauen über diesen Einstieg letztlich auch das Rauchen ab. Ziel sollte es sein, dass die Schwangere im Laufe der Schwangerschaft (je früher, desto besser) mit dem Rauchen ganz aufhört.

12.2 Alkohol in der Schwangerschaft

Alkoholkonsum der Mutter während der Schwangerschaft ist eine der häufigsten Ursachen für eine Verzögerung der geistigen Ent-

wicklung bei Kindern. Fast 90 % der Kinder mit einem Alkoholschaden sind minderbegabt, die meisten von ihnen besuchen später eine Förderschule. Schwer alkoholgeschädigte Kinder können bereits bei der Geburt oder erst in der späteren Entwicklung einen zu kleinen Kopf haben. Diese Kinder hinken häufig nicht nur einer altersgemäßen Entwicklung hinterher, sondern sind auch übererregbar und hyperaktiv, fallen durch Muskelschwäche und unkoordinierte Bewegungen – häufig vergesellschaftet mit einem Krampfleiden – auf. Beim so genannten fetalen Alkoholkonsum kommen weitere Auffälligkeiten hinzu.

Doch der übermäßige und suchtmäßige Alkoholkonsum ist nur die Spitze eines Eisberges. Ebenfalls problematisch ist das mäßige Trinken.

> Selbst ein mäßiger Alkoholkonsum in der Schwangerschaft kann Veränderungen im Gehirn des Kindes hervorrufen, die ihm später das Lernen und Erinnern erschweren. Wissenschaftliche Untersuchungen kamen zu dem Ergebnis, dass nicht einmal bei einem Konsum von einem alkoholischen Getränk pro Tag (entsprechend 14 g Alkohol am Tag) eine Schädigung des Kindes sicher ausgeschlossen werden kann.

Da sämtliche Organ- und Zellsysteme des Menschen durch Alkohol geschädigt oder in ihrer Funktion beeinträchtigt werden können, kann auch der Verzehr von kleinen Mengen schwer wiegende Folgen haben. Dass die Empfehlungen für Schwangere zum Teil sehr unterschiedlich ausfallen, liegt daran, dass sich zwischen der täglich konsumierten Menge Alkohol und dem Schweregrad der kindlichen Schädigung keine feste Beziehung ableiten lässt (Frauen, die wenig Alkohol tranken, brachten zum Teil schwer geschädigte Kinder zur Welt, während manche viel und exzessiv trinkende Mutter von einem gesunden oder „nur" leicht geschädigten Kind entbunden wurde). Vermutlich reagieren Organismen (wie auch bei anderen Folgen des Alkoholkonsums wie die Leberzirrhose) unterschiedlich empfindlich.

Frauen sollten, um ganz sicher zu gehen, während der Schwangerschaft den **„Nullkon-**

sum" anstreben. Vor allem vom chronischen Konsum (auch kleiner Mengen) sowie von einzelnen Episoden mit hoher Alkoholaufnahme ist unbedingt abzuraten! Auf der anderen Seite muss keine Schwangere, die mal ein (!) Glas Sekt getrunken hat, in großer Sorge um ihr Kind sein. Ein Drink an einem Tag (nicht täglich!) wie ein kleines Glas Wein, ein kleines Glas Sherry, ein Aperitif oder ein kleines Glas Bier gelten als unbedenklich.

Sekundäreffekte wie eine nicht bedarfsgerechte Ernährungsweise und eine durch den Alkohol beeinträchtigte Resorption, Verwertung und Stoffwechsel von Nährstoffen sind bei schwangeren Frauen, die Alkohol konsumieren, wie bei den Raucherinnen zu berücksichtigen. In besonders schwierigen Fällen ist der Alkoholgebrauch vergesellschaftet mit dem Konsum von anderen Drogen, Medikamenten oder Zigaretten.

Bei alkoholabhängigen Frauen muss eine Entwöhnung vom Alkohol unbedingt vor dem Eintritt einer Schwangerschaft stattfinden und im Verlauf der Schwangerschaft eine strenge Abstinenz erreicht werden. Eine Unterstützung von Suchtexperten (Adressen von Anlaufstellen s. S. 181 f.) ist in solchen Fällen angezeigt.

Leider besteht selten die Möglichkeit, alkoholabhängige Frauen vor Beginn einer Schwangerschaft zu beraten. Ist eine alkoholkranke Frau bereits schwanger, ist die Situation extrem schwierig und ungünstig für Mutter und Kind. An der regelmäßigen Schwangerenvorsorge nehmen diese Frauen unter Umständen gar nicht teil, so dass Hebammen häufig erst in einem fortgeschrittenen Stadium der Schwangerschaft Kontakt zu ihnen bekommen. Es erfordert eine enorme Beobachtungsgabe und eine sehr behutsame Gesprächsführung, um Zugang zu den betroffenen Frauen zu bekommen und im Rahmen des Möglichen noch ein wenig Gutes bewirken zu können.

12.3 Drogen in der Schwangerschaft

Drogen aller Art, z. B. Cannabis (Marihuana), Kokain, Heroin oder Ecstasy, können den Embryo oder Fetus massiv schädigen. Drogenmissbrauch kann zu Entwicklungsstörungen, Fehlgeburt, Frühgeburt, niedrigem Geburtsgewicht und Totgeburt führen. In den ersten zwölf Wochen der Schwangerschaft, während der Entwicklung der Organe, besteht ein besonders hohes Schädigungsrisiko.

Manche Neugeborenen sind schon bei der Geburt drogenabhängig und leiden unter schweren Entzugserscheinungen wie Zittern, Krampfanfällen, Schlafstörungen (solche Entzugssymptome sind noch Monate nach der Geburt möglich). Selbst Neugeborene, deren Mütter an einem Methadonprogramm teilnehmen, leiden unter Entzugserscheinungen.

Auch beim Drogenkonsum spielt die **mangelhafte Ernährung** eine zentrale Rolle. Bei drogenabhängigen Frauen bestehen in der Regel erhebliche Defizite in der Zufuhr essenzieller Nährstoffe. Die Beratungsproblematik ist hier ähnlich wie bei den alkoholabhängigen Frauen. Dennoch sollte nichts unversucht bleiben, die Situation für Mutter und Kind zu entschärfen und zu verbessern (Adressen von Anlaufstellen s. S. 177f.). So hat sich gezeigt, dass Frauen, die während der Schwangerschaft an einem Drogenrehabilitationsprogramm teilnehmen, gesündere Kinder zur Welt bringen.

13 Allergieprävention in der Schwangerschaft

13.1 Allergierisiko des Kindes

Allergien sind häufig „familiär bedingt", denn die Veranlagung zu allergischen Erkrankungen wie Neurodermitis, Asthma, Heuschnupfen und Lebensmittelallergien ist vererbbar. Man spricht in diesen Fällen auch von atopischen Erkrankungen. Das Risiko eines Kindes, allergisch zu erkranken, ist um so größer, je mehr Familienmitglieder (Eltern, Geschwister) bereits an einer Allergie leiden. Ein **besonders hohes Allergierisiko** haben Kinder, wenn beide Eltern die gleiche atopische Erkrankung haben oder hatten (Bergmann et al. 1993). Eine Ausnahme sind Kontaktallergien (z. B. auf nickelhaltigen Schmuck), hier besteht kein erhöhtes Allergierisiko für das Kind.

Angeboren ist primär die Veranlagung und nicht die allergische Erkrankung selbst. Erst der häufige Kontakt mit möglichen Allergenen sowie der Einfluss verschiedener unspezifischer Faktoren machen aus der Veranlagung eine Allergie.

Folgende Faktoren begünstigen die Entwicklung atopischer Erkrankungen:

Spezifische Faktoren
- frühe und häufige Allergenexposition
- unreife Verdauungs- und Immunfunktionen
- Lebensmittelallergene
- Inhalationsallergene (Hausstaubmilben, Pollen, Tierhaare und Tierprodukte)

Unspezifische Faktoren
- Rauchen in der Umgebung des Kindes
- Innenraumklima
- Luftverschmutzung
- übertriebene Hygiene.

13.2 Vorbeugende Maßnahmen

Viele wissenschaftliche Studien konnten beweisen, dass sich durch geeignete allergievorbeugende Maßnahmen für Kinder mit einem erhöhten Allergierisiko das Auftreten der allergischen Erstmanifestation in den ersten 3 bis 5 Lebensjahren um etwa die Hälfte reduzieren und der Beginn der Allergie verzögern oder zumindest abschwächen lässt (Exl-Preysch, Wallraffen 2002).

> Die beste Allergievorbeugung beginnt nach der Geburt, indem die Mutter ihr Kind 6 Monate ausschließlich stillt.

Manchmal wird Schwangeren noch empfohlen, zur Allergieprävention ihres Kindes während der Schwangerschaft eine allergenarme Diät einzuhalten. Hierbei wird auf Lebensmittel verzichtet, die erfahrungsgemäß häufig Allergien auslösen (wie Milch, Ei, Weizen, Soja, Fisch und Nüsse). Wissenschaftliche Studien konnten bisher nicht nachweisen, dass eine allergenarme Diät der Schwangeren das Risiko einer späteren Allergie des Kindes verringert (Borowski, Schäfer 2005). Für die Mutter birgt dagegen der Verzicht auf wichtige Lebensmittel wie z. B. Milch und Milchprodukte die Gefahr eines Nährstoffmangels, der sich nachteilig auf ihre Gesundheit und die des Kindes auswirken kann.

> Eine allergenarme Ernährung in der Schwangerschaft hat wahrscheinlich keinen Einfluss auf das Allergierisiko des Kindes. Eine vollwertige Ernährung ist die wichtigste Grundlage für die Gesundheit von Mutter und Kind.

Schwangere, die selbst unter einer Lebensmittelallergie leiden, müssen die betreffenden Lebensmittel natürlich auch weiterhin meiden (siehe Kapitel 13.3).

Neben einer allergenarmen Ernährung des Säuglings (s. Kap. 20) können **Vorbereitungen für ein allergenarmes Umfeld** dazu beitragen, Allergien zu vermeiden:

Nicht rauchen

Schwangere sollten auf jeden Fall das Rauchen aufgeben, denn das ungeborene Kind raucht mit (s. S. 119). Auch der Partner und andere Familienmitglieder sollten im Haus nicht mehr rauchen. Für allergisch veranlagte Kinder bedeutet Mitrauchen ein gravierendes Risiko für die Entwicklung atopischer Erkrankungen. So entwickeln Kinder, deren Mütter während und nach der Schwangerschaft geraucht haben, besonders häufig Lebensmittelallergien und/ oder eine Neurodermitis (Borowski, Schäfer 2005).

Tipps für die Einrichtung des zukünftigen Kinderzimmers

Bereits in der Schwangerschaft ist es sinnvoll, für das Kind ein „allergenarmes Zuhause" vorzubereiten, das heißt Allergieauslöser zu vermeiden oder soweit wie möglich zu vermindern:

- Das Kinderzimmer sollte möglichst frei sein von **Materialien tierischen Ursprungs**. Also: keine Rosshaarmatratze und Tierfelle anschaffen.
- Wenn die Schwangere oder ein anderes Familienmitglied allergiekrank sind, sollte die Anschaffung oder Haltung eines **felltragenden Haustieres oder Nagetieres** gut überlegt sein. Wer bereits ein Haustier hat, sollte es zumindest aus dem Kinderzimmer fernhalten.
- Neben Haustieren gehören **Hausstaubmilben** zu den wichtigsten Allergenproduzenten. Die mikroskopisch kleinen Milben lieben Staub und Feuchtigkeit und befinden sich vor allem in Matratzen, Polstermöbeln und langflorigen Teppichen. Deshalb: keine Staubfänger

im Schlafzimmer des Kindes wie Gardinen, Polstermöbel, offene Regale. Wichtig ist auch regelmäßiges Lüften.
- **Bettwäsche und Plüschtiere** sollten bei 60 °C waschbar sein. Um die Milben in den Kuscheltieren des Kindes zu entfernen, hilft es auch, diese einige Stunden ins Tiefkühlfach zu legen und anschließend nach Anleitung zu waschen oder abzusaugen.
- Außerdem möglichst neue Matratzen verwenden und einen speziellen **milbendichten Matratzenüberzug (sog. Encasing)** anschaffen. Dieser verhindert, dass sich Milben überhaupt erst in der Matratze einnisten.
- Als **Fußbodenbelag** gelten wischbare Bodenbeläge wie Parkett, Kork und Fliesen sowie kurzflorige Teppichböden als empfehlenswert (abap 2003, Borrowski, Schäfer 2005).

13.3 Besonderheiten bei Schwangeren mit Lebensmittelallergien

Eine **Lebensmittelallergie** ist eine Überreaktion des Immunsystems auf normalerweise harmlose Eiweißbestandteile in Lebensmitteln. Dieser „Fehlalarm" führt zu einer vermehrten Bildung spezifischer Antikörper, meist vom Typ IgE (Immunglobulin E), die der Arzt oftmals durch Haut- und Bluttests nachweisen kann. Entwickelt sich zum Beispiel eine Kuhmilchallergie, so bildet der Allergiker Antikörper gegen bestimmte Allergene in der Kuhmilch. Diese **„Sensibilisierung"** ist der Grundstein für eine allergische Reaktion, bei der jedoch noch keine Beschwerden auftreten.

Erst durch den wiederholten Verzehr des Lebensmittelallergens (in diesem Beispiel Kuhmilcheiweiß) kommt es plötzlich zu einer **Reaktion** zwischen dem Allergen und den früher gebildeten Antikörpern. Manchmal genügen dann schon allerkleinste Mengen des betreffenden Lebensmittels, um eine schwere allergische Reaktion auszulösen.

Leidet die Schwangere selbst unter einer Lebensmittelallergie, ist die so genannte **Aller-**

genkarenz die wichtigste Grundlage der Therapie. Das bedeutet, dass die allergieauslösenden Lebensmittel konsequent aus dem Speiseplan gestrichen werden müssen. Entscheidende Voraussetzung für die Durchführung einer entsprechenden Ernährungstherapie ist die sichere **Diagnose** einer Lebensmittelallergie durch einen allergologisch erfahrenen Arzt. Denn nicht jede Unverträglichkeit eines Lebensmittels ist eine Allergie. So können Durchfälle nach einer Mahlzeit die Folge einer Magen-Darm-Infektion, einer entzündlichen Darmveränderung (z. B. Colitis ulcerosa) oder eines Mangels an bestimmten Verdauungsenzymen (z. B. des Milchzucker spaltenden Enzyms Laktase) sein.

Empfehlungen für eine allgemeingültige **„Allergiediät"** gibt es nicht! Je nach dem Ausmaß der Symptome, der allergenen Potenz und der Art der Verarbeitung des unverträglichen Lebensmittels und nicht zuletzt je nach den Ernährungsgewohnheiten der Patientin resultieren **individuell unterschiedliche Empfehlungen** (Körner 2004). Die praktische Umsetzung der Ernährungstherapie von Lebensmittelallergien in der Ernährungsberatung ist ausführlich in den Positionspapieren der DGE-Arbeitsgruppe „Diätetik in der Allergologie" beschrieben (DGE 2007).

Konkrete Hinweise für die Schwangere, wo ihre „Allergene" vorkommen und wie sie diese erkennt, erfordern Kenntnisse über die aktuelle **Lebensmittelgesetzgebung und Zusammensetzung einzelner Produkte.**

• Eine wichtige Orientierung zur Vermeidung von Lebensmittelallergenen ist das **Zutatenverzeichnis.** Seit November 2005 sind aufgrund von Änderungen in der Europäischen Gesetzgebung bestimmte Auslöser von Lebensmittelallergien und -unverträglichkeiten grundsätzlich im Zutatenverzeichnis von verpackten Lebensmitteln aufzuführen, wenn sie wissentlich während der Herstellung des Lebensmittels verwendet wurden (Tabelle 13.1). Das gilt auch für ihre Erzeugnisse, wenn sie im Endprodukt, auch in veränderter Form, enthalten sind (z. B. Emulgator Lezithin [Soja]). Die in Tabelle 13.1 aufgeführten

Lebensmittel sind auch dann zu deklarieren, wenn sie nur als Trägerstoff für Aromen, z. B. „Aroma (mit Weizengluten)", oder als Lösungsmittel, z. B. „Vitamin E (enthält Erdnussöl)", verwendet wurden. Eine Nennung ist nur dann nicht erforderlich, wenn die betreffende Zutat in der Verkehrsbezeichnung genannt wird (z. B. Sojadrink, Erdnussbutter) oder sie nachgewiesenermaßen keine Unverträglichkeitssymptome auslösen kann (z. B. Maltodextrine auf Weizenbasis, vollständig raffiniertes Sojabohnenöl und -fett).

Tab. 13.1 Liste der Zutaten, die nach Richtlinie 2003/89/EG und 2006/142/13 EG im Zutatenverzeichnis aufzuführen sind

• Glutenhaltiges Getreide, d. h. Weizen, Roggen, Gerste, Hafer, Dinkel, Kamut oder Hybridstämme davon
• Krebstiere und Weichtiere
• Eier
• Fisch
• Erdnüsse
• Soja
• Lupine
• Milch (einschließlich Laktose)
• Schalenfrüchte, d. h. Cashewnuss, Haselnuss, Macadamianuss, Mandel, Paranuss, Pecannuss, Pistazie, Queenslandnuss, Walnuss
• Sellerie
• Senf
• Sesamsamen
• Schwefeldioxid und Sulfite (ab 10 mg pro Kilogramm oder Liter)

(Europäische Union 2003 und 2006)

• Wenn die Schwangere selbst auf kleinste Mengen eines Lebensmittelallergens reagiert, bietet die neue Allergenkennzeichnung jedoch keine 100-prozentige Garantie dafür, dass auch wirklich alles, was im Produkt steckt, im Zutatenverzeichnis steht. So können während des Herstellungsprozesses **Allergenspuren** unbeabsichtigt in Produkte gelangen, die laut Rezeptur frei von diesen Allergenen sind. Zum Beispiel können Spuren von Nüssen in einer Vollmilchschokolade enthalten sein, wenn die gleiche Produktionsanlage zuvor zur Herstellung einer Nussschokolade verwendet wurde. Diese so genannten Kreuzkontaminationen fallen nicht unter die neue Allergenkennzeichnung. Viele Hersteller weisen deshalb freiwillig auf einen möglichen Allergengehalt ihrer Produkte hin, z. B. durch den Warnhinweis auf einer Schokolade „kann Spuren von Erdnüssen und Nüssen enthalten".

- Da Hersteller jederzeit die Zusammensetzung ihrer Produkte ändern können, sollten Schwangere mit Lebensmittelallergien **bei jedem Einkauf** das Zutatenverzeichnis erneut lesen.
- **Lose Ware** wie Wurstaufschnitt vom Metzger oder Brot- und Backwaren vom Bäcker fallen nicht unter die neue EU-Richtlinie. Es laufen allerdings Bemühungen seitens der Fleischerei- und Bäckerei-Verbände, eine Allergenkennzeichnung auf freiwilliger Basis, z. B. in Form eines speziellen Produktordners, anzubieten.

(Körner 2006, BMELV 13.09.07)

Solange jedoch die jetzigen Lebensmittelgesetze noch keine hundertprozentige Informationssicherheit bieten, sollten besonders **Schwangere mit hochgradigen und lebensbedrohlichen Lebensmittelallergien** im Zweifel auf Produkte unbekannter Zusammensetzung verzichten (z. B. diverse Wurstsorten bei Kuhmilchallergie oder Schokolade bei Erdnussallergie) oder beim Hersteller zuverlässige Informationen einholen.

Die Ernährungstherapie von Schwangeren mit Lebensmittelallergien erfordert sehr **spezielle Ernährungskenntnisse**:

- Prinzipiell kann jedes Lebensmittel bzw. können dessen Inhaltsstoffe eine Allergie auslösen. Die allergene Potenz der einzelnen Lebensmittel ist jedoch unterschiedlich. So können besonders **Kuhmilch, Hühnerei und Sojaprodukte sowie Fisch, Schalen- und Krustentiere, Sellerie, Erdnuss und Nüsse** zu lebensbedrohlichen Sofortreaktionen führen.
- **Rohe** und **unverarbeitete Lebensmittel** bergen ein höheres Allergierisiko als zubereitete oder industriell verarbeitete, denn Verarbeitungsprozesse wie beispielsweise Erhitzung schwächt die allergene Potenz vieler Lebensmittelallergene ab. So haben manche **Früchte und Gemüsesorten** eine geringe allergene Potenz. Sie wirken nur im rohen Zustand, gekocht werden sie oftmals vertragen (Beispiele: Apfel, Karotte, Kartoffel, Kohl).
- Eine **Kuhmilchallergie** bedeutet in den meisten Fällen, dass die Schwangere auf sämtliche Milch- und Milchprodukte verzichten muss. Eine ausreichende Kalziumversorgung ist dann nicht mehr gesichert. Zwar enthalten einige Gemüsearten, Samen und Kräuter etwas Kalzium, doch reichen diese Mengen nicht aus (s. S. 57).

Es wird deshalb empfohlen, die Beratung von Schwangeren mit Lebensmittelallergien durch eine entsprechend spezialisierte Ernährungsfachkraft zu begleiten (siehe Anhang S. 177).

Ernährungsberatung
in der Stillzeit

14 Einfluss der Beratung auf die Stillbereitschaft und Stillfrequenz

Ausschließliches Stillen des Kindes in den ersten 6 Lebensmonaten ist die denkbar beste Grundlage für die Entwicklung eines Kindes. Jede, auch noch so kurze Stillzeit bringt Vorteile für Mutter und Kind.

Der Beratung der Schwangeren (zur Vorbereitung auf die Stillzeit) und Stillenden kommt deshalb eine besondere Bedeutung zu.

Die Auflistung der Vorteile des Stillens beeindruckt viele werdende und junge Mütter und ist häufig eine gute Grundlage, Frauen zum Stillen zu motivieren.

Dennoch sollte der Schwangeren nicht vermittelt werden, dass ausschließlich das Stillen ihrem Kind eine optimale Ernährung ermöglicht und dass automatisch eine „ungünstige" oder gar „schlechte" Situation für ihr Kind entsteht, wenn nicht gestillt wird. Die junge Mutter muss wissen, dass auch Säuglingsmilchnahrungen (s. S. 142) heutzutage der Muttermilch in der Zusammensetzung sehr nahe kommen und dass ihr Kind sich damit gesund entwickeln kann. Auch durch die Flaschenfütterung ist liebevolle Zuwendung und der Aufbau einer guten Mutter-Kind-Beziehung möglich.

Falls die Muttermilchmenge im 1. Lebenshalbjahr – trotz Unterstützung durch eine Hebamme oder Stillberaterin – tatsächlich nicht ausreicht, muss deshalb nicht gleich abgestillt werden. Eine „Zwiemilch-Ernährung" mit einer „Pre"-Nahrung (s. S. 143) ist eine gute Möglichkeit, das Kind weiterhin von der Muttermilch profitieren zu lassen. Hierbei sollte immer zuerst gestillt und dann ergänzend zugefüttert werden. Auf diese Weise kann man gut den tatsächlichen Bedarf des Säuglings feststellen. Es kommt durchaus vor, dass der Säugling kurzzeitig 40 bis 70 ml zusätzlich verlangt, dann aber tage- oder wochenlang wieder mit Muttermilch alleine zufriedengestellt werden kann.

---

10 gute Gründe für das Stillen

1. Muttermilch ist durch ihre optimale Zusammensetzung die beste Nahrung für den Säugling (grundsätzlich auch bei Frühgeburten).
2. Hohe Bioverfügbarkeit der Nährstoffe, minimale Stoffwechselbelastung, gute Verdaulichkeit.
3. Eine Überernährung mit Muttermilch ist im Gegensatz zur Flaschennahrung kaum möglich. Gestillte Kinder leiden weniger häufig an Übergewicht.
4. Stillen fördert die Mutter-Kind-Beziehung.
5. Muttermilch ist von Natur aus allergenarm.
6. Mit der Muttermilch werden Immunglobuline an das Kind weitergegeben, die vor vielen Infektionskrankheiten und Allergien schützen.
7. Stillen fördert beim Kind eine bessere Ausbildung des Kiefers.
8. Schnellere Rückbildung der Gebärmutter.
9. Der in der Muttermilch enthaltene Wachstumsfaktor für Bifidusbakterien fördert den Aufbau einer günstigen Darmflora.
10. Muttermilch ist praktisch (keine Zubereitung erforderlich), hygienisch, richtig temperiert und kostet nichts.

Auch wenn vor dem fünften Monat **abgestillt** werden muss, sollte zunächst eine Zwiemilchernährung erfolgen. Schrittweise sollte alle zwei bis drei Tage eine Stillmahlzeit durch eine Flaschenmahlzeit mit Säuglingsanfangsnahrung („Pre"-Nahrung) ersetzt werden. So verringert sich die Milchmenge allmählich und der Säugling hat genug Zeit, sich an die veränderte Ernährung anzupassen.

Welchen Effekt die persönliche Beratung auf die Stillbereitschaft und Stillhäufigkeit bei

Frauen hat, zeigen die Ergebnisse eines Beratungsmodells in Niedersachsen (DGE info 7/2002): Hierbei wurden 631 schwangere Frauen im Rahmen einer kontrollierten Studie 6–8 Wochen vor dem Entbindungstermin und 8 Wochen danach von geschulten Kinderkrankenschwestern beraten. Grundlage der Beratung war ein Fragebogen, der das Allergierisiko des Ungeborenen erfasste. Allen Müttern wurde empfohlen, 4–6 Monate ausschließlich zu stillen und erst zwischen dem 5. und 6. Lebensmonat mit der Beikost zu beginnen. Allergierisikokinder sollten mindestens 6 Monate ausschließlich gestillt werden. Wenn das nicht möglich war, wurde als Muttermilchersatz eine hypoallergene Säuglingsnahrung (H.A.-Nahrung) empfohlen. Darüber hinaus wurden weitere allergievorbeugende Maßnahmen wie die Schaffung eines „allergenarmen" Umfelds (s. S. 124) angesprochen. Der Beratungseffekt wurde 8 Wochen nach der Geburt und um den ersten Geburtstag der Kinder überprüft. Die wichtigsten Ergebnisse: Insgesamt konnte ein deutlicher Einfluss der Beratung vor allem bei der Gruppe der Mütter mit Risikokindern erreicht werden. Durch die Beratung ließ sich bei den Frauen, die vor der Geburt bezüglich des Stillens noch unsicher oder ablehnend waren, die Stillfrequenz erhöhen. Immerhin änderten 15 % der Mütter von Risikokindern ihre Meinung. Die Empfehlung, 6 Monate voll zu stillen, wurde allerdings nur teilweise umgesetzt. Nur 26,8 % der Risikokinder der Interventionsgruppe wurden voll gestillt, in der Kontrollgruppe waren es 26,1 %. Stress (großer Haushalt, Belastung durch das Kind) und Gesundheit der Mutter (Brustentzündung, Medikamentenkonsum) waren die häufigsten Gründe, die das Stillen beeinträchtigten.

Die Untersuchung zeigt, dass Beratungsempfehlungen für die Stillzeit zwar kurzfristig wirksam sind, mittelfristig aber nicht ausreichend umgesetzt werden. Gerade bei Stillkrisen und Stillproblemen sind unterstützende Maßnahmen für die Mütter wichtig. Hier sind Hebammen gefordert, durch gezielte Angebote zur individuellen Stillberatung die Beratungssituation von Stillenden zu verbessern. So sollten Frauen nicht nur im Geburtsvorbereitungskurs auf die Möglichkeit der Stillberatung aufmerksam gemacht werden, sondern auch nach der Geburt zum Beispiel durch gezieltes Anschreiben der ehemaligen Kursteilnehmer.

15 Die Zusammensetzung der Muttermilch

In der Regel dauert es ein bis fünf Tage, bis die Milchproduktion nach der Geburt in Gang kommt. Zunächst werden nur geringe Mengen gebildet (etwa 10 ml pro Mahlzeit). Am 2. bis 5. Tag erfolgt dann der Milcheinschuss und die Produktion erhöht sich auf etwa 40 ml pro Mahlzeit. Schließlich pendelt sich eine durchschnittliche Milchmenge von etwa 800 ml pro Tag ein.

Die **Zusammensetzung der Muttermilch** ändert sich im Laufe der Zeit und ist so an die aktuellen Bedürfnisse des Säuglings angepasst:

- In den ersten Tagen wird das **Kolostrum (Vormilch)** abgegeben. Diese Milch ist reich an Eiweiß und Immunglobulinen. Diese machen die Kinder widerstandsfähiger gegen Infektionskrankheiten.
- Zwischen dem 6. und 10. Tag nach der Geburt wird die **transitorische Milch** bzw. **Übergangsmilch** gebildet. Sie enthält weniger Eiweiß, dafür mehr Kohlenhydrate und Fett.
- Schließlich produzieren die Milchdrüsen **reife Milch**. Sie ist besonders reich an essenziellen Fettsäuren. Im Vergleich zur Kuhmilch enthält sie weniger Eiweiß, dafür mehr Fett.

Die Zusammensetzung der Muttermilch variiert auch während einer Stillmahlzeit. Zu Beginn der Mahlzeit erhält das Kind mit der Milch nur wenig Fett und damit wenig Energie.

Tab. 15.1 Zusammensetzung der verschiedenen Arten der Muttermilch jeweils pro 100 g (Souci/Fachmann/Kraut, 2000)			
	Kolostrum (2.–3. Tag)	Übergangsmilch (6.–10. Tag)	reife Milch
Energie (kcal)	56	65	69
Eiweiß (g)	2,6	1,6	1,1
Fett (g)	2,9	3,5	4,0
Kohlenhydrate (g)	4,9	6,6	7,0
Cholesterin (mg)	k. A.	29	25
Natrium (mg)	54	29	13
Kalium (mg)	64	64	47
Kalzium (mg)	29	40	29
Phosphor (mg)	k. A.	18	15
Magnesium (mg)	3	3,5	3
Eisen (µg)	48	40	58

→

Tab. 15.1 (Fortsetzung)	Kolostrum (2.–3. Tag)	Übergangsmilch (6.–10. Tag)	reife Milch
Zink (µg)	k. A.	351	134
Jod (µg)	k. A.	2,4	5
Selen (µg)	1	1	3
Kupfer (µg)	46	54	35
Mangan (ng)	1100	k. A.	712
Vitamin A (µg RÄ)	169	143	69
Vitamin D (ng)	k. A.	k. A.	67
Vitamin E (µg TÄ)	1100	514	278
Vitamin K (ng)	k. A.	k. A.	483
Vitamin C (mg)	k. A.	5,5	6,5
Vitamin B_1 (µg)	10	20	15
Vitamin B_2 (µg)	k. A.	4	38
Vitamin B_6 (µg)	k. A.	k. A.	14
Folsäure (µg)	k. A.	0,5	8,0
Niacin (µg)	k. A.	180	170
Pantothensäure (µg)	k. A.	290	210
Vitamin B_{12} (ng)	k. A.	36	50
Biotin (ng)	k. A.	400	580
Relation Eiweiß : Fett : Kohlenhydrate in % der Energiemenge	18 : 47 : 35	10 : 49 : 41	7 : 53 : 39

k. A. = keine Angabe
(BZgA 2001)

Die Milch löscht hauptsächlich den Durst. Gegen Ende der Mahlzeit ist die Milch dagegen fett- und energiereich und sättigt das Kind. Der Säugling sollte also genug Zeit haben, zunächst an einer Seite zu trinken, bevor zur anderen Brust gewechselt wird.

Eiweiß

Die geringe Eiweißmenge in reifer Muttermilch reicht für das Wachstum des Kindes im ersten Lebensjahr aus, wenn sie ab dem siebten Lebensmonat durch Beikost ergänzt wird. Dies liegt an der hohen biologischen Wertigkeit und der leichten Verdaulichkeit des Eiweißes in der Muttermilch. Ein Teil des Proteins ist allerdings unverdaulich und dient nicht der Ernährung (z. B. Immunglobuline, Laktoferrin, Enzyme, Wachstumsfaktoren und Hormone), sondern dem Infektionsschutz und anderen Funktionen.

Fett

Frauenmilch liefert relativ viel Fett. Der Fettgehalt kann während einer Stillmahlzeit von 1,5 g/dl auf mehr als 6 g/dl zunehmen und steigt im Verlauf der Stillphase an, was dem hohen Energiebedarf des Säuglings entgegenkommt. Die Qualität des Frauenmilchfettes, d. h. der Gehalt an lebensnotwendigen Fettsäuren, ist hoch. Charakteristisch für Frauenmilch ist der im Vergleich zu anderen Säugetiermilchen hohe Anteil an **langkettigen mehrfach ungesättigten Fettsäuren** (LCP, s. S. 9 u. S. 22), insbesondere Arachidonsäure (AA) und Docosahexaensäure (DHA). Diese können von jungen Säuglingen nur unzureichend selbst gebildet werden. Sie sind jedoch wichtig, weil sie sich in den ersten Lebensmonaten stark im Zentralnervensystem anreichern und u. a. die Entwicklung des Gehirns günstig beeinflussen.

Interessant ist, dass gestillte Kinder, auf das Körpergewicht bezogen, mehr Cholesterin aufnehmen als nicht gestillte Kinder oder Erwachsene und auch höhere Serumspiegel haben. Auf der anderen Seite zeigen aber einzelne Untersuchungen, dass vor der Pubertät ehemals gestillte Kinder niedrigere Serumcholesteringehalte haben als nicht gestillte.

Kohlenhydrate

Der Milchzucker (Laktose) ist das charakteristische Kohlenhydrat sowohl der Frauenmilch als auch aller anderen Säugetiermilchen. Bei Frauenmilch liegt aber – im Gegensatz zu den anderen – etwa 10 % der Laktose in Form von Oligosacchariden (Kohlenhydrate, die aus 3 bis 10 Bausteinen zusammengesetzt sind) vor. Diese begünstigen den Aufbau einer speziellen Dickdarmbakterienflora (Bifidusbakterien), die das Wachstum von gefährlichen Keimen behindert. Außerdem verhindern die Oligosaccharide selbst das Eindringen von Bakterien.

Rachitis- und Kariesprophylaxe

Auch wenn die Muttermilch die optimale Nahrung für den Säugling ist: Der Gehalt an **Vitamin D** in der Muttermilch reicht für ein gesundes Wachstum und die sichere Vermeidung von Rachitis nicht aus. Daher bekommen gestillte Säuglinge zusätzlich Vitamin D in Form eines Präparates. Für gesunde, reif geborene Säuglinge wird ab dem Ende der ersten Lebenswoche eine Dosierung von täglich 400 bis 500 Internationale Einheiten (I.E.) Vitamin D_3 empfohlen. Damit werden sowohl Mangelerscheinungen als auch eine Überdosierung vermieden.

Der Gehalt an **Fluorid** ist weder in der Mutter- noch in Flaschenmilch ausreichend. Zur Kariesprophylaxe sollten daher alle Säuglinge zusätzlich Fluorid enthalten. Vitamin D und Fluorid werden in der Regel in einer Tablette kombiniert. Die Tablette sollte in einigen Tropfen Wasser auf einem Teelöffel aufgelöst und die Flüssigkeit in den Mund des Säuglings geträufelt werden.

Unterschiede zu anderen Säugetiermilchen

Keine andere Säugetiermilch entspricht der Zusammensetzung der Frauenmilch: Kuhmilch hat einen dreimal so hohen Eiweiß- und einen niedrigeren Kohlenhydratgehalt. Stutenmilch ist zwar etwas ärmer an Eiweiß als Kuhmilch, enthält aber weniger Fett und damit weniger Energie; Ziegenmilch enthält noch mehr Eiweiß als Kuhmilch und ist arm an Kohlenhydraten und insbesondere an Folat. Darüber hinaus werden die Eiweiße anderer Säugetiermilchen als „fremd" erkannt und sind damit grundsätzlich eher geeignet, Allergien auszulösen.

16 Die Ernährung der stillenden Mutter

16.1 Die wichtigsten Empfehlungen für eine vollwertige Ernährung

Die Ernährung der Stillenden stellt noch höhere Anforderungen als die Ernährung von Schwangeren. Dies hat folgende Gründe:

- Die Zusammensetzung der Muttermilch wird bei einigen Nährstoffen (Jod, Selen, Fluorid, Mangan, Vitamin A, Vitamin B_2, Vitamin B_6, Vitamin B_{12} und Pantothensäure sowie bestimmten Fettsäuren) durch den Ernährungsstatus der Mutter beeinflusst. Eine unzureichende Versorgung geht hier zu Lasten des Kindes.
- Weiterhin geht die Muttermilchproduktion zu Lasten der Mutter, wenn diese nicht optimal ernährt ist. Denn bei den anderen Nährstoffen bleibt die Zusammensetzung der Muttermilch weitgehend konstant („das Kind nimmt sich, was es braucht!") und bei Bedarf werden körpereigene Reserven der Mutter (weiter) abgebaut.

Aus diesen Gründen liegen die Empfehlungen für die **Energie-, Eiweiß-, Vitamin- und Mineralstoffzufuhr** zum Teil deutlich höher als in der Schwangerschaft (vgl. Tabelle 2.2, S. 23).
Insgesamt entsprechen die Ernährungsempfehlungen für Stillende aber weitgehend den Empfehlungen für Schwangere (s. Kapitel 9).

Stillende sollten keinesfalls ihre Energiezufuhr zu stark „drosseln" (etwa, um rasch ihr Ausgangsgewicht wiederzuerlangen)! Durch einen Abbau des Fettgewebes können Schadstoffe mobilisiert werden, die dann über die Muttermilch das Kind belasten.

16.2 Lebensmittelverzehrsmengen

Die **Tabelle 16.1** enthält beispielhaft die empfehlenswerten Lebensmittelmengen für stillende Frauen mit unterschiedlicher körperlicher Aktivität. Sie wurden mithilfe des Computerprogramms DGE-PC professional entsprechend den Referenzwerten für die Nährstoffzufuhr (DGE 2000) berechnet. Die Basis bildete jeweils der durchschnittliche Energiebedarf von 1900 kcal, 2100 kcal bzw. 2400 kcal pro Tag einer erwachsenen, nicht stillenden Frau zuzüglich der notwendigen Zulage für die Stillzeit. Als Energiemehrbedarf in der Stillzeit wurden 530 kcal angesetzt. Dies berücksichtigt die Tatsache, dass in den ersten 4 Monaten die zusätzlich benötigte Energie von 635 kcal zum Teil aus den in der Schwangerschaft angelegten Fettdepots bereitgestellt werden sollte (s. S. 21). Nach dem 4. Monat werden laut D–A–CH-Referenzwert 525 kcal zusätzlich veranschlagt.

16.3 Häufiger Fehler: einseitige Lebensmittelauswahl

Wenn das Baby da ist, neigen manche frischgebackenen Mütter dazu, ihre eigenen Bedürfnisse zurückzustellen. Das kann sich ungünstig (nicht nur) auf das Stillen auswirken. Die Lebensumstellung, unterbrochener Nachtschlaf und die Anstrengungen der Geburt sind energie- und kräftezehrend. In der Beratung sollte deutlich gemacht werden, dass das Stillen – und letztlich die gesunde Entwicklung des Kindes – nur dann funktionieren kann, wenn die Mutter auch gut für sich selbst sorgt. Dazu gehört, dass sie sich ausgewogen ernährt!

Tab. 16.1 Empfehlenswerte Lebensmittelverzehrsmengen pro Tag für Stillende				
Lebensmittel	**Empfehlung für Stillende** 2430 kcal/Tag (PAL 1,4[1])	**Empfehlung für Stillende** 2630 kcal/Tag (PAL 1,6[1])	**Empfehlung für Stillende** 2930 kcal/Tag (PAL 1,8[1])	**Mengenbeispiele**
Reichlich				
Getränke **6 + 4** Portionen/ Tag insgesamt 2,5–3 Liter	zum Beispiel 4–5 große Gläser Mineralwasser, 3 große Gläser bzw. Tassen unge-süßten Kräuter- oder Früchtetee, 1–2 Gläser Fruchtsaftschorle oder Gemüsesaft	zum Beispiel 4–5 große Gläser Mineralwasser, 3 große Gläser bzw. Tassen unge-süßten Kräuter- oder Früchtetee, 1–2 Gläser Fruchtsaftschorle oder Gemüsesaft	zum Beispiel 4–5 große Gläser Mineralwasser, 3 große Gläser bzw. Tassen unge-süßten Kräuter- oder Früchtetee, 1–2 Gläser Fruchtsaftschorle oder Gemüsesaft	1 „großes" Glas = 300 ml 1 Glas = 200 ml 1 „kleine" Kanne = 500 ml
Brot, Getreide und Beilagen **5** Portionen/Tag	zum Beispiel	zum Beispiel	zum Beispiel	
Brot, Getreide (-flocken)	6 Scheiben Brot (davon 2–3 Schei-ben Vollkornbrot) (ca. 300 g) oder 5 Scheiben Brot und 50 g Getreideflo-cken	1 Müsli (50 g) und 4,5 Scheiben Brot (davon 2 Scheiben Voll-kornbrot) und 1 Roggenbrötchen (ca. 280 g)	1 Müsli (50 g) und 5 Scheiben Brot (davon 2–3 Scheiben Voll-kornbrot) und 1 Roggenbrötchen (ca. 310 g)	1 Scheibe Brot = 40–50 g 1 Brötchen = 50 g 1 EL Müsli oder Haferflocken = 10 g
Kartoffeln, Reis, Nudeln	1 Portion Reis, Nudeln oder Kar-toffeln (ca. 320 g gekocht)	1 Portion Reis, Nudeln oder Kar-toffeln (ca. 320 g gekocht)	1 Portion Reis, Nudeln oder Kar-toffeln (ca. 400 g gekocht)	1 mittelgroße Kartoffel = 80 g 1 EL Reis/Nudeln (gekocht) = 20 g
Gemüse und Obst **4** Portionen/Tag (+ **1 Portion Saft**)	zum Beispiel	zum Beispiel	zum Beispiel	
Gemüse	2 Portionen Gemüse gegart, roh und als Blatt-salat (ca. 400–500 g)	2 Portionen Gemüse gegart, roh und als Blatt-salat (400–500 g)	2 Portionen Gemüse gegart, roh und als Blatt-salat (400–500 g)	1 EL Gemüse (gekocht) = 30 g 1 Paprikaschote = 150 g 1 kleine Möhre / Tomate = 50 g
Obst	2 Portionen Obst (ca. 350 g)	2 Portionen Obst (ca. 400 g)	2 Portionen Obst (ca. 400 g)	1 Apfel = 150 g 1 große Banane = 200 g

[1] Nicht schwangere, nicht stillende Frauen ≥ 25 Jahre < 51 Jahre, je nach körperlicher Aktivität (s. S. 5) (D–A–CH, 2000)

→

Tab. 16.1 (Fortsetzung)				
Lebensmittel	**Empfehlung für Stillende** 2430 kcal/Tag (PAL 1,4[1])	**Empfehlung für Stillende** 2630 kcal/Tag (PAL 1,6[1])	**Empfehlung für Stillende** 2930 kcal/Tag (PAL 1,8[1])	**Mengenbeispiele**
Mäßig				
Milch und Milchprodukte[2] **3** Portionen/Tag	zum Beispiel 250 ml fettarme Milch (1,5 % Fett) und 2 Scheiben Käse (30–40 % i.Tr.) und 1 kleiner Joghurt (1,5 % Fett)	zum Beispiel 250 ml fettarme Milch (1,5 % Fett) und 2 Scheiben Käse (30–40 % i.Tr.) und 1 kleiner Joghurt (1,5 % Fett)	zum Beispiel 250 ml fettarme Milch (1,5 % Fett) und 2 Scheiben Käse (30–40 % i.Tr.) und 1 Joghurt (1,5 % Fett)	1 Tasse Milch = 150 ml 1 Scheibe Käse = 30 g 1 Becher Joghurt = 150 g
Fleisch, Fisch, Wurst oder Ei **1** Portion/Tag				
Fleisch, Wurst	pro Woche: Insgesamt ca. 500 g mageres Fleisch und fettarme Wurst	pro Woche: Insgesamt ca. 500 g mageres Fleisch und fettarme Wurst	pro Woche: Insgesamt ca. 500 g mageres Fleisch und fettarme Wurst	1 kleines Schnitzel = 100 g 1 Scheibe Mortadella = 30 g
Fisch	2 Portionen Seefisch (ca. 250 g), davon 1 Portion fettreicher Seefisch (Hering, Makrele, Lachs)	2–3 Portionen Seefisch (ca. 300 g), davon 1–2 Portionen fettreicher Seefisch (Hering, Makrele, Lachs)	2–3 Portionen Seefisch (ca. 300 g), davon 1–2 Portionen fettreicher Seefisch (Hering, Makrele, Lachs)	1 Seelachsfilet = 120 g Fisch (-konserve) als Brotbelag = 65 g
Eier	2–3 Stück	2–3 Stück	2–3 Stück	
Sparsam				
Fette und Öle **2** Portionen/Tag	zum Beispiel 2 EL Butter oder Margarine und 2 EL hochwertiges Pflanzenöl (insgesamt ca. 40 g)	zum Beispiel 2 EL Butter oder Margarine und 2 EL hochwertiges Pflanzenöl (insgesamt ca. 40 g)	zum Beispiel 2 EL Butter oder Margarine und 2,5 EL hochwertiges Pflanzenöl (insgesamt ca. 45 g)	1 TL Margarine oder Butter = 5 g 1 TL Öl = 5 g 1 EL Öl = 10 g
Süßes und fette Snacks **1** Portion/Tag	zum Beispiel 1 Stück Obstkuchen *oder* 4 Vollkornkekse *oder* 2 Riegel Schokolade *oder* 2 Kugeln Eiscreme			

[2] 100 ml Milch entsprechen in ihrem Kalziumgehalt ca. 15 g (= ½ Scheibe) Schnittkäse oder 30 g Weichkäse

Viele Stillende sind in dem Glauben, sie müssten ihren **Speisezettel einschränken** – aus Sorge, ihr Kind könnte bestimmte Nahrungsinhaltsstoffe nicht vertragen. Wenn das Baby unruhig ist, vermuten sie als Erstes, dass es auf etwas reagiert, was sie selbst gegessen haben. Tatsächlich können die meisten Mütter aber alles essen, was sie möchten, ohne dass die Säuglinge dadurch auffällig reagieren. Im Gegenteil profitieren Mutter und Kind von einer abwechslungsreichen Kost mit einem breiten Nährstoffspektrum. Auch für die Geschmacksbildung des Kindes ist die Auswahl der Speisen wichtig, denn je nach den aufgenommenen Lebensmitteln verändert sich der Geschmack der Muttermilch – ein ideales „Geschmackstraining" für das Kind.

Viele Stillende schränken den Verzehr von **Obst** ein oder verzichten ganz darauf – aus Angst, die Fruchtsäuren (insbesondere aus Zitrusfrüchten) könnten beim Säugling **Wundsein** verursachen. Ein solcher Zusammenhang wurde in wissenschaftlichen Untersuchungen jedoch bisher nicht bestätigt. Manche stillende Mutter erzielt allerdings eine Besserung des Wundseins, nachdem sie bestimmte Obstarten weggelassen hat – dies muss im Einzelfall „ausgetestet" werden. Ein genereller Verzicht auf Obst oder bestimmte Obstarten ist jedenfalls nicht sinnvoll, zumal Obst wertvolle Nährstoffe und sekundäre Pflanzenstoffe liefert.

Diese Lebensmittel sollten Stillende meiden:

- Leber, Niere, Wild v. a. von älteren Tieren (Anreicherung von Schadstoffen)
- ungereinigte pflanzliche Lebensmittel (z. B. Essen von Beeren direkt vom Strauch, ungewaschener Salat)
- langlebige Raubfische wie Thunfische, Haie (Anreicherung von Rückständen in der Nahrungskette)
- übermäßig geräucherte und gegrillte Produkte (da beim Bräunungsprozess Schadstoffe bzw. gesundheitsschädliche Substanzen entstehen können).

Das **Koffein**, das in zwei bis drei Tassen Kaffee pro Tag enthalten ist, verursacht bei den meisten Säuglingen keine Probleme. Bei empfindlicheren Kindern zeigt sich allerdings eine anregende Wirkung. Koffein ist auch in schwarzem und grünem Tee, manchen Eistees, Colagetränken, Energydrinks, Mixgetränke und einigen Medikamenten (z. B. Schmerzmittel) vorhanden (s. S. 82).

Alkohol geht in die Muttermilch über. Gelegentliche geringe Mengen (z. B. „mal" ein Glas Wein, Bier oder Sekt) werden im Allgemeinen toleriert, doch sollten diese nicht unmittelbar vor einer Stillmahlzeit aufgenommen werden. Am besten ist es natürlich, ganz auf Alkohol zu verzichten.

Hinsichtlich der **Schadstoffe** geht man heute davon aus, dass die Vorteile des Stillens, insbesondere im ersten Lebenshalbjahr, ein mögliches Risiko durch Rückstände aufwiegen, zumal die Schadstoffkonzentrationen seit Mitte der 1980er Jahre stetig sinken. Laut Ernährungsbericht 2004 der Deutschen Gesellschaft für Ernährung (DGE) belegen Untersuchungen, dass in Deutschland die Belastung von Muttermilch mit persistenten Organochlor-Pestiziden (OCP), polychlorierten Biphenylen (PCB) und Dioxinen in den vergangenen 30 Jahren um 70 bis 90 % abgenommen hat. War allerdings eine Frau im Laufe ihres Lebens besonderen Belastungen ausgesetzt – etwa durch häufige Arbeit mit Dünge- und Pflanzenschutzmitteln – sollte über das zuständige Gesundheitsamt eine Milchprobe auf Schadstoffe analysiert werden. Je nach der Höhe der gemessenen Rückstände ist es dann sinnvoll, die Stillzeit zu begrenzen.

16.4 Zusätzliche Maßnahmen zur Förderung der Laktation

Heute ist unbestritten, dass das **erste Anlegen nach der Geburt** von großer Bedeutung für das Gelingen des Stillens ist. Das frühe Anlegen (noch im Kreißsaal) stimuliert die mütterliche Brust stark und setzt eine rasche Milchproduktion in Gang, die eine ausschließliche Ernährung mit Muttermilch schon in den ersten

Lebenstagen gewährleistet. Auch aus ernährungsphysiologischer Sicht empfiehlt sich das frühe Anlegen. Das beim ersten Trinken abgegebene **Kolostrum** (Vormilch) ist mengenmäßig exakt auf die geringe Aufnahmefähigkeit des unreifen kindlichen Magens abgestimmt und optimal zusammengesetzt. Vorteilhaft ist auch die stark laxierende (abführende) Wirkung, die dafür sorgt, dass das Mekonium weitgehend und auf natürlichem Weg aus dem Magen-Darm-Trakt ausgeschieden wird.

Aus Erfahrung weiß man, dass **Tee aus Anis, Kümmel und Fenchel** die Milchbildung fördert, während Salbei eine hemmende Wirkung auf die Milchbildung zugeschrieben wird. Auf die Menge der abgegebenen Milchmenge haben „Milchbildungstees" aber keinen Einfluss. Vorsicht ist geboten für Stillende mit „Heuschnupfen", insbesondere bei einer Allergie gegen Kräuter- bzw. Beifußpollen, denn allergene Bestandteile in Kräutertees aus Anis, Kümmel und Fenchel können zu Unverträglichkeitsreaktionen führen.

> Bei dem heute allgemein guten Ernährungszustand der Frauen hat die Ernährung praktisch keinen Einfluss auf die Menge der gebildeten Muttermilch.

Eine **ausreichende Flüssigkeitszufuhr** ist natürlich wichtig (2,5 l pro Tag). Ein vermehrtes Trinken über den Bedarf hinaus bzw. die Auswahl so genannter milchbildender Getränke steigert die Milchmenge hingegen nicht.

Weitere Faktoren beeinflussen die Laktation positiv wie negativ. Im Mittelpunkt steht der Säugling, der durch das Saugen die Milchbildung und Milchausscheidung steuert. Je öfter und stärker das Kind saugt, desto stärker wird die Milchbildung in Gang gesetzt. Unangenehme Gefühle wie Ärger, Hektik, Stress und Angst sowie Unsicherheit, mangelndes Vertrauen in die eigene Stillfähigkeit, Leistungsdruck, Verkrampfung etc. sind Faktoren, die den Milchfluss eindämmen können. Um erfolgreich zu stillen, benötigt die Mutter vor allem eine ruhige Umgebung, eine qualifizierte Beratung, Zuspruch und Ermutigung.

Entgegen früherer Meinung ist ein bestimmter **Mahlzeitenrhythmus** nicht erforderlich bzw. nicht förderlich für die Laktation. Es gibt keine allgemein gültige Regel, wie häufig und wie lange eine Kind gestillt werden sollte. Manche Mütter sind verunsichert, wenn das Kind z. B. abends in kürzeren Abständen trinken möchte als tagsüber. Dieses gehäufte Trinken ist aber kein Anzeichen dafür, dass die Milchmenge nicht ausreicht.

Treten im Alter von etwa zwei bis drei Wochen, mit sechs Wochen und mit drei Monaten **Wachstumsschübe** auf, die mit einem erhöhten Appetit einhergehen, sind viele Mütter ebenfalls besorgt. Es sollte ihnen vermittelt werden, dass sich die Milchmenge automatisch der zunehmenden Nachfrage anpasst, wenn sie sich besonders viel Zeit für das Stillen nehmen, das Kind häufiger anlegen und auf keinen Fall mit der Flasche zufüttern.

17 Stillberatung in besonderen Situationen

17.1 Prophylaxe von Blähungen beim Kind

Während der ersten drei bis fünf Lebensmonate leiden etwa 10 bis 20 % der Säuglinge unter den so genannten „Dreimonatskoliken". Da die Ursachen hierfür bisher unbekannt sind, ist eine gezielte Behandlung nicht möglich.

Das Meiden von bestimmten Lebensmitteln mit der Absicht, Blähungen beim Kind zu verhindern, gilt mittlerweile als überholt. Neue Forschungsergebnisse deuten darauf hin, dass es keinen Zusammenhang zwischen dem Konsum von landläufig als „blähend" bewerteten Speisen wie Kohl, Zwiebeln und Hülsenfrüchten durch die Mutter und Verdauungsproblemen beim gestillten Säugling gibt. Manche Mütter machen hingegen die Erfahrung, dass ihr Kind nach dem Verzehr bestimmter Speisen verstärkt unter Blähungen leidet. In solchen Einzelfällen kann es durchaus sinnvoll sein, einzelne Lebensmittel zu meiden. Es sollte aber zunächst überprüft werden, ob diese tatsächlich der Auslöser für Unpässlichkeiten sind. Denn auch Stress der Mutter oder eine Überforderung des Kindes durch äußere Reize kann die Ursache für Blähungen und Schreien sein. Eine generelle Empfehlung, bestimmte Lebensmittel zu meiden, ist nicht sinnvoll.

> Als **Faustregel** gilt: Die stillende Mutter sollte alles essen, was sie selbst gut verträgt. Hat sie mit einigen Gemüsen oder Hülsenfrüchten selber ein Verdauungsproblem, oder beobachtet sie bei ihrem Säugling wiederholt Blähungen, sollte sie diese versuchsweise eine Weile weglassen.

> **Tipps zur Vermeidung von Blähungen beim Kind**
>
> - Darauf achten, dass das Baby nicht zu hastig und zu schnell trinkt. Es schluckt sonst zu viel Luft.
> - Das Kind sollte nicht kurzzeitig an beiden Brüsten angelegt werden, sondern zuerst eine Brust leer trinken. Grund ist die veränderte Zusammensetzung der Muttermilch während des Trinkens: Zuerst enthält sie relativ viel Milchzucker (der mithilfe von Darmbakterien in Gase umgewandelt wird), später mehr Fett.
> - Manchen Kindern hilft eine aufrechte Position beim Trinken, weniger Luft zu schlucken.
> - Das Aufstoßen nach der Mahlzeit oder auch zwischendurch ist wichtig. Bei manchen Kindern erfordert es etwas Geduld, aber die Geduld lohnt sich!
> - Das Kind soll beim Trinken die Brustwarze ganz in den Mund nehmen.
> - Überstimulation des Kindes vermeiden. Bewusst „Ruhetage" einlegen, ohne Hektik, Termine und große Veränderungen.

17.2 Stillen von Frühgeborenen

Auch das Stillen von Frühgeborenen ist möglich und wichtig. Zunächst gilt es, einfühlsam auf die besondere Situation der Eltern einzugehen und ihnen zu helfen, den „Schock" Schritt für Schritt zu überwinden. Viele Mütter sind bei der ersten Begegnung mit ihrem Frühgeborenen dankbar für eine Ermunterung zum Stillen, damit sie etwas für ihr Kind tun können. Sind die Eltern vom Wert der Muttermilchernährung für ihr Kind überzeugt, ist eine wichtige Voraussetzung für eine erfolgreiche Stillbeziehung erfüllt.

Es ist mitunter mühsam, eine Mutter über Wochen oder gar Monate an der Milchpumpe zu motivieren, wenn das Kind noch nicht an der Brust trinken kann. Dann können z. B. die Argumente helfen, dass Muttermilch speziell auf die aktuellen Bedürfnisse ihres Kindes abgestimmt ist, dass Muttermilch ein spezielles Fettsäureprofil hat (s. S. 132), dass dieses für die Entwicklung der Augen und des Gehirns wichtig und beinahe identisch mit demjenigen ist, welche ihr Kind über die Plazenta erhalten würde. Wenn das Frühgeborene noch nicht an der Brust trinken kann bzw. eine räumliche Trennung von der Mutter besteht, sollte unbedingt dafür gesorgt werden, dass frisch abgepumpte Milch rasch verfügbar ist! Die abgepumpte Muttermilch wird dem Frühgeborenen dann mit der Flasche oder über eine Sonde gefüttert.

> Ein Frühgeborenes benötigt 180 bis 220 ml Muttermilch pro kg Körpergewicht, um eine zufriedenstellende Gewichtszunahme von ca. 25 bis 30 g pro Tag zu erreichen (BZgA 2001).

Frühgeborene mit einem Gewicht unter 1 000 g haben den höchsten Energiebedarf, vertragen aber häufig über den Magen-Darm-Trakt nur minimale Nahrungsmengen. Jede auch noch so geringe Menge an Kolostrum trägtaber in den ersten Tagen entscheidend zur Darmreifung bei.

Bei der Ernährung von Frühgeborenen unter 1 500 g Geburtsgewicht mit Muttermilch ist eine Supplementierung mit Kalzium, Phosphor, Vitamin D und Vitamin K erforderlich.

Tipps für das Aufbewahren und Erwärmen von abgepumpter Muttermilch

- Das Pumpenset (Ansatztrichter, Schläuche, Überlaufflasche und Sammelflasche) der Muttermilchpumpe ist vor jedem Gebrauch zu reinigen (mit Spülwasser bürsten und klar nachspülen) und auszukochen oder im Vaporisator zu desinfizieren (keine Kaltdesinfektion!). Für das gesunde Kind zu Hause reicht die Reinigung in der Spülmaschine (65 °C).
- Die abgepumpte Muttermilch sollte in verschlossenen, sterilen (ausgekochten) Behält-

nissen aufbewahrt werden und innerhalb von 72 Stunden verbraucht sein. Im Kühlschrank sollte die Temperatur nicht höher als +4 °C sein (im unteren Bereich des Kühlschranks auf der Glasplatte, nicht aber im Gemüse- oder Türfach).
- Ist keine Kühlmöglichkeit vorhanden, kann die Muttermilch bei Raumtemperatur maximal 6 bis 8 Stunden stehen, muss dann aber umgehend verfüttert werden.
- Im Gefriergerät hält sich die Milch bei – 18 °C bis – 40 °C drei bis sechs Monate lang. Wenn absehbar ist, dass die Muttermilch nicht innerhalb von drei Tagen verfüttert wird, sollte sie sogleich eingefroren werden.
- Die Temperatur im Kühlschrank und im Gefriergerät sollte mit einem Thermometer kontrolliert werden.
- Wird die Muttermilch transportiert, ist eine lückenlose Kühlkette unbedingt erforderlich (Kühltaschen/Styroporboxen mit Kühlelementen, für längere Strecken Trockeneis).
- Zum Erwärmen der Muttermilch ist die Mikrowelle nicht geeignet, weil die Milch hierbei ungleichmäßig erhitzt wird. Temperaturen über 55 °C zerstören außerdem wichtige Schutzstoffe der Muttermilch.
- Optimal ist es, die Milch zunächst unter fließendem kalten und dann warmen Wasser aufzutauen und danach langsam im Wasserbad zu erwärmen.
- Reste einer erwärmten Muttermilchmahlzeit müssen verworfen werden!

17.3 Stillen bei Diabetes mellitus der Mutter

Im Vergleich zur Normalbevölkerung haben Kinder von Müttern mit Typ-1-Diabetes ein 2- bis 12-fach erhöhtes Risiko, ebenfalls einen Typ-1-Diabetes zu entwickeln (BZgA 2001). Epidemiologische Untersuchungen lassen vermuten, dass sich dieses Risiko bei gestillten Säuglingen verringert.

> Daher ist das Stillen diabetischen Müttern besonders zu empfehlen, es erfordert allerdings eine optimale Stoffwechseleinstellung!

Diese sollte optimalerweise bereits vor dem Eintritt der Schwangerschaft und während der Schwangerschaft erfolgen, damit Komplikationen vermieden werden.

Beim Stillen diabetischer Mütter sind einige **Besonderheiten** zu beachten:

- Die **Milch diabetischer Mütter** enthält im Vergleich zur Milch gesunder Mütter mehr Glukose und Kochsalz. Im Falle einer Mastitis kann der Kochsalzgehalt so stark erhöht sein, dass das Kind die Brust verweigert. Der erhöhte Glukosegehalt hat hingegen keine klinische Bedeutung.
- Diabetische Mütter müssen besonders darauf hingewiesen werden, dass sie in der Stillzeit einen **erhöhten Energiebedarf** haben. Eine zu geringe Energiezufuhr führt zu einer ungünstigen Stoffwechsellage der Diabetikerin.
- Ein zu niedriger **Blutglukosespiegel der Mutter** führt zwar nicht zu einem geringen Glukosegehalt der Muttermilch, aber zur Verringerung der Milchproduktion und zur Reduzierung des Milchspendereflexes.
- Diabetikerinnen neigen verstärkt zu **Infektionen** und somit auch zur Entwicklung einer Mastitis. Auch Pilzinfektionen treten bei diabetischen Müttern häufiger auf und sollten frühzeitig erkannt und behandelt werden!

Wird eine an Typ-1-Diabetes erkrankte Mutter behutsam und kompetent beraten, steht einer erfolgreichen Stillperiode, in der sich Mutter und Kind wohl fühlen, nichts im Wege.

18 Säuglings- und andere „Milch"nahrungen

Wenn die Muttermilch trotz aller Bemühungen nicht ausreicht oder die Mutter aus anderen Gründen nicht (mehr) stillen möchte, sind industrielle **Säuglingsnahrungen** der bestmögliche Ersatz für Muttermilch. Hinsichtlich der Zusammensetzung sind sie heutzutage der Muttermilch soweit angepasst, dass sie in den ersten 5 bis 6 Monaten ohne Beikost gegeben werden können. Außerdem sind sie schadstoffarm und werden laufend kontrolliert.

Die Bezeichnungen der einzelnen Säuglingsnahrungen sind in der Europäischen Union (EU) gesetzlich geregelt. Nach ernährungsphysiologischen und altersbezogenen Kriterien werden hierbei Säuglingsnahrungen in **„Anfangs"- und „Folgenahrungen"** unterteilt. Die gleiche Einteilung gilt auch für so genannte **H.A.-Nahrungen**, die auf der Basis von teilhydrolysiertem Protein (meist Molkenprotein) hergestellt und als Muttermilchersatz bei allergiegefährdeten Säuglingen empfohlen werden (s. Kap. 20.2). Sofern die Nahrungen auf der Basis von Kuhmilch hergestellt sind, werden sie als **Säuglingsmilchnahrungen** bezeichnet. Ist Sojaeiweiß die Grundlage für die Herstellung der Säuglingsnahrung, wird die Bezeichnung **„Sojanahrung"** verwendet.

Extensiv hydrolysierte Formula (s. S. 153), die sowohl zur Therapie von Allergien, je nach Formula auch bei gastrointestinalen Störungen, als auch zur Allergieprävention eingesetzt werden, fallen nicht unter die Europäische Richtlinie für Säuglingsanfangsnahrungen, sondern werden als so genannte (hypoallergene) Spezialnahrungen eingeordnet. Sie unterliegen damit den gesetzlichen Bestimmungen der FSMP-Richtlinie (FSMP = Food für Special Medical Purposes) für diätetische Indikationen.

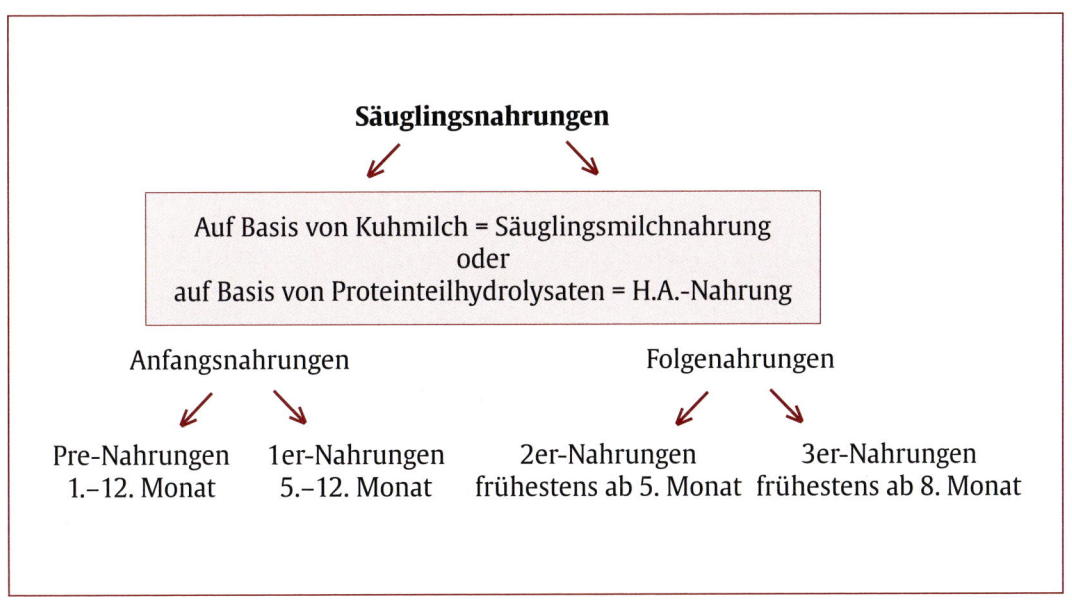

Abb. 18.**1** Einteilung der Säuglingsnahrungen (modifiziert nach Hanreich, Hansen 2002)

Tab. 18.1 Durchschnittliche Energie- und Nährstoffgehalte in reifer Muttermilch, „Pre"-Nahrung, 1er-Nahrung und 2er-Nahrung.

pro 100 ml	Muttermilch	„Pre"-Nahrung	1er-Nahrung	2er-Nahrung
Energie (kcal)	69	66–69	66–75	71–79
Eiweiß (g)	1,13	1,4–1,7	1,4–2,0	1,8–2,6
davon Kasein (%)	20–40	ca. 40	40–70	ca. 80
Fett (g)	4,03	3,3–3,7	3,0–3,7	3,3–3,6
Kohlenhydrate (g)	7,0	7,2–7,7	7,7–8,8	7,3–9,1
Mineralstoffe (g)	0,21	0,29–0,32	0,3–0,4	0,49–0,65

(modifiziert nach Hanreich, Hansen 2002)

18.1 Anfangsnahrungen und Folgenahrungen

Säuglingsanfangsnahrungen sind in ihrer Zusammensetzung der Muttermilch weitgehend angepasst und für die Ernährung während des gesamten ersten Lebensjahres geeignet. Sie werden in Deutschland aufgrund ihres Kohlenhydratanteils in „Pre"- und „1er"-Nahrungen unterteilt.

Anfangsnahrungen mit der Silbe „Pre" in der Bezeichnung sind der Muttermilch so weit angepasst, dass sie wie Muttermilch

- ab der Geburt gefüttert werden können,
- als Kohlenhydrat nur Milchzucker (Laktose) enthalten,
- ähnlich dünnflüssig sind,
- bei Bedarf gefüttert werden können (sofern die Dosierungsanweisungen des Herstellers eingehalten werden).

Sie sind deshalb von allen Säuglingsnahrungen der beste Muttermilchersatz.

Zwiemilchernährung: Wenn die Mutter noch stillt, aber zufüttern muss, wird ausschließlich „Pre"-Nahrung empfohlen. Auch wenn die Mutter abstillt, sollte sie grundsätzlich eine „Pre"-Nahrung verwenden (s. S. 128).

Anfangsnahrungen mit der Ziffer „1" in der Bezeichnung unterscheiden sich stärker von der Muttermilch als „Pre"-Nahrungen. Im Eiweißanteil sind sie meist nicht mehr „adaptiert", d. h. das Verhältnis von Molkeneiweiß zu Kasein kann erheblich von dem der Muttermilch abweichen (siehe Tabelle 18.1).

Außerdem enthalten sie neben Milchzucker auch kleinere Mengen **Maltodextrin** oder **glutenfreie Stärke**, die „besser sättigen" sollen (hier spricht die Werbung gezielt die – meist unbegründeten – Ängste vieler Mütter an, das Kind könne „nicht satt" werden). Der Säugling kann in den ersten 4 Monaten keine nennenswerten Mengen an Stärke verdauen, so dass Gaben dieser Nahrung in dieser Zeit zu Blähungen und Unruhe führen können. Sie sollten deshalb möglichst erst ab dem 5. Monat gefüttert werden.

Des Weiteren enthalten 1er-Nahrungen durch den Zusatz von Stärke oder Maltodextrin **mehr Energie** als „Pre"-Nahrungen. Um das Kind nicht zu „überfüttern", dürfen sie bezüglich der Tagesmenge und Dosierung nur nach den Angaben auf der Verpackung und den Empfehlungen des Arztes gegeben werden. Auch der manchmal noch übliche Zusatz von Haushaltszucker (Saccharose) ist nicht zu empfehlen, da er die Süße der Milch unnötig erhöht. Somit sind 1er-Nahrungen als Muttermilchersatz nur die zweitbeste Wahl.

Folgenahrungen „2" oder „3" sind überflüssig. Sie haben aufgrund ihrer Zusammensetzung kaum noch Ähnlichkeit mit der Muttermilch. Durch den höheren Stärkeanteil sind sie noch sämiger und energiereicher als 1er-Nahrungen. Außerdem enthalten sie mehr Eiweiß und Mineralstoffe und können dadurch den noch unreifen Stoffwechsel des Säuglings belasten. Folgenahrungen „2" (Pulver) dürfen deshalb frühestens ab dem 5. Lebensmonat gefüttert werden, Folgenahrungen „3" (Pulver oder Trinkfläschchen/Tetrapack) erst ab dem 8. Lebensmonat (aid infodienst, FKE „Ernährung von Säuglingen" 2006, Verbraucherzentrale Hamburg 2005).

Alleine reichen sie nicht aus, um den Nährstoffbedarf des Säuglings zu decken. Aufgrund des höheren Energiegehaltes ist es bei Folgenahrungen besonders wichtig, sich an die Dosierungsempfehlungen zu halten, da sonst die **Gefahr der Überfütterung** mit späterem Risiko für Übergewicht besteht.

Aus ernährungswissenschaftlicher Sicht sind „Pre"-Nahrungen als Muttermilchersatz im gesamten ersten Lebensjahr zu bevorzugen. Nur wenn das Kind wirklich nicht mehr satt wird, sich also die Mahlzeitenhäufigkeit zu sehr erhöht, sollte auf eine 1er-Nahrung gewechselt werden. Eine Umstellung auf Folgenahrung ist überflüssig.

18.2 Selbst hergestellte Säuglings„milch"

So vorteilhaft auch später in der Familienernährung selbst gekochte Mahlzeiten gegenüber Fertiggerichten sind, so ist von einer Ernährung des Säuglings mit selbst hergestellter Säuglingsmilch unbedingt abzuraten! Selbst unter Berücksichtigung spezieller Rezepte kann sie die ausgewogene Zusammensetzung einer industriell hergestellten Fertigmilch nicht annähernd erreichen. Um einem Nährstoffman-

gel vorzubeugen, müssten daher schon bald andere Lebensmittel, z. B. Karottenpüree, zugefüttert werden. Der frühe Kontakt mit anderen Lebensmitteln erhöht aber das Allergierisiko. Außerdem fehlen bei allen selbst zubereiteten Nahrungen die Kontrollen auf Schadstoffbelastungen. Darüber hinaus birgt die Selbstzubereitung ein hohes hygienisches Risiko für Magen-Darm-Infektionen.

Verfechter alternativer Kostformen glauben oft, dass selbst hergestellte **Mischungen auf pflanzlicher Basis** wie Mandel„milch", Frischkorn„milch", Reis- oder Haferdrink ein besserer Muttermilchersatz seien als industriell hergestellte Säuglingsnahrungen. Diese vegetarischen „Milch"nahrungen werden nach unterschiedlichen Rezepturen aus Wasser und Mandeln und/oder Getreide hergestellt. Obwohl sich für diese Produkte die Bezeichnung „Milch" eingebürgert hat, haben sie bis auf die Konsistenz nur wenig mit der Kuhmilch oder gar mit der Muttermilch gemeinsam und dürfen laut Lebensmittelrecht auch nicht als Milch bezeichnet werden. Ihr Nährstoffgehalt entspricht in keiner Weise den Bedürfnissen von Säuglingen. So sind – je nach Rezeptur – viel zu wenig Eiweiß, Vitamine und Mineralstoffe enthalten. Säuglinge, die ausschließlich mit vegetarischer „Milch" ernährt werden, erleiden schwerste Gedeihstörungen.

Außerdem bergen insbesondere „Frischkornmilch" und „Mandelmilch" ein **hohes Allergierisiko**. „Frischkornmilch" ist zudem für Säuglinge schwer verdaulich. Ihr Gehalt an Getreidestärke und Ballaststoffen (Muttermilch ist ballaststofffrei!) überfordert die noch unreifen Verdauungsfunktionen des Säuglings. Ihre Getreideproteine erhöhen zusätzlich das Risiko für den Säugling, **an Zöliakie** zu erkranken. Hierbei handelt es sich um eine Unverträglichkeit des Klebereiweißes Gluten (kommt in den Getreidesorten Weizen, Roggen, Hafer, Gerste, Dinkel vor), welches die Darmschleimhaut schädigt und zu Durchfällen und schweren Gedeihstörungen führen kann.

18.3 Ziegen-, Schafs- oder Stutenmilch

Sie werden oft als perfekter Muttermilchersatz beworben. Doch der Nährstoffgehalt entspricht vor allem bei selbst hergestellter Milch nicht den Bedürfnissen des Säuglings. Im Vergleich zu Frauenmilch ist die Menge an Eiweiß und Mineralstoffen viel höher (s. S. 132), denn Zicken, Lämmer und Fohlen müssen schneller wachsen als menschliche Säuglinge. Ein Zuviel an Eiweiß belastet jedoch die Niere des Säuglings. Ziegenmilch enthält außerdem zu wenig Folsäure und Vitamin B_{12}.

Auch aus **allergologischer Sicht** muss von der Verwendung von Ziegen-, Schafs- und Stutenmilch abgeraten werden. Viele Kinder entwickeln eine Allergie gegen den Eiweißbestandteil Kasein, der sowohl in Kuhmilch als auch in der Milch anderer Tierarten enthalten ist.

Auch **Fertigmilch auf Ziegenmilchbasis** ist nicht unbedenklich. Sie entspricht weder den gesetzlichen Anforderungen für eine „Säuglingsnahrung" oder „Folgenahrung" noch ist eine bessere Verträglichkeit bei Allergien durch Studien belegt (aid infodienst 2006). Da der Eiweißbestandteil Kasein hitzestabil ist, hat sie eine ebenso hohe allergene Potenz wie unverarbeitete Ziegenmilch.

18.4 Sojanahrungen

Säuglingsnahrungen auf Sojabasis sind frei von jeglichen Kuhmilchbestandteilen und enthalten in der Regel auch **keinen Milchzucker**. Sie werden deshalb u. a. bei Milchzuckerunverträglichkeit eingesetzt. Sie enthalten im Gegensatz zu den oben genannten Mischungen auf pflanzlicher Basis alle wichtigen Nährstoffe und sind damit die geeignetere Alternative zur Muttermilch, wenn die Eltern auf eine rein pflanzliche Ernährung ihres Säuglings bestehen.

Allerdings empfiehlt die Ernährungskommission der Deutschen Gesellschaft für Kinder- und Jugendmedizin und die Ernährungskommission der Schweizerischen Gesellschaft für Pädiatrie (2006) Sojanahrungen nur mit begründeter Indikation einzusetzen, „da Nachteile wegen ihrer Gehalte an Phytat, Aluminium und **Phytoöstrogenen** nicht auszuschließen sind". Für Säuglinge, die nicht oder nur zum Teil gestillt werden, wird deshalb empfohlen, vorzugsweise Säuglingsnahrungen und Folgenahrungen auf der Basis von Kuhmilcheiweiß zu füttern.

Da das Eiweiß der Sojabohne wie jedes körperfremde Eiweiß als **Allergen** wirken kann, sollten Sojanahrungen in den ersten 6 Lebensmonaten grundsätzlich nicht eingesetzt werden (s. S. 153). Doch auch nach dem ersten Lebenshalbjahr sollten aus den oben genannten Gründen bei einem erhöhten Allergierisiko Säuglingsnahrungen auf der Basis von hydrolysiertem Kuhmilchprotein bzw. bei Säuglingen mit diagnostizierter Kuhmilchallergie extensiv hydrolysierte Formula oder Spezialnahrungen auf der Basis von Aminosäuremischungen die erste Wahl sein.

19 Einführung von Beikost

In den ersten 6 Lebensmonaten erhält der Säugling mit Muttermilch oder einer industriell hergestellten Säuglingsflaschennahrung alles, was er für Wachstum und Entwicklung braucht.

> **Beikost** ist die Nahrung, die zur Muttermilch oder Säuglingsflaschennahrung „beigefüttert" wird. Das können Getränke (Säfte, Tee) oder Breie sein. Der **Beikostbeginn** sollte frühestens ab dem 5. Monat, besser ab dem 7. Monat erfolgen.

Mit Beginn des 5. Lebensmonats sind Darm und Niere des Säuglings so weit entwickelt, dass Beikost eingeführt werden kann, aber nicht muss! Vor allem **bei gestillten Kindern** ist es praktisch, bis Ende des 6. Lebensmonats voll zu stillen und erst dann schrittweise eine Muttermilchmahlzeit durch einen Brei zu ersetzen. Der **Zeitpunkt der Beikosteinführung** sollte von

der Sättigung, Gewichtsentwicklung und der Fähigkeit des Säuglings, vom Löffel zu essen, sowie vom Allergierisiko des Kindes abhängig gemacht werden. Spätestens zu Beginn des 7. Monats werden jedoch die Eisenreserven des Säuglings knapp und der Bedarf an Energie- und Nährstoffen muss durch Beikost ergänzt werden. „Milch" allein reicht nun für den steigenden Energie- und Nährstoffbedarf nicht mehr aus.

> Bei allergiegefährdeten Säuglingen sollte Beikost erst ab dem 7. Lebensmonat eingeführt werden.

Auch der Saugreflex lässt nun nach und der Säugling ist in der Lage, vom Löffel zu essen. Jetzt können nach und nach, d. h. **Monat für Monat**, eine „Milch"-Mahlzeit durch einen Brei ersetzt werden. Zu Beginn jeder Mahlzeit sollte

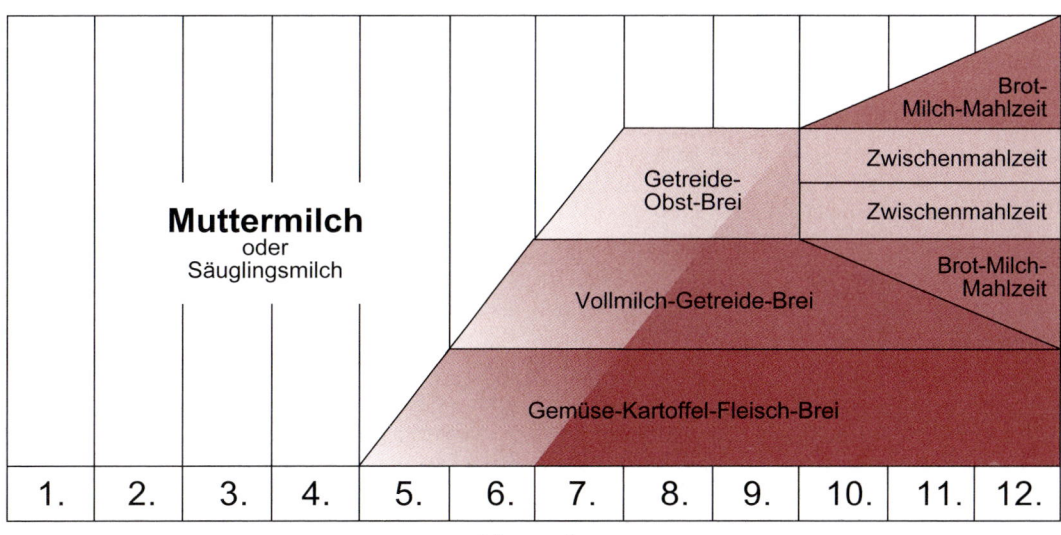

Abb. 19.**1** Ernährungsplan für das erste Lebensjahr (modifiziert nach Forschungsinstitut für Kinderernährung Dortmund 2007)

die Mutter zunächst wenige Löffel Brei anbieten, anschließend stillen oder die Flasche geben.

Tag für Tag werden mehr Löffelchen der neuen Breikomponente gefüttert, bis die empfohlene Menge erreicht ist. Um eventuelle Unverträglichkeiten besser erkennen zu können, sollte anfangs pro Woche **nur ein neues Lebensmittel** probiert werden. Ist der erste Brei (Gemüse-Kartoffel-Fleisch-Brei) erst einmal komplett, darf alle 3 bis 4 Tage ein weiteres Lebensmittel hinzukommen.

Details zur Zubereitung der Breie sowie weitere Tipps, z.B. wenn der Säugling den Brei nicht essen will, zum Trinken aus der Tasse oder zur vegetarischen Ernährung von Säuglingen, sind ausführlich im Begleittext der CD-ROM „Babys erster Brei" des aid infodienst (2006) beschrieben.

Die **Reihenfolge und Zusammensetzung der einzelnen Breie** richtet sich nach den Empfehlungen des Forschungsinstituts für Kinderernährung in Dortmund (Abb. 19.1) Sie berücksichtigen die Entwicklung des Kindes und den zunehmenden **Nährstoffbedarf**, vor allem für Eisen, Zink, Vitamin B_6 und Calcium. Die Kombination der einzelnen Breie mit der verbleibenden Milchmahlzeit entspricht in ihrer Nährstoffzusammensetzung den D-A-CH-Referenzwerten für die Nährstoffzufuhr mit Ausnahme des Vitamin-D-Gehaltes. Zur Vorbeugung der Rachitis müssen Säuglinge deshalb ein **Vitamin-D-Präparat** bis Ende des ersten Lebensjahres und in den Wintermonaten des 2. Lebensjahres erhalten. Kinderärzte empfehlen außerdem zur Vorbeugung von Karies **Fluoridtabletten** mit 0,25 mg Fluorid/Tag bei einem Fluorid-Gehalt des Trink-/ Mineralwassers < 0,3 mg/Liter (Alexy 2007, DGE 2000).

Begonnen wird mit der schrittweisen Einführung des Gemüse-Kartoffel-Fleisch-Breis (5.–7. Monat) als Mittagsmahlzeit. **Einen Monat später** – üblicherweise abends – wird der Vollmilch-Getreide-Brei aufgebaut. **Ab dem 7.–9. Monat** ersetzt der milchfreie Getreide-Obst-Brei eine weitere „Milch"-Mahlzeit am Nachmittag.

19.1 Der erste Brei: Gemüse-Kartoffel-Fleisch-Brei

Dieser Brei soll die Kost des Kindes mit Vitaminen und vor allem mit **Eisen** anreichern. Muttermilch und Anfangsmilchen sind relativ eisenarm (s.o.).

Begonnen wird zunächst mit wenigen Löffeln **Gemüsebrei**. Üblicherweise bekommen Säuglinge in Deutschland als erstes Karottenpüree. Karotten schmecken leicht süßlich und werden von den meisten Säuglingen gut akzeptiert. Gekochte Karotten lösen entgegen der Meinung von Vertretern alternativer Kostformen nachgewiesenermaßen nur selten Allergien aus. Weitere nährstoffreiche, gut verträgliche Gemüsesorten sind Fenchel, Kürbis, Brokkoli, Zucchini, Blumenkohl oder Pastinaken. Zu viel Abwechslung ist allerdings nicht notwendig und erhöht auch das Allergierisiko (s. S. 156).

Wenn das Essen mit dem Löffel besser klappt, wird dem Karottenbrei eine gekochte **Kartoffel und Pflanzenöl** zugegeben. Geeignet sind raffinierte (nicht kaltgepresste) Öle, da bei der Raffination u.a. Schwermetalle und Schadstoffe entfernt werden, die dem Säugling schaden können. Rapsöl hat eine sehr gute Fettsäurenzusammensetzung und ist deshalb besonders zu empfehlen.

Als Nächstes wird der Brei mit einer kleinen Menge gekochtem und püriertem **Fleisch** ergänzt. Geeignet sind magere Stücke von Rind, Kalb, Schwein, Geflügel oder Lamm. Rindfleisch ist besonders reich an Eisen und Zink. Damit der Brei nicht zu fest wird, sollte je nach Gemüsesorte noch etwas **Flüssigkeit** hinzugefügt werden. Empfohlen werden Wasser, Obstsaft oder Obstpüree.

Fisch ist im Ernährungsplan des Forschungsinstituts für Kinderernährung im ersten Lebensjahr nicht vorgesehen. Die **Jodzufuhr** kann bei ausschließlicher Selbstzubereitung von Beikost möglicherweise nicht ausreichen. Säuglingsmilchnahrung und industriell hergestellte Beikostprodukte sind dagegen meist mit Jod angereichert. Damit das Kind über die Muttermilch genügend Jod aufnimmt, sollten Mütter, die noch stillen und die Beikost selbst zubereiten, Jod supplementieren (s. S. 51).

Wenn die Mutter zur Herstellung des Gemüse-Kartoffel-Fleischbreis **Fertigprodukte** verwenden möchte, kann sie auf die im Handel erhältlichen „Baby-Menüs" (ca. 190 g pro Mahlzeit) oder ab dem 8./9. Monat auch auf „Junior-Menüs" (ca. 220 g pro Mahlzeit) zurückgreifen. Dabei ist darauf zu achten, dass die Zusammensetzung dieser Menüs so weit wie möglich dem Rezept für die Selbstzubereitung entspricht (s. S. 149). Für den Säugling ist es völlig ausreichend, wenn das Menü nicht mehr als die vier Zutaten Gemüse, Kartoffeln oder Reis, Fleisch und Fett enthält. Da Fertigmenüs im Gläschen oft weniger Fett als empfohlen enthalten, sollte dem fertigen Brei ggf. noch 1 Teelöffel Öl zugesetzt werden.

Erfahrungsgemäß dauert die Einführung des Gemüse-Kartoffel-Fleisch-Breis 3 bis 4 Wochen. Gerade beim ersten Brei sollten Mütter etwas Geduld aufbringen, bis der Säugling sich von Brust oder Flasche gelöst hat und mit dem Löffel essen kann.

19.2 Der zweite Brei: Vollmilch-Getreide-Brei

Der Vollmilch-Getreide-Brei wird üblicherweise am Abend gefüttert, da er gut sättigt und die Kinder daher oft besser durchschlafen. Er versorgt das Kind mit **Kalzium** und Jod, hochwertigem Eiweiß, B-Vitaminen sowie verdauungsfördernden Getreideballaststoffen. Auch dieser Brei wird schrittweise eingeführt: Begonnen wird mit speziell für die Säuglingsernährung geeigneten **Getreideflocken**, zunächst am besten mit Reis- oder Hirseflocken. Um einer **Zöliakie** vorzubeugen (s. S. 143 und 156) sollte nach aktuellen Erkenntnissen glutenhaltiges Getreide wie Hafer-, Weizen-, Dinkel- oder Roggenflocken nicht vor dem 5. Lebensmonat, anfangs nur in geringen Mengen und möglichst noch während der Stillzeit eingeführt werden, das heißt die Mutter sollte nach Einführung dieser Getreidesorten mindestens noch 2 Monate stillen (Akobeng et al. 2006, Alexy 2007).

Die ersten 3 Tage werden die Getreideflocken nur mit Wasser und Obstsaft gekocht. Am 4. Tag wird der Brei dann mit abgekochter **Vollmilch** zubereitet. Die Einführung von Kuhmilch mit diesem Brei ist wichtig, damit die für das Knochenwachstum notwendige Zufuhr von 400 mg Kalzium erreicht wird. Durch die Zugabe von **Vitamin C-reichem Obstsaft** oder -püree (20–30 mg Vitamin C/100 ml) wird die Ausnutzung von Eisen aus dem Getreide verbessert.

Auf keinen Fall sollte im ersten Lebensjahr **Frischkornbrei** gefüttert werden. Rohes, unverarbeitetes Getreide ist schwer verdaulich und kann beim Säugling Blähungen, Bauchschmerzen und Verstopfung auslösen. Durch das Einweichen des Getreides über Nacht wachsen Keime, die beim Säugling zu Durchfällen führen können.

Im Handel werden eine Fülle von **Milchfertigbreien** angeboten. Auch hier ist darauf zu achten, dass nur solche verwendet werden, die weitgehend der Rezeptur für die Selbstzubereitung entsprechen (s. S. 149). Zutaten wie Zucker, Maltodextrin, Nüsse, Kakao, Schokolade oder Aromen sind überflüssig. Haushaltszucker, Maltodextrin und ähnliche Zuckerarten fördern Karies, der Zusatz von Nüssen und Schokolade erhöht das Allergierisiko.

19.3 Der dritte Brei: Getreide-Obst-Brei

Mit dem Getreide-Obst-Brei wird üblicherweise eine Milchmahlzeit am Nachmittag, bei Bedarf auch eine „zweite Milchmahlzeit" am Morgen, ersetzt. Begonnen wird mit den zu diesem Zeitpunkt bereits eingeführten Sorten an Getreideflocken und Obstpüree.

Dieser Brei sollte unbedingt **milchfrei** sein, da Milch die Eisenaufnahme aus der Nahrung verringert und die Eiweißzufuhr mit Milch über den Vollmilch-Getreide-Brei hinaus die Nieren des Kindes unnötig belastet. Durch die Zugabe von **Vitamin C-reichem Obstsaft** oder -püree (20–30 mg Vitamin C/100 ml) wird der relativ hohe Eisengehalt des Getreides (z. B. Hafer, Hirse, Roggen) besser ausgenutzt.

Als **Fettkomponente** ist wegen der günstigen Fettsäurenzusammensetzung Rapsöl die erste Wahl. Im Wechsel mit Rapsöl sind auch Sonnenblumen- oder Maiskeimöl, gelegentlich auch Butter geeignet. Die manchmal geäußerte Empfehlung, **Mandelmus** statt Öl/Butter zu verwenden, bringt ernährungsphysiologisch keine Vorteile, aber ein wesentlich höheres allergenes Risiko.

Bei Verwendung von **Fertigprodukten** ist auch hier darauf zu achten, dass ihre Zusammensetzung so weit wie möglich dem Rezept für den Getreide-Obst-Brei entspricht (s. S. 150).

19.4 Übergang zur Familienkost

Gegen **Ende des ersten Lebensjahres** kann das Kind zunehmend festere Nahrung essen und der Speiseplan wird abwechslungsreicher. Die Mahlzeiten werden in 3 Hauptmahlzeiten und 2 kleinere Zwischenmahlzeiten (vor- und nachmittags) eingeteilt. Der Säugling braucht jetzt feste mundgerechte Stücke wie Vollkornbrot, weiches rohes Obst und Rohkost. Das **Mittagessen** wird nicht mehr püriert, sondern zunehmend stückiger und kann statt Kartoffeln oder Reis auch Nudeln enthalten. Eine **Brot-Milch-Mahlzeit** mit Milch in der Tasse und Obst oder Rohkost ersetzt nach und nach die Milchmahlzeit und den Vollmilch-Getreide-Brei. Den Getreide-Obst-Brei ersetzen **zwei Zwischenmahlzeiten**, bestehend aus Brot oder Getreideflocken und Obst oder Rohkost.

Etwa ab dem 12. Lebensmonat reichen drei Fleischmahlzeiten pro Woche, in einer weiteren warmen Mahlzeit wird **Fisch** eingeführt. Trotz zunehmendem Interesse des Kindes für das Familienessen sollten seine Speisen nach Möglichkeit noch nicht oder nur wenig gesalzen oder gewürzt werden.

Die wichtigsten Tipps zur Beikosteinführung

- **Beikostbeginn** frühestens ab dem 5. Monat, spätestens ab dem 7. Monat. Der Zeitpunkt der Beikosteinführung ist abhängig vom Nährstoffbedarf, Allergierisiko und von den motorischen Fähigkeiten des Säuglings.
- Bis zur vollständigen Einführung des ersten Breis (Gemüse-Kartoffel-Fleisch-Brei) nur **ein neues Lebensmittel pro Woche** ausprobieren. Weitere Lebensmittel können im Abstand von 3 bis 4 Tagen eingeführt werden.
- **Gemüse und Obst gegart füttern** und erst beim Übergang zur Familienkost kleine Mengen frisches Obst und Rohkost einführen. Säuglinge vertragen in den ersten Monaten der Beikosteinführung gekochtes Obst und Gemüse am besten.
- Tägliche Gaben kleiner Mengen **Fleisch** versorgen den Säugling am besten mit Eisen. Pflanzliche Lebensmittel enthalten so genanntes „Nicht-Hämeisen", das viel schlechter absorbiert wird (s. S. 52).
- **Vitamin C-reichen Obstsaft** oder -püree (20–30 mg Vitamin C/100 ml) bei allen drei Breien hinzufügen, da Vitamin C die Ausnutzung von Eisen aus den pflanzlichen Komponenten fördert.
- **Glutenhaltiges Getreide** frühestens ab dem 5. Monat in kleinen Mengen einführen und möglichst danach noch 2 Monate weiter stillen.
- **Fertigprodukte** sollten in ihrer Zusammensetzung so weit wie möglich dem Rezept für die Selbstzubereitung entsprechen. Gegebenenfalls z. B. noch Öl oder Vitamin-C-reichen Obstsaft hinzufügen.
- Säuglinge benötigen mit Einführung von fester Nahrung **mehr Flüssigkeit** (ca. 200 ml/Tag), deshalb ab Einführung des dritten Breis zu den Mahlzeiten und zwischendurch zuckerfreie Getränke geben. Ideal ist Trink- oder kohlensäurearmes Mineralwasser, ggf. auch ungezuckerter Säuglingstee.

19.5 B(r)eikost-Rezepte

Die Rezepte der einzelnen Breie berücksichtigen die vom Forschungsinstitut für Kinderernährung berechneten Mengen der Beikostkomponenten nach ihrer vollständigen Einführung ab dem 7., 8. bzw. 9. Lebensmonat. Wird der erste Brei vor dem 7. Monat eingeführt, sind die Mengen der einzelnen Zutaten anfangs etwas kleiner.

1. Brei: Gemüse-Kartoffel-Fleisch-Brei

(Mittags)

Zutaten (für 1 Portion):

100 g Gemüse
+ 1 Kartoffel (50–60 g)
+ 30 g Fleisch
+ 3 EL Obstsaft oder Wasser
+ 1 EL Öl (8–10 g)

Zubereitung:

- Das Fleisch klein schneiden. Das Gemüse putzen, die Kartoffel schälen und ebenfalls klein schneiden.
- Alles zusammen in wenig Wasser ohne Salz oder andere Würzmittel garen.
- Obstsaft oder Wasser dazugeben und alles pürieren.
- Zum Schluss das Öl unterrühren.

Tipp:
Mehrere Portionen Fleisch garen, pürieren und in Eiswürfelbehälter einfrieren. Fleischportionen (à 30 g) in Gefriertüte umfüllen und bei Bedarf einzeln entnehmen, auftauen und mit dem fertigen Gemüse-Kartoffel-Brei gemeinsam erwärmen.

Nährwerte pro Portion: 186 kcal, 10 g Eiweiß, 14 g Kohlenhydrate, 10 g Fett, 1,7 mg Eisen

2. Brei: Vollmilch-Getreide-Brei

(Abends)

Zutaten (für 1 Portion):

200 ml Vollmilch
+ 20 g Vollkorngetreideflocken
+ 20 g Obstsaft oder Obstpüree

Zubereitung:

- **Mit Vollmilch (3,5 % Fett):** Getreideflocken oder Grieß (möglichst als Vollkorn) in die kochende Milch einrühren und aufkochen. Instantflocken nur mit heißer Milch verrühren und quellen lassen.
- Den Obstsaft oder das Obstpüree vor dem Füttern unter den Brei rühren.
- Nicht mit Zucker, Honig oder Ähnlichem süßen.

Tipp:
Wenn die Mutter noch stillen möchte, kann Sie abends statt des Vollmilch-Getreide-Breis zunächst den Getreide-Obst-Brei füttern und die „Milchkomponente" anschließend als Muttermilch füttern.

Nährwerte pro Portion (mit Vollmilch): 206 kcal, 9 g Eiweiß, 22 g Kohlenhydrate, 9 g Fett, 250 mg Kalzium

3. Brei: Getreide-Obst-Brei

(Nachmittags)

Zutaten (für 1 Portion):

20 g Vollkorngetreideflocken
+ 90 ml Wasser
+ 100 g Obstsaft oder Obstpüree
+ 5 g Fett (Butter oder Rapsöl)

Zubereitung:

- Die Vollkorngetreideflocken in kochendes Wasser einrühren und aufkochen. Instantflocken nur mit heißem Wasser verrühren und quellen lassen.
- Anschließend den Obstsaft oder das Obstpüree und das Fett unterrühren.

Tipp:
Obstpüree lässt sich aus frischem oder tiefgefrorenem Obst und anschließendem Erhitzen selbst herstellen, hat aber weniger Vitamin C als pasteurisierter Obstsaft oder Obstgläschen mit zugesetztem Vitamin C (ca. 30 bis 55 mg im Lebensmittelhandel).

Nährwerte pro Portion: 185 kcal, 3 g Eiweiß, 28 g Kohlenhydrate, 7 g Fett, 7 mg Vitamin C*

* bei Selbstherstellung des Obstpürees, berechnet mit DGE-PC

20 Ernährung allergiegefährdeter Säuglinge

Säuglinge gelten dann als **allergiegefährdet**, wenn ihre Eltern oder ihre Geschwister bereits eine Allergie haben oder hatten (s. S. 122).

Ernährungsmaßnahmen, die Allergien verhindern sollen, sind im ersten Lebenshalbjahr am wirkungsvollsten, denn gerade in diesem Alter sind die Verdauungsfunktionen und das Immunsystem des Säuglings noch nicht voll ausgereift.

Ernährungsempfehlungen für allergiegefährdete Säuglinge

1. Ausschließliches Stillen während der ersten 6 Monate.
3. Als Muttermilchersatz Hydrolysatnahrungen (H.A.-Nahrung oder stark hydrolysierte Säuglingsnahrung) verwenden.
4. Späte und einzelne Einführung von Beikost ab dem 7. Monat.
5. Vermeidung von Hühnerei, Nüssen und Erdnüssen im 1. und ggf. im 2. Lebensjahr.

20.1 Stillen

Das Beste, was eine Mutter ihrem Kind zur Allergieprävention mitgeben kann, ist ihre Muttermilch. Dies gilt besonders für Säuglinge mit hohem **Allergierisiko**. Der positive Einfluss der Muttermilchernährung auf die Prävention von Allergien wurde durch viele Studien belegt und dokumentiert. Das Auftreten einer Allergie wird weitgehend verhindert, wenn mit dem Stillen **sofort nach der Geburt** begonnen wird.

Zur **Stilldauer** bei allergiegefährdeten Säuglingen existieren vermeintlich unterschiedliche Empfehlungen. Die meisten in der Leitlinie zur Allergieprävention bewerteten Studien untersuchten nur eine Stilldauer von 3 bis 4 Monaten, so dass für Mütter von Allergierisikokindern daraus lediglich die evidenzbasierte Emp-

fehlung zum ausschließlichen Stillen in den ersten 4 Monaten abgeleitet werden konnte (Borowski, Schäfer 2005). Dennoch behält die allgemeine Empfehlung der Nationalen Stillkommission, Säuglinge, auch allergiegefährdete, **in den ersten 6 Monaten ausschließlich zu stillen**, Gültigkeit. **Beikost**, so empfiehlt die Nationale Stillkommission, sollte erst nach dem 6. Lebensmonat, frühestens nach dem vollendeten 4. Lebensmonat eingeführt werden (DGE info 9/2007).

Säuglinge entwickeln eine Kuhmilchallergie vor allem dann, wenn zu früh kuhmilchhaltige Säuglingsmilchnahrungen und Breie zugefüttert werden. Muttermilch ist von Natur aus allergenarm. Außerdem enthält sie Stoffe, welche die Darmschleimhaut vor dem Eindringen von Allergenen schützt.

Säuglinge sollten daher idealerweise **bis zum Ende des 6. Lebensmonats ausschließlich gestillt** werden. Ausschließlich heißt, dass außer Muttermilch keine andere Nahrung zugefüttert wird – also auch keine Tees oder Säfte.

Allergenarme Diät der Mutter

Eine allergenarme Diät der Mutter während der Stillzeit scheint in wenigen Einzelfällen einen präventiven Effekt zu haben. Eine generelle Empfehlung für die Ernährung von stillenden Müttern allergiegefährdeter Säuglinge lässt sich daraus nicht ableiten (Borowski, Schäfer 2005). Vermutlich sind die Allergenmengen, die aus der Ernährung der Mutter in die Muttermilch übergehen, so gering, dass sie eher zur Toleranzentwicklung und weitaus seltener zur Allergieentstehung beitragen (Exl-Preysch, Fritsché 2002). So wird nach heutigem Kenntnisstand von einer allergenarmen Diät für die stillende Mutter eher abgeraten.

Aufgrund eines ohnehin gesteigerten Nährstoffbedarfs der Mutter während der Stillzeit sollte eine entsprechende Empfehlung nur bei **Kindern mit einem besonders hohen Allergierisiko** (s. S. 122) erwogen werden. Bei ihnen tritt z. B. deutlich seltener eine Neurodermitis auf, wenn die Mutter in der Stillzeit auf starke Allergene (wie Milch, Hühnerei, Soja, Fisch, Erdnuss) verzichtet (Borowski, Schäfer 2005).

Während Hühnerei und Nüsse noch vergleichsweise einfach zu vermeiden sind und für eine bedarfsdeckende Ernährung der Stillenden nicht unbedingt erforderlich sind, spielen Milch(-produkte) in der täglichen Ernährung der Stillenden eine wichtige Rolle und sollten deshalb nur in Ausnahmefällen (s. o.) gemieden werden. Auch die Empfehlung, Fisch zu meiden, ist hinsichtlich der Versorgung mit Jod und Omega-3-Fettsäuren sorgfältig abzuwägen. Entscheidet sich die Stillende nach ärztlicher Rücksprache für eine allergenarme Kost, sollte eine auf Allergien spezialisierte Ernährungsfachkraft mittels Ernährungsprotokoll überprüfen, ob die Stillende ausreichend mit Kalzium, Jod etc. versorgt ist und ggf. einen Speiseplan erarbeiten, der alle lebensnotwendigen Nährstoffe in ausreichender Menge liefert.

Stillen und Probiotika

Plazebokontrollierte Studien einer finnischen Arbeitsgruppe (Kalliomäki et al. 2003, 2007) haben untersucht, ob die regelmäßige Zufuhr von Probiotika bei stillenden Müttern das Allergierisiko der Kinder weiter reduzieren kann. „Probiotika sind definierte lebende Mikroorganismen, die in ausreichender Menge in aktiver Form in den Darm gelangen und hierbei positive gesundheitliche Wirkungen erzielen" (BgVV 2000).

Das Ergebnis: der kontinuierliche Verzehr von Probiotika mit dem Bakterienstamm LGG (Lactobacillus rhamnosus GG) 4 Wochen vor der Geburt und während der Stillzeit konnte das Risiko für die Entwicklung einer Neurodermitis in den ersten sieben Lebensjahren signifikant vermindern. Die Schlussfolgerung: Mütter, die in den letzten Schwangerschaftswochen und in der Stillzeit probiotische LGG-Bakterien zu sich nehmen, schützen ihre Kinder in den ersten sieben Lebensjahren besser vor der Entwicklung einer Neurodermitis als Mütter, die keine probiotischen Bakterien einnehmen.

Da in dieser Untersuchung Bakterien in reiner Form und in einer bestimmten Konzentration verabreicht wurden, ist das Ergebnis nicht ohne weiteres auf so genannte probiotische Lebensmittel wie Joghurts, Milchmischerzeugnisse und Quarkzubereitungen, denen probiotische Bakterien zugesetzt wurden, übertragbar. Dennoch bestätigen eine Vielzahl von Studien einen positiven Einfluss von Probiotika auf die Gesundheit, Nebenwirkungen sind nicht bekannt (Bischoff, Manns 2005). Eine Empfehlung für Schwangere und Stillende, regelmäßig probiotische Lebensmittel zu verzehren, scheint damit gerechtfertigt bzw. zumindest nicht gesundheitsgefährdend zu sein.

20.2 Muttermilchersatz für allergiegefährdete Säuglinge

Bei Nicht- oder Teilstillen oder vorzeitigem Abstillen sollte für allergiegefährdete Säuglinge eine **Hydrolysatnahrung** verwendet werden. Hierbei handelt es sich um allergenarme Nahrungen, deren Eiweiße durch Aufspaltung (Hydrolyse) sowie weitere Verarbeitungsschritte wie Ultrahocherhitzung in ihrer Allergenität vermindert wurden. Nach ihrem Hydrolysegrad unterteilt man in

- teilhydrolysierte Säuglingsnahrungen (H.A.-Nahrungen) und
- stark hydrolysierte Säuglingsnahrungen (eHF = extensiv hydrolysierte Formula), wobei die Übergänge fließend sind (Tab. 20.1).

Bei einer **H.A.-Nahrung** steht die Zusatzbezeichnung „H.A." für hypoallergen, das heißt allergenreduziert. Im Vergleich zur Ernährung mit üblichen Säuglingsmilchnahrungen oder Sojanahrung sind die durch die Hydrolyse

Tab. 20.1 Hydrolysatnahrungen für allergiegefährdete Säuglinge		
	Nahrung (Hersteller)	**Eiweißquelle**
H.A.-Nahrungen	Aletemil H.A. (Nestlé) Beba H.A. (Nestlé) Humana H.A. (Humana) Aponti H.A. (Aponti)	Molke
	Aptamil H.A. (Milupa) Hipp H.A. (Hipp)	
Stark hydrolysierte Säuglings-nahrungen	Alfaré (Nestlé) Althéra (Nestlé) Pregomin (Milupa)	Molke Molke Soja und Schweinekollagen

erzielten Eiweißbruchstücke weniger stark allergieauslösend. Durch die Eiweißspaltung haben H.A.-Nahrungen einen leicht bitteren Geschmack, der vor allem den Müttern unangenehm auffällt, von den Säuglingen aber in der Regel akzeptiert wird. H.A.-Nahrungen sind im Lebensmittelhandel und in Drogeriemärkten erhältlich. Auch bei den H.A.-Nahrungen unterscheidet man **H.A.-Pre, H.A.1 und H.A.2**. Zum Unterschied zwischen diesen Nahrungen s. S. 141 ff.

Probiotische H.A.-Nahrungen enthalten natürliche Bakterien, die krankheitserregende Keime zurückdrängen und regulierend auf die Verdauung wirken. Meist handelt es sich um Milchsäurebakterien, die nachweislich z. B. bei Durchfällen helfen, Atemwegsinfektionen vorbeugen und eine immunmodulierende Wirkung aufweisen (DGE Ernährungsbericht 2004). Bisher gibt es nur wenige Studien, die einen allergiepräventiven Effekt durch Probiotika nachweisen konnten (s. S. 152). Ob die in den H.A.-Nahrungen enthaltenen Bakterienstämme Allergien vorbeugen, wird zur Zeit noch untersucht. Nachteile sind allerdings bisher nicht bekannt (Kersting et al. 2003).

Einigen H.A.-Nahrungen werden **Präbiotika** wie Inulin und/oder Oligosaccharide zugesetzt. Es handelt sich hierbei um Ballaststoffe, die das Wachstum günstiger Bakterienstämme insbesondere Bifidobakterien, z. T. auch Laktobazillen, im Dickdarm fördern und dadurch indirekt einen positiven Einfluss auf das Immunsystem

haben. Allerdings erreichen die zur Zeit in Säuglingsmilchnahrungen eingesetzten Präbiotika „bei weitem nicht die Komplexität der über 130 verschiedenen Oligosaccharide und Glycokonjugate in der Humanmilch" (DGE Ernährungsbericht 2004).

Ebenfalls zur Vorbeugung von Allergien empfohlen werden **stark hydrolysierte Säuglingsnahrungen (eHF = extensiv hydrolysierte Formula)**, die ursprünglich für Säuglinge mit einer Kuhmilchallergie entwickelt worden sind. In diesen Spezialnahrungen ist das Eiweiß so stark gespalten, dass es in der Regel nicht mehr allergieauslösend wirkt. Nach den Ergebnissen der GINI-Studie erzielte die untersuchte stark hydrolysierte Formula auf Kaseinbasis bei Kindern, deren Eltern oder Geschwister unter einer Neurodermitis litten, einen besseren präventiven Effekt als die untersuchten H.A.-Nahrungen (von Berg et al. 2003). Stark hydrolysierte Säuglingsnahrungen sind nur in Apotheken erhältlich. Im Vergleich zu H.A.-Nahrungen sind sie wesentlich teurer und schmecken deutlich bitterer.

Säuglingsnahrungen auf Sojabasis sind, zumindest im ersten Lebenshalbjahr, nicht zur Allergieprävention geeignet (s. S. 144). Sojaprotein kann wie jedes körperfremde Eiweiß als Allergen wirken. Bei einer Ernährung mit Sojanahrung treten in den ersten 6 Lebensmonaten ebenso häufig Allergien auf wie mit einer Säuglingsnahrung auf Kuhmilchbasis. Trotz des geringen Allergierisikos im 2. Lebenshalbjahr sollte der Einsatz einer Sojanahrung aufgrund ihres Phytoöstrogengehalts nur die zweite Wahl sein (s. S. 144).

Auch die Selbstherstellung von vegetarischen „Milch"nahrungen wie **Mandel„milch" und Frischkorn„milch"** oder auf der Basis der Milch anderer Tierarten wie **Ziegen-, Schafs- oder Stutenmilch** ist nicht zu empfehlen. Zum einen entsprechen die Inhaltsstoffe nicht dem Bedarf des Säuglings, zum anderen können auch die Eiweiße dieser Milchen allergische Reaktionen auslösen (s. S. 144).

20.3 Einführung von Beikost

Wenn Eltern oder Geschwister eine allergische Erkrankung haben oder hatten, sollte Beikost möglichst nicht vor dem 7. Monat, auf keinen Fall vor dem 5. Monat eingeführt werden. Denn allergisch veranlagte Kinder entwickeln im ersten Lebensjahr um so häufiger ein Ekzem (Neurodermitis), je früher sie Beikost zugefüttert bekommen und je vielfältiger diese zusammengesetzt ist.

Schritt für Schritt, d. h. Monat für Monat, wird spätestens zu Beginn des 7. Monats auch bei allergiegefährdeten Säuglingen eine „Milch"-mahlzeit durch einen Brei ersetzt (Abb. 20.1, siehe auch S. Kap. 19).

Für sie werden im Wesentlichen dieselben Breie wie für Kinder ohne allergische Vorbelastung empfohlen. Für allergiegefährdete Säuglinge sind nur wenige **Besonderheiten** zu beachten (aid infodienst „Babys erster Brei" und „Allergie(-risiko)" 2006):

- Als **Milchmahlzeit** ist weiterhin Muttermilch, eine H.A.-Nahrung oder eine stark hydrolysierte Säuglingsnahrung (eHF) geeignet. Sofern der Säugling in den ersten 6 Lebensmonaten noch keine Allergiesymptome entwickelt hat und kein allzu hohes Allergierisiko besteht (z. B. Vater hat einen Heuschnupfen), kann ab dem 7. Lebensmonat auch eine herkömmliche Säuglingsmilchnahrung verwendet werden (Kersting, Alexy, 2000) (s. S. 155).

Unnötige Abwechslung vermeiden, sie birgt nur das Risiko einer Allergieentstehung.

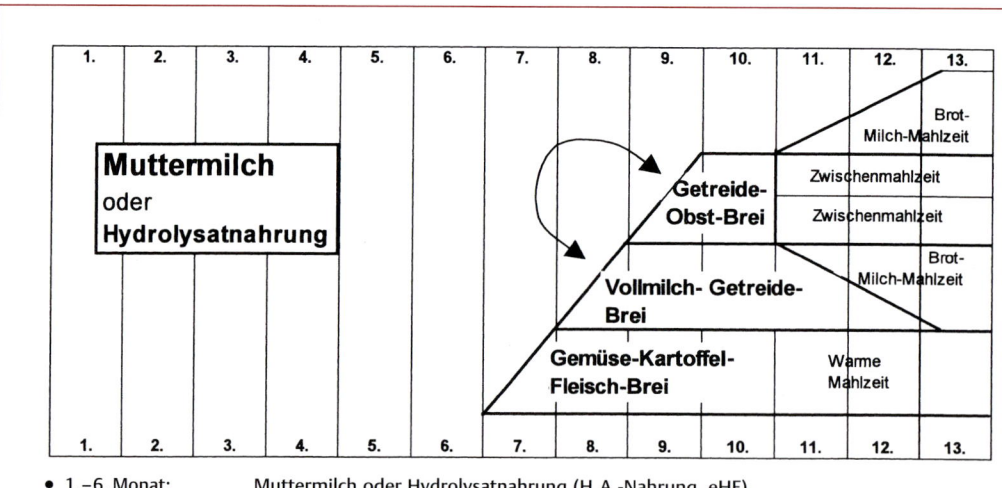

- 1.–6. Monat: Muttermilch oder Hydrolysatnahrung (H.A.-Nahrung, eHF)
- ab 7. Monat: Einführung des Gemüse-Kartoffel-Fleisch-Breis
- ab 8. Monat: Einführung des Vollmilch-Getreide-Breis
- ab 9. Monat: Einführung des Getreide-Obst-Breis
- ab 10./11. Monat: Einführung von Brot (Übergang zur Familienkost)

Abb. 20.**1** Ernährungsplan für allergiegefährdete Säuglinge

- Um eine vollwertige Ernährung des Säuglings zu gewährleisten, reichen wenige Lebensmittel aus; keinesfalls benötigt er die Vielfalt in seinem Nahrungsangebot, welches später in der Kleinkinder- und Erwachsenenernährung üblich ist. Als **Beikostkomponenten mit geringer Allergenität** gelten insbesondere Reis, Weizen, Karotte, Putenfleisch, Rind-/Kalbfleisch, Apfel und Birne (Bauer 2001).

Die Selbstherstellung der Beikost hat den Vorteil, dass Art und Anzahl der Zutaten in wünschenswerter Weise begrenzt werden können. Viele Eltern bevorzugen Fertigprodukte, um Zeit und Arbeit zu sparen. Für industriell hergestellte Beikost gelten höhere gesetzliche Qualitätsansprüche als für andere Lebensmittel, sie sind praktisch frei von Schadstoffen.

- **Produkte mit mehr als drei bis vier Zutaten** in den ersten Beikostmonaten sind zu vermeiden. Bevor Gläschen mit mehreren Zutaten ausgewählt werden, muss einzeln ausgetestet werden, welche der Säugling davon verträgt. Manche Hersteller kennzeichnen einfach zusammengesetzte und allergenarme Gläschenbreie für den Beikostbeginn durch ein großes „A", trotzdem müssen immer die Angaben im Zutatenverzeichnis beachtet werden. Auch später sollten möglichst nicht „Gemüseallerlei" oder „Vielkornflocken" verwendet werden. Eine Hilfestellung zur Produktauswahl bietet in diesem Zusammenhang die Rechercheliste „Allergenarmer Beikostaufbau" des Deutschen Allergie- und Asthmabundes (DAAB 2006).

20.4 Vermeidung von häufigen Lebensmittelallergenen

Aus Gründen der Allergieprävention sind häufige und starke Lebensmittelallergene nur dann zu meiden, wenn daraus keine Mangelversorgung mit lebenswichtigen Nährstoffen entsteht.

Da **Kuhmilch, Hühnerei, Soja, Weizen, Fisch und Nüsse** zu den häufigsten Allergenen im Kindes-

alter zählen, wird häufig zur Allergievorbeugung ein pauschaler Verzicht dieser Lebensmittel empfohlen. Dies ist nicht gerechtfertigt und kann dem Säugling sogar schaden. Bisher hat keine Studie beweisen können, dass weniger Allergien auftreten, wenn ab dem 7. Monat generell auf diese Lebensmittel verzichtet wird.

- Eine pauschale Meidung von **Kuhmilch** im 2. Lebenshalbjahr kann aufgrund der entscheidenden Rolle, die Milch für eine ausreichende Kalziumversorgung spielt, nicht empfohlen werden. Bei allergiegefährdeten Säuglingen, bei denen in den ersten 6 Lebensmonaten keine Symptome einer Allergie aufgetreten sind, kann die Kuhmilch im Verlauf des 2. Lebenshalbjahres durch einen Vollmilch-Getreide-Brei und gegebenenfalls durch eine herkömmliche Säuglingsmilchnahrung vorsichtig eingeführt werden. Um sicherzugehen, kann auch der (milchfreie) Getreide-Obst-Brei dem Vollmilch-Getreide-Brei vorgezogen werden.
  Eine zusätzliche Fütterung von Milch und Milchprodukten ist im Beikostalter jedoch nicht empfehlenswert, da größere Mengen Kuhmilch die Versorgung des Säuglings mit Eisen beeinträchtigen können. Nicht geeignet sind z.B. verzehrsfertige Beikostprodukte, die im Wesentlichen Kuhmilch und Kuhmilchprodukte enthalten (z.B. „Joghurt-Töpfchen", „Pudding" oder „Meine ersten Fruchtzwerge"). Ein zusätzlicher Verzehr dieser Milchprodukte würde außerdem die Eiweißzufuhr nur unnötig erhöhen und den Stoffwechsel des Kindes belasten. Geringe Mengen Vollmilch als Bestandteil des Vollmilch-Getreide-Breis sind jedoch unbedenklich (Böhles et al. 2002).
- Das Gleiche gilt für **Weizen**. Bei der Einführung des Vollmilch-Getreide-Breis bzw. des Getreide-Obst-Breis besteht die Möglichkeit, auf andere hierzulande selten allergieauslösende Getreidesorten wie Reis, Hirse oder Hafer auszuweichen. Doch spätestens mit der Einführung von Brot wird es schwierig auf Weizen zu verzichten, da reine Roggenbrote nur selten erhältlich sind und von

Kindern auch nicht so gerne gegessen werden. Um einer **Zöliakie** vorzubeugen, können Weizen sowie andere glutenhaltige Getreidesorten (Roggen, Hafer, Gerste) im 8. Monat mit dem Vollmilch-Getreide-Brei eingeführt werden (s. S. 147).

- Der Einsatz von **Soja** (z. B. in Form von Säuglingsnahrungen auf Sojabasis) ist wegen des Gehaltes an Phytoöstrogenen nicht unumstritten (s. Kap. 18.4) und sollte nur bei begründeter Indikation erfolgen. Aus Gründen der Allergieprävention ist allerdings nach neuesten Studien ein präventiver Verzicht auf Sojanahrungen im zweiten Lebensjahr nicht notwendig. Jedoch bringt es für die Allergievorbeugung keinen Vorteil, anstelle der Kuhmilch Sojanahrung zu füttern, denn beide wirken ähnlich allergen.

Hühnerei und Nüsse (incl. Erdnüsse) sind die Lebensmittel mit der höchsten allergischen Potenz. Allergiegefährdete Kinder sollten diese frühestens nach dem 1. und besser erst nach dem 2. Lebensjahr erhalten.

- Bei einer ausgewogenen Ernährung ist der Verzicht auf **Eier und Nüsse** problemlos möglich.
- **Fisch** besitzt ebenfalls eine hohe allergene Potenz, ist jedoch gemäß den Empfehlungen des Fortbildungsinstituts für Kinderernährung (2007) im ersten Lebensjahr nicht Bestandteil der Beikost. Ein generelles Verbot von Fisch im 2. Lebensjahr ist heute nicht mehr haltbar. Seefisch ist eine wichtige Jodquelle. Zwar sind Jodsalz und mit Jodsalz verarbeitete Lebensmittel eine gute Alternative, sie reichen aber meist nicht aus. Außerdem sollte das Essen eines Säuglings gar nicht und das eines Kleinkindes nur wenig gesalzen werden. **Fettfische** liefern außerdem die für die geistige und körperliche Entwicklung des Kindes so wichtigen Omega-3-Fettsäuren. In Absprache mit dem Kinderarzt sollte Fisch deshalb mit Beginn des zweiten

Lebensjahres in die Familienkost eingeführt werden. Wenn auf Fisch verzichtet wird, ist anhand eines Ernährungsprotokolls zu prüfen, ob das Kind genug Jod und Omega-3-Fettsäuren erhält und ggf. mithilfe einer allergologisch spezialisierten Ernährungsfachkraft für Ausgleich zu sorgen.

20.5 Auftreten allergischer Symptome

Bei allen Bemühungen, die Eltern in Allergikerfamilien unternehmen, um ihr Kind vor allergischen Erkrankungen zu bewahren: Einen absoluten Schutz vor Allergien gibt es nicht.

Manchmal ist die Vererbung oder der Einfluss anderer Faktoren – wie Rauchen, Hausstaub, Pollen, Haustiere etc. – so stark, dass trotz vorbeugender Maßnahmen eine Allergie auftritt. Dennoch sollten alle Eltern allergiegefährdeter Säuglinge in der Beratung ermuntert werden, frühzeitig und nachhaltig alle sinnvollen Maßnahmen zu ergreifen, um die Entwicklung von Allergien zu verhindern oder zumindest hinauszuzögern – auch wenn dadurch keine „Garantie" gegeben werden kann. Es sollte ihnen vermittelt werden, dass das Unterlassen von vorbeugenden Maßnahmen mit größerer Wahrscheinlichkeit zum Auftreten von Allergien führt bzw. das Leid ihres Kindes vergrößert.

Beim Auftreten allergieverdächtiger Symptome sollte unverzüglich der Kinderarzt zu Rate gezogen werden. Nur eine ausführliche Diagnostik durch Bluttest, Hauttest und ggf. eine Lebensmittelprovokation kann den sicheren Nachweis für eine Lebensmittelallergie erbringen. Sollte sich dabei eine Kuhmilchallergie herausstellen, ist der Einsatz einer stark hydrolysierten Säuglingsnahrung oder eine Elementardiät auf Aminosäurenbasis zur Therapie angezeigt (Positionspapier der GPA et al. 2005).

Rezepte

Die folgenden Rezepte für eine gesunde Ernährung in der Schwangerschaft und Stillzeit wurden nach den in diesem Buch angegebenen Empfehlungen ausgesucht und zusammengestellt. Sie sind fettarm und reich an Vitaminen, Mineralstoffen und Ballaststoffen. Sie entsprechen den Regeln einer vollwertigen, fettarmen Mischkost.

Zum Salzen empfehlen wir **Jodsalz**, eventuell zusätzlich mit Fluorid und Folsäure angereichert (s. S. 13 und S. 47).

Rapsöl und **Olivenöl** sind hinsichtlich der Fettsäurezusammensetzung (einfach ungesättigte Fettsäuren, Omega-3-Fettsäuren) besonders günstig. Sie sollten häufig eingesetzt werden. Nach Geschmack kann natürlich auch anderes Öl verwendet werden (siehe auch Tipps zur Verwendung von Pflanzenölen Seite 93).

Frühstücksideen

Müslimischung

Zutaten (Vorratsmischung für ca. 24 Portionen à 50 g):

250 g Vollkornhaferflocken
150 g Hirseflocken
100 g Dinkelflocken
100 g Weizenkeime
100 g ungeschwefelte Rosinen
100 g getrocknete Aprikosen
100 g Leinsamen
200 g geröstete Sonnenblumenkerne
100 g Sesam

Zubereitung:

- Alles mischen und in eine Vorratsdose füllen. Gegebenenfalls noch nach eigenem Geschmack variieren.

Nährwerte pro Portion (50 g): 198 kcal, 7,4 g Eiweiß, 21 g Kohlenhydrate, 9 g Fett

Reich an: Magnesium, Folsäure, Ballaststoffen, Omega-3-Fettsäuren

Kräuterrührei auf Vollkornbrot

Zutaten (für 1 Portion):

1 Ei
50 ml fettarme Milch
Jodsalz[1]
Pfeffer (am besten frisch gemahlen)
1 TL Rapsöl
1 TL gehackte Kräuter
1 Tomate
1 Scheibe Vollkornbrot (50 g)
1 TL Halbfettmargarine

Nährwerte pro Portion: 300 kcal, 14 g Eiweiß, 29 g Kohlenhydrate, 14 g Fett, 4 g Ballaststoffe.

[1] ggf. mit Fluorid und Folsäure

Zubereitung:

- Das Ei in einem tiefen Teller mit einer Gabel verquirlen und die Milch unterrühren. Mit Jodsalz und Pfeffer abschmecken. Das Öl in einer Pfanne erhitzen und die Eiermilch darin auf kleiner Flamme stocken lassen. Während des Stockens die gehackten Kräuter unter das Ei rühren.
- Die Tomate abspülen, putzen und in Scheiben schneiden. Das Vollkornbrot mit Margarine bestreichen und mit den Tomatenscheiben belegen. Zum Schluss das fertige Rührei darauf verteilen und heiß servieren.

(Metternich 2005)

Für Zwischendurch

Pikanter Power-Drink

Zutaten (für 2 Portionen):

$1/2$ Bund Schnittlauch
$1/2$ Bund Dill
$1/2$ Avocado
$1/2$ kleine Salatgurke
300 g Buttermilch
Saft von $1/2$ Zitronen
Jodsalz[1]
Pfeffer (möglichst frisch gemahlen)

Zubereitung:

- Schnittlauch und Dill abspülen und trocken schütteln. Schnittlauch in feine Röllchen schneiden. Dill von den Stielen zupfen und klein hacken. Das Fruchtfleisch der Avocado aus der Schale herauslösen.
- Die Salatgurke schälen und in grobe Stücke schneiden. Gurkenstücke und Avocadofleisch zusammen mit den gehackten Kräutern und der Buttermilch pürieren. Mit Zitronensaft, Jodsalz und Pfeffer abschmecken. In Gläser füllen und sofort servieren.

Nährwerte pro Portion: 180 kcal, 7 g Eiweiß, 13 g Fett, 9 g Kohlenhydrate, 3 g Ballaststoffe.
(Iburg 2006)

Wake-up-Drink

Zutaten (für 1 Portion):

1 mittelgroße Banane (100 g)
150 ml Karottensaft (naturrein)
100 ml Orangensaft (100 % Frucht)
4 EL Zitronensaft
2 EL schnell lösliche Instantflocken (ca. 20 g)
flüssiger Süßstoff nach Geschmack

Zubereitung:

- Die Banane schälen, mit einer Gabel zerdrücken und zusammen mit dem Karotten-, Orangen- und Zitronensaft pürieren. Die Flocken einrühren und mit dem flüssigen Süßstoff abschmecken.

Nährwerte pro Portion: 245 kcal, 6 g Eiweiß, 51 g Kohlenhydrate, 2 g Fett, 4 g Ballaststoffe.
(Metternich 2005)

[1] ggf. mit Fluorid und Folsäure

Tomaten-Basilikum-Plätzchen

Zutaten (für 40 Stück):

1 kg Kartoffeln (mehlig kochend)
8 Eiertomaten
1 Bund Basilikum
2 Knoblauchzehen
1 TL Jodsalz[1]
Pfeffer (am besten frisch gemahlen)
Muskatnuss, frisch gerieben
1 Ei
10 EL Mehl
1 TL Backpulver
10 EL Parmesan, gerieben

Zubereitung:

- Die Kartoffeln abspülen, in einen Topf füllen, knapp mit Wasser bedecken und etwa 30 Minuten kochen. Kartoffeln pellen, noch heiß durch die Kartoffelpresse in eine große Schüssel drücken (alternativ: mit dem Kartoffelstampfer möglichst fein zerdrücken) und abkühlen lassen.
- Tomaten heiß überbrühen, häuten, entkernen und ganz klein würfeln. Basilikum abspülen, trocken schütteln, die Blättchen abzupfen und fein hacken. Knoblauch abziehen.
- Den Ofen auf 220 °C (Umluft 200 °C) vorheizen. Den erkalteten Kartoffelschnee mit Salz, Pfeffer und Muskat würzen. Den Knoblauch hineinpressen. Ei, Mehl, Backpulver, Käse und Basilikum hinzufügen und zu einem geschmeidigen Teig kneten.
- Zum Schluss die Tomatenwürfelchen unterheben und kräftig abschmecken. Jeweils einen gehäuften Esslöffel Teig auf das mit Backpapier ausgelegte Backblech setzen und zu runden Plätzchen formen und etwa 30 Minuten backen.

> Die Plätzchen kann man auch einfrieren. Dazu die Plätzchen zuerst auf einem Blech ein wenig anfrieren lassen und dann in Gefrierbeutel füllen.

Nährwerte pro Portion: 29 kcal, 1 g Eiweiß, 4 g Kohlenhydrate, weniger als 1 g Fett, weniger als 1 g Ballaststoffe.

(Hund-Wissner, Wolfram 2006)

[1] ggf. mit Fluorid und Folsäure

Salate

Reis-Fisch-Salat

Zutaten (für 2 Personen):

100 g Naturreis
Jodsalz[1], Pfeffer
$1/4$ l Wasser
3 gr. Tomaten
150 g geräucherte Makrele oder Thunfisch
4–6 Sardellenfilets
1 kl. Dose sehr kleine Erbsen
1 EL Öl
2 EL Weinessig
1 TL Senf
1 EL gehackte Petersilie
1 EL Schnittlauchröllchen
1 TL gehackter Dill

Zubereitung:

- Reis in Salzwasser garen, kalt werden lassen.
- Tomaten häuten und würfeln.
- Fisch grob zerpflücken, Sardellenfilets klein schneiden, die Erbsen hinzugeben.
- Alle Zutaten mit einer Marinade aus Öl, Essig, Senf und den Kräutern vermengen, nochmals abschmecken.

Nährwerte pro Portion: 195 kcal, 10 g Eiweiß, 25 g Kohlenhydrate, 5 g Fett.

Reich an Omega-3-Fettsäuren

(Wolfram, Vogel 2000)

Asiatischer Glasnudelsalat

Zutaten (für 2 Personen):

80 g Glasnudeln
1 rote und 1 gelbe Paprikaschote
1 Bund Lauchzwiebeln
etwas frischer Koriander
Sambal Olek, Tabasco nach Geschmack
1–2 EL Himbeeressig
1–2 EL Sojasoße
Pfeffer (am besten frisch gemahlen)
1 Msp. Ingwer, gemahlen
Etwas flüssiger Süßstoff nach Geschmack
Asia-Jodsalz
1 EL Sesamöl

Zubereitung:

- Die Glasnudeln mit heißem Wasser übergießen und 8 bis 10 Minuten einweichen. Nudeln abgießen, mit einer Küchenschere kürzen und vollständig auskühlen lassen. Die Paprikaschoten putzen, abspülen und in kleine Würfel schneiden. Die Lauchzwiebeln putzen, abspülen und in feine Scheiben schneiden. Den frischen Koriander abspülen, trocken schütteln und hacken.
- Gemüse und Koriander unter die Glasnudeln mischen. Aus Sambal Olek, Tabasco, Essig, Sojasoße, Pfeffer, Ingwer, Süßstoff und evtl. etwas Asia-Jodsalz eine Marinade rühren. Zum Schluss das Sesamöl unterschlagen. Die Marinade mit dem Salat mischen und $1/2$ bis 1 Stunde ziehen lassen.

Glasnudeln müssen nicht gekocht werden, da sie stark aufquellen.

Nährwerte pro Portion: 210 kcal, 6 g Eiweiß, 33 g Kohlenhydrate, 6 g Fett, 9 g Ballaststoffe.

(Metternich 2005)

[1] ggf. mit Fluorid und Folsäure

Suppen

Karottencremesuppe

Zutaten (für 2 Personen):

1 Bund junge Karotten
200 g Kartoffeln
1 EL Pflanzenöl (Rapsöl)
500 ml Gemüsebrühe
Jodsalz[1], Pfeffer (am besten frisch gemahlen)
50 g Crème fraîche
2 EL Kerbelblättchen, gehackt

Zubereitung:

- Die Karotten putzen, abspülen und in Scheiben schneiden. Die Kartoffeln schälen und würfeln. Die Karotten und Kartoffeln in dem Öl andünsten. Die Gemüsebrühe angießen und alles im geschlossenen Topf bei mittlerer Hitze etwa 15 Minuten garen.
- Karotten und Kartoffeln mitsamt der Brühe pürieren. Mit Jodsalz und Pfeffer abschmecken. Die Crème fraîche zur heißen, nicht mehr kochenden Suppe geben. Vor dem Servieren mit etwas Kerbel garnieren.

Nährwerte pro Portion: 260 kcal, 5 g Eiweiß, 24 g Kohlenhydrate, 15 g Fett, 11 g Ballaststoffe.
(Iburg 2006, modifiziert)

Minestrone mit Nudeln

Zutaten (für 2 Personen):

1 Bund Suppengrün
2 Zwiebeln
2 Knoblauchzehen
1/2 kleiner Wirsingkohl
1 EL Olivenöl
Jodsalz[1]
Pfeffer (am besten frisch gemahlen)
1–2 TL gekörnte Gemüsebrühe
100 g Muschelnudeln
1/2 Dose weiße dicke Bohnen (125 g)
150 g Erbsen (tiefgekühlt)
1 kleine Dose Tomatenstücke (400 g)
1/2 Bund frische Petersilie
Tomaten-Jodsalz
1 EL geriebener Parmesan

Wer Wirsing, Erbsen oder dicke Bohnen nicht gut verträgt, kann natürlich auch anderes Gemüse verwenden. Dank der großen Gemüsemenge ist die Suppe fettarm und ballaststoffreich.

Nährwerte pro Portion: 475 kcal, 26 g Eiweiß, 65 g Kohlenhydrate, 12 g Fett, 19 g Ballaststoffe.
(Metternich 2005)

Zubereitung:

- Suppengrün putzen, abspülen, wenn nötig, schälen und klein schneiden. Die Zwiebeln und Knoblauchzehen abziehen. Die Zwiebeln fein würfeln, den Knoblauch fein hacken oder zerdrücken. Den Wirsing putzen, abspülen und in feine Streifen schneiden. Das Öl in einem Topf erhitzen und zuerst Zwiebeln und Knoblauch darin anbraten.
- Das Suppengemüse und den abgetropften Wirsing zugeben, leicht salzen und pfeffern. Mit so viel Wasser aufgießen, dass das Gemüse im Wasser schwimmt. Mit der Gemüsebrühe würzen und etwa 10 Minuten kochen lassen, Nun die Nudeln zum Gemüse geben und weitere 5 Minuten kochen. Bohnen, Erbsen und Tomaten in die Suppe geben und weitere 5 Minuten garen.
- Die Petersilie abspülen, trocken schütteln und hacken. Die Suppe nach der Garzeit mit Pfeffer und Tomaten-Jodsalz abschmecken und die Petersilie hinzufügen. Vor dem Servieren mit dem geriebenen Parmesan bestreuen.

Gemüsegericht

Gefüllte Paprikaschote, vegetarisch

Zutaten (pro Person):

125 g Paprikaschote, geputzt
75 g Champignons aus der Dose
10 g Zwiebelwürfel
50 g Paprikawürfel
15 g Vollkornreis (roh)
20 g Magerquark (ca. 1 gestr. EL)
Pfeffer, Paprika, Majoran, Jodsalz[1]
Wasser oder Brühe
1 Messerspitze Tomatenmark
5 g 20%iger Schmand (ca. 1 TL)
Andickungspulver

Zubereitung:

- Aus Champignons, Zwiebel- und Paprikawürfeln, Vollkornreis, Magerquark und den Gewürzen eine Füllung herstellen.
- Die Paprikaschote damit füllen, in einen Topf stellen, etwas heißes Wasser oder heiße Brühe aufgießen und zugedeckt dünsten. Evtl. weitere Flüssigkeit dazugeben.
- Die Soße mit 1 Messerspitze Tomatenmark sowie Schmand verrühren, abschmecken, evtl. mit Andickungspulver binden.

Nährwerte pro Portion: 125 kcal, 8 g Eiweiß, 18 g Kohlenhydrate, 2 g Fett.

(Lübke, Willms 2001)

Gemüsegratin

Zutaten (für 4 Personen):

4 kleine Karotten
1 kleine Lauchstange
1/2 l Gemüsebrühe
1/2 Blumenkohl
4 Tomaten
Jodsalz[1]
8 EL Mehl
4 EL Olivenöl
8 EL Milch
4 Eier
8 EL Emmentaler Käse
Muskatnuss, frisch gerieben

Zubereitung:

- Das Gemüse abspülen und die Karotten schälen und klein würfeln. Den Lauch der Länge nach aufschneiden, gründlich abspülen und in feine Streifen schneiden. Blumenkohl in kleine Röschen teilen.
- Das Gemüse in wenig Gemüsebrühe nicht ganz weich dünsten. Die Tomaten abspülen, den Stielansatz herausschneiden und in kleine Würfel schneiden. Wenn das Gemüse gar ist, die Flüssigkeit abgießen und dabei auffangen.
- Das Gemüse in eine gefettete Auflaufform füllen. Die Tomaten darüber verteilen. Mehl im Öl lichtgelb rösten, mit Gemüsebrühe und Milch ablöschen und etwa 5 Minuten köcheln lassen.
- Die Eier trennen. Eiweiß kalt stellen. Den Käse reiben. Die Soße mit Eigelb legieren, den Käse unterrühren und mit Muskat abschmecken. Das Eiweiß zu steifem Schnee schlagen und unter die Soße ziehen. Das Gemüse mit der Soße überziehen und bei mittlerer Hitze im Backofen etwa 20 Minuten überbacken.

Nährwerte pro Portion: 346 kcal, 16 g Eiweiß, 22 g Kohlenhydrate, 21 g Fett, 5 g Ballaststoffe.

(Hund-Wissner, Wolfram 2006)

[1] ggf. mit Fluorid und Folsäure

Gefüllte Weizenkohlrabi

Zutaten (für 2 Personen):

2 Kohlrabi
2 Zwiebeln
1 Knoblauchzehe
100 g Ebly-Weizenkörner (aus dem Supermarkt)
Jodsalz[1]
1 EL Rapsöl
Pfeffer (am besten frisch gemahlen)
Paprikapulver
1 EL geriebener Parmesankäse
1 Kästchen Kresse

Zubereitung:

- Die Kohlrabi schälen, hölzerne Teile entfernen und mit einem Kugelausstecher oder einem Küchenmesser vorsichtig aushöhlen. Die Zwiebeln und den Knoblauch abziehen und fein würfeln. Den Weizen in 200 ml Salzwasser etwa 10 bis 15 Minuten garen.
- In einem zweiten Topf Salzwasser zum Kochen bringen und die ausgehöhlten Kohlrabi samt den Kohlrabistücken etwa 5 bis 8 Minuten darin köcheln. Anschließend abtropfen lassen und die Kohlrabi warm stellen. Das Kohlrabiinnere hacken.
- Das Öl in einer Pfanne erhitzen, Zwiebeln und Knoblauch darin anbraten. Den gekochten Weizen in die Pfanne geben. Mit Salz, Pfeffer und Paprikapulver abschmecken. Falls die Masse zu dick wird, etwas Wasser dazugeben. Die gehackten Kohlrabistücke hinzufügen und den Parmesankäse untermischen und noch einmal abschmecken.
- Zum Schluss das Weizengemisch in die beiden Kohlrabi füllen. Den restlichen Weizen auf dem Teller neben den Kohlrabi anrichten. Die Hälfte der Kresse mit einer Schere abschneiden, grob hacken und vor dem Servieren über die Kohlrabi streuen.

> Ebly ist eine Weizenart, die man in der Küche ähnlich wie Reis verarbeiten kann. Durch ein spezielles Verfahren bleibt Ebly nach dem Kochen bissfest, aber nicht hart. Gekocht wird Ebly wie Reis: 2 Teile Wasser und 1 Teil Ebly, gewürzt mit Salz oder gekörnter Gemüsebrühe.
> Anstelle von Eblyweizen können Sie auch Parboiled Reis im gleichen Mengen- und Mischverhältnis verwenden.

Nährwerte pro Portion: 235 kcal, 8 g Eiweiß, 41 g Kohlenhydrate, 4 g Fett, 5 g Ballaststoffe.

(Metternich 2005)

[1] ggf. mit Fluorid und Folsäure

Fischgerichte

Fischragout

Zutaten (für 2 Personen):

1 kleine Zwiebel, gewürfelt
1 TL Öl
1 EL Mehl
ca. 200 ml Brühe oder Wasser
1 kleine rote Paprika
2 Lauchzwiebeln
100 g frische Champignons
Jodsalz[1]
150 g Fischfilet
Zitronensaft

Zubereitung:

- Die Zwiebel in Öl leicht anbraten. Mehl darüber streuen und bräunen lassen. Mit der Brühe ablöschen.
- Paprika in Würfel, Lauchzwiebeln in Ringe und die Champignons in Scheiben schneiden und in die Soße geben. Mit Salz abschmecken.
- Den Fisch in große Würfel schneiden und in der Soße 15–20 Minuten garen. Mit etwas Zitronensaft abschmecken.

Nährwerte pro Portion: 115 kcal, 15 g Eiweiß, 5 g Kohlenhydrate, 3 g Fett.

(Wolfram, Vogel 2000)

Fisch auf Gemüse

Zutaten (pro Person):

150 g Seelachsfilet
75 g Porree
20 g Möhren
20 g Sellerie
1 TL Öl
2–3 EL Wasser oder Brühe
Essig oder Zitrone
1 Messerspitze Senf
Fischgewürz oder Jodsalz[1]

Zubereitung:

- Seelachsfilet säubern, mit Essig oder Zitrone säuern und mit Senf, Fischgewürz oder Salz würzen.
- Gemüse putzen, waschen, in dünne Streifen schneiden.
- Öl in einer kleinen Auflaufform erhitzen und das Gemüse darin andünsten. Wasser oder Brühe dazugeben, mit Würzmittel oder Salz abschmecken.
- Den Fisch zum Gemüse geben und zugedeckt im vorgeheizten Backofen bei 200 °C garen. Beim Anrichten das Gemüse über den Fisch geben.

Nährwerte pro Portion: 200 kcal, 30 g Eiweiß, 4 g Kohlenhydrate, 7 g Fett.

Zu dem Gericht passen z. B. grüner Salat, Eisbergsalat.

(Lübke, Willms 2001, modifiziert)

[1] ggf. mit Fluorid und Folsäure

Schellfisch in Senfsoße

Zutaten (für 4 Personen):

4 Schellfischfilets à 150 g
6 EL Zitronensaft
$3/4$ l Gemüsebrühe
1 Lorbeerblatt
Pfefferkörner
4 EL Butter
4 EL Mehl
2 EL Senf, mittelscharf
250 ml Fischfond
(Jod-)Salz[1]
4 EL Kondensmilch (4 % Fett)

Zubereitung:

- Die gesäuberten Fischfilets mit Zitronensaft beträufeln. Die Gemüsebrühe mit den Gewürzen und dem restlichen Zitronensaft zum Kochen bringen. Die Fischfilets in den Sud geben und sofort auf mittlere Hitze herunterschalten. Etwa 8 Minuten ziehen lassen.
- Den Fisch herausnehmen und warm halten. Den Fischsud abseihen und abkühlen lassen. Die Butter schmelzen und das Mehl darin anschwitzen. Den Senf einrühren, mit dem Fischsud nach und nach aufgießen, glatt rühren und bei mäßiger Hitze etwa 10 Minuten köcheln lassen. Abschmecken, mit Kondensmilch verfeinern und heiß über den Fisch ziehen.

Nährwerte pro Portion: 236 kcal, 26 g Eiweiß, 11 g Kohlenhydrate, 10 g Fett, 0,5 g Ballaststoffe.

(Hund-Wissner, Wolfram 2006)

Fleischgerichte

Lammcurry mit Zitronenreis

Zutaten (für 2 Personen):

250 g Lammfleisch
Jodsalz[1]
2 TL Öl
1 kleiner saurer Apfel
200 ml Bouillon
1 EL Sahne
2 TL Curry
1 Tasse Basmati-Reis
1 Zitrone
Wasser
$1/2$ Becher Joghurt, 1,5 % Fett

Zubereitung:

- Fleisch in mundgerechte Stücke schneiden, salzen und ca. 4 Minuten in heißem Öl anbraten.
- Den Apfel in Stücke schneiden und mit Bouillon, Sahne und Curry in einem Topf erhitzen. Bei mittlerer Hitze kochen, bis der Apfel zerkocht ist.
- Jetzt die Fleischwürfel in die Soße geben.
- Den Reis gründlich waschen, abtropfen lassen, mit dem Zitronensaft vermischen und mit Wasser aufsetzen. Wenn es verkocht ist, den Reis bei geschlossenem Deckel gar ziehen lassen.
- Reis mit dem Lammcurry vermischen und noch $1/2$ Becher Joghurt unterrühren.

Nährwerte pro Portion: 520 kcal, 30 g Eiweiß, 70 g Kohlenhydrate, 12 g Fett.

(Wolfram, Vogel 2000)

[1] ggf. mit Fluorid und Folsäure

Rindersteak mit Quark-Kräuterbutter

Zutaten (pro Person):

100 g Rinderfilet aus ökologischer Haltung
$^1/_2$ TL Rapsöl
10 g Quark-Kräuterbutter (siehe unten)
Jodsalz[1]
schwarzer oder bunter Pfeffer,
Gewürzpaprika

Zubereitung:

- Filetsteak mit der Gabel etwas breit drücken und mit Pfeffer und Paprika würzen.
- Das Steak in einer mit Rapsöl erhitzten Pfanne von beiden Seiten durchbraten (nicht rosa!).
- Vor dem Servieren salzen, mit Quark-Kräuterbutter anrichten.

Nährwerte pro Portion: 220 kcal, 30 g Eiweiß, 0 g Kohlenhydrate, 10 g Fett.

Lässt sich gut mit diversen Gemüsen und Salaten kombinieren!

(Lübke, Willms 2001, modifiziert)

Quark-Kräuterbutter (für das Rinderfilet)

Zutaten (für 17 Portionen à 10 g):

125 g Quark (Magerstufe)
50 g Butter
Kräuter nach Geschmack (z. B. Basilikum, Estragon, Kerbel, Petersilie, Dill oder Schnittlauch), Jodsalz[1], Zitronensaft, Pfeffer, evtl. Knoblauch

Zubereitung:

- Magerquark und Butter auf einem Sieb bei Zimmertemperatur abtropfen und weich werden lassen.
- Beides mit den gehackten Kräutern verrühren und mit Zitronensaft, Pfeffer und evtl. Knoblauch abschmecken.
- Die Masse mit einem Löffel auf Pergamentpapier länglich anordnen und eine Rolle formen. Diese im Tiefkühlfach schnittfest werden lassen.

Nährwerte pro Portion: 17 kcal, 1 g Eiweiß, 0 g Kohlenhydrate, 1 g Fett.

Die Quark-Kräuterbutter eignet sich außerdem als Beilage zu Rumpsteak, Schnitzel und Fisch!

(Lübke, Willms 2001, modifiziert)

[1] ggf. mit Fluorid und Folsäure

Putengeschnetzeltes mit Käse

Zutaten (pro Person):

100 g Putenbrust
$1/2$ TL Öl
10 g gewürfelte Zwiebeln
50 g Gewürzgurken
20 g Kräuterfrischkäse (30 % Fett i. Tr.)
Wasser oder Brühe
schwarzer Pfeffer, Basilikum

Zubereitung:

- Putenbrust in dünne Streifen schneiden.
- Die Pfanne mit Öl auspinseln, erhitzen, Fleisch und gewürfelte Zwiebeln hineingeben und scharf anbraten.
- Mit Pfeffer und Basilikum würzen, Gewürzgurken dazugeben. Mit Wasser oder Brühe auffüllen, bis das Fleisch bedeckt ist und auf kleiner Stufe garen.
- Kräuterfrischkäse dazugeben und so lange verrühren, bis der Käse geschmolzen ist und das Gericht gebunden ist. Mit Jodsalz[1] abschmecken, wenn nötig.

Nährwerte pro Portion: 190 kcal, 28 g Eiweiß, 3 g Kohlenhydrate, 7 g Fett.

(Lübke, Willms 2001, modifiziert)

Zucchini-Puten-Spieße

Zutaten (für 2 Personen):

1 Putenschnitzel (ca. 150 g)
1 kleine Zucchini
8 Kirschtomaten
1 Knoblauchzehe
2 EL Oliven- oder Rapsöl
Jodsalz[1], Pfeffer (am besten frisch gemahlen)
1 EL italienische Kräuter

Zubereitung:

- Das Fleisch kalt abspülen und in Würfel schneiden. Zucchini abspülen, putzen und in 2 cm dicke Scheiben schneiden. Tomaten abspülen. Den Knoblauch abziehen und fein hacken. Abwechselnd Fleisch, Zucchini und Tomaten auf Spieße stecken.
- Aus Öl, Knoblauch, Jodsalz, Pfeffer und den Kräutern eine Marinade herstellen. Die Spieße mit der Marinade bepinseln und eine halbe Stunde ziehen lassen. Eine beschichtete Pfanne mit Öl einpinseln und die Spieße etwa 8 bis 12 Minuten von allen Seiten anbraten.

Nährwerte pro Portion: 200 kcal, 20 g Eiweiß, 4 g Kohlenhydrate, 11 g Fett, 1 g Ballaststoffe.

(Iburg 2006, modifiziert)

[1] ggf. mit Fluorid und Folsäure

Getreide und Hülsenfrüchte

Vollkorn-Zucchini-Gratin

Zutaten (pro Person):

60 g Vollkornspiralen
250 g Zucchini
20 g Zwiebelwürfel
1 TL Öl
2–3 EL Wasser
20 g fein geriebener Emmentaler (45 % Fett i. Tr., ca. 2 EL)
Pfeffer, Würzmittel, Knoblauch, Majoran, Jodsalz[1]
Petersilie

Zubereitung:

- Vollkornspiralen garen.
- Zucchini je nach Größe in halbe Scheiben oder bleistiftdicke Streifen schneiden.
- Zwiebelwürfel in Öl glasig dünsten.
- Die Zucchini dazugeben, mit Pfeffer, Würzmittel, Knoblauch, Majoran und wenig Salz würzen.
- Evtl. 2 bis 3 EL Wasser hinzufügen und bei milder Hitze garen.
- Die Zucchinis mit gehackter Petersilie und den Vollkornspiralen vermischt anrichten.
- Emmentaler darüber streuen und im vorgeheizten Backofen oder Grill bei 200 °C ca. 5 Minuten gratinieren.

Nährwerte pro Portion: 385 kcal, 17 g Eiweiß, 48 g Kohlenhydrate, 14 g Fett.

(Lübke, Willms 2001)

Linsenburger

Zutaten (für 2 Personen):

100 g Linsen
350 g kaltes Wasser
1 Lorbeerblatt
$1/2$ TL Würzmittel
125 g heller Lauch
1 + 3 TL Öl
15 g Paniermehl
1 Ei
1 TL Curry, $1/2$ TL Ingwer, frisch gerieben, Cayennepfeffer, Jodsalz[1]

Zubereitung:

- Linsen in kaltem Wasser mit dem Lorbeerblatt ansetzen, ca. 30 Minuten garen, evtl. Wasser nachgießen.
- Die abgetropften Linsen in eine Schüssel geben und etwas zerquetschen. Würzmittel hinzugeben und erkalten lassen.
- Lauch in sehr feine Ringe schneiden und in 1 TL Öl 5 Minuten andünsten. Unter die Linsenmasse mengen.
- Paniermehl und Ei dazugeben, mit Curry, Ingwer, Cayennepfeffer sowie wenig Salz würzen.
- Die Masse in 4 gleich große Portionen teilen und mit feuchten Händen Frikadellen formen.
- Die Linsenburger in einer beschichteten Pfanne mit 3 TL Öl beidseitig ca. 3 bis 4 Minuten braten.

Nährwerte pro Portion: 335 kcal, 17 g Eiweiß, 34 g Kohlenhydrate, 14 g Fett.

(Lübke, Willms 2001, modifiziert)

[1] ggf. mit Fluorid und Folsäure

Brot und Brötchen

Dinkelvollkornbrot

Zutaten (500 g Brot für Brotbackmaschine):

260 ml lauwarmes Wasser
1 EL Rapsöl
$1^1/_2$ TL Jodsalz[1]
330 g Dinkelvollkornmehl
40 g Weizenkeime
1 TL Zucker
1 Pck. Trockenhefe
2 EL Sonnenblumenkerne 1 EL Sesam

Zubereitung:

- Die Zutaten in der angegebenen Reihenfolge in eine Brotbackmaschine füllen. Das Programm „Normales Brot" wählen.
- Kurz vor Beenden des Knetvorganges, d.h. vor dem Backen (bei manchen Backautomaten ist ein Signalton zu hören) Sonnenblumenkerne und Sesam zum Teig geben.

Nährwerte pro Scheibe (ca. 50 g): 107 kcal, 4 g Eiweiß, 16 g Kohlenhydrate, 3 g Fett

> Dieses Brot wird mit fein vermahlenem Vollkornmehl gebacken und ist deshalb besser verdaulich als ein grobes Schrotbrot. Außerdem ist es reich an Magnesium, Folsäure, Ballaststoffen.

Buttermilch-Brot

Zutaten (für 18 Scheiben):

400 g helles Dinkelmehl (Type 630)
100 kernige Haferflocken
1 Päckchen Trockenhefe
1 EL Zucker
350 g Buttermilch
1 TL Jodsalz[1]

Zubereitung:

- Mehl und Haferflocken in eine Schüssel geben und in die Mitte eine Mulde drücken. Die Hefe und den Zucker hineingeben. Die Buttermilch leicht erwärmen und mit dem Salz zum Teig geben. Mit dem Knethaken des Handrührgerätes so lange verkneten, bis sich der Teig vom Rand löst.
- Den Hefeteig an einem warmen Ort gehen lassen, bis er sein Volumen verdoppelt hat. Erneut durchkneten, zu einem länglichen Brotlaib formen und unter einem sauberen Geschirrtuch erneut gehen lassen. Den Backofen auf 200 °C (Umluft 180 °C, Gas Stufe 3–4) vorheizen.
- Eine mit Wasser gefüllte, feuerfeste Schale auf den Boden des Backofens stellen. Den Brotlaib auf ein mit Backpapier belegtes Backblech setzen. Die Oberfläche mehrmals tief einschneiden. Mit etwas Wasser bestreichen, mit Haferflocken bestreuen und auf mittlerer Schiene etwa 30 Minuten backen.

Nährwerte pro Portion: 100 kcal, 4 g Eiweiß, 19 g Kohlenhydrate, 2 g Fett, 3,0 g Ballaststoffe.

(Iburg 2006)

[1] ggf. mit Fluorid und Folsäure

Schnelle Frühstücksbrötchen

Zutaten (für 8 Brötchen):

2 Eier
200 g Magerquark
250 g Weizenmehl, Type 1050
150 g Vollkorn-Haferflocken
1 Prise Jodsalz[1]
1/2 Päckchen Backpulver
2 EL Sonnenblumenkerne

Zubereitung:

- Den Backofen auf 180 °C (Stufe 2, Umluft 160 °C) vorheizen. Die Eier schaumig schlagen und den Quark unterrühren. Das Vollkornmehl, die Haferflocken, Salz und Backpulver mischen. Zu der Eiermasse geben und gut durchkneten. Aus dem Teig 8 gleich große Brötchen formen.
- Ein Backblech mit Backpapier oder einer Silikonbackunterlage auslegen. Die Brötchen auf das Blech setzen, die Oberseite der Brötchen mit Wasser einpinseln und mit den Sonnenblumenkernen bestreuen. Dabei die Kerne auf der Brötchenoberfläche andrücken, damit sie nach dem Backen nicht abfallen. Auf der mittleren Schiene 20 bis 25 Minuten goldgelb backen.

> Damit die Brötchen außen knusprig und innen locker backen, empfiehlt es sich, eine mit Wasser gefüllte, feuerfeste Tasse während des Backens auf das Blech zu stellen.

Nährwerte pro Brötchen (bei 8 ingesamt): 220 kcal, 12 g Eiweiß, 32 g Kohlenhydrate, 5 g Fett, 4 g Ballaststoffe.
(Metternich 2005)

Desserts und Kuchen

Buttermilchspeise

Zutaten (für 2 Personen):

1/2 l Buttermilch
1 Zitrone
3 TL Maisstärke
1 Prise Zucker oder Süßstoff
Zitronensaft

Zubereitung:

- Buttermilch, abgeriebene Zitronenschale und Stärkemehl in einem Topf zum Kochen bringen, dabei umrühren.
- Mit Zucker und Zitronensaft abschmecken und in Glasschälchen anrichten.

Nährwerte pro Portion: 80 kcal, 5 g Eiweiß, 15 g Kohlenhydrate, 0 g Fett.

(Wolfram, Vogel 2000)

[1] ggf. mit Fluorid und Folsäure

Erdbeereis

Zutaten (für 2 Personen):

250 g Erdbeeren
1 Prise Zucker oder Süßstoff
Zitronensaft
1 Eiklar, zu Schnee geschlagen

Zubereitung:

- Erdbeeren waschen, abtropfen lassen, fein pürieren und mit Zucker oder Süßstoff und Zitronensaft abschmecken.
- Eischnee unter die Erdbeeren heben.
- Im Gefrierfach 1 bis $1^1/_2$ Stunden halbfest gefrieren lassen.
- In Schälchen anrichten und mit je einer Erdbeere garnieren.

Nährwerte pro Portion: 60 kcal, 5 g Eiweiß, 10 g Kohlenhydrate, 0 g Fett.

(Wolfram, Vogel 2000)

Dänische Rote Grütze

Zutaten:

60 g rote Johannisbeeren
60 g Brombeeren
60 g Himbeeren
12 g Vanillepuddingpulver
175 ml Wasser
$1/_2$ TL Zitronensaft
1 TL Süßstoff

Zubereitung:

- Früchte (sollten möglichst frisch sein) verlesen, getrennt vorsichtig waschen und gut abtropfen lassen.
- Puddingpulver mit einem Teil des Wassers anrühren.
- Johannisbeeren und Brombeeren sowie Zitronensaft und das restliche Wasser erhitzen.
- Kurz vor dem Kochen das Puddingpulver einrühren und aufkochen lassen.
- Die Himbeeren sowie den Süßstoff dazugeben.

Nährwerte: 110 kcal, 2 g Eiweiß, 20 g Kohlenhydrate, nur in Spuren Fett.

> Rote Grütze serviert man mit kalter Milch, Vanillesoße oder Sahne.

(Lübke, Willms 2001)

Harzer Apfelkuchen

Zutaten:

Für den Teig:
120 g Weizenvollkorn
60 g Weizenmehl Type 550
150 g Magerquark
1 Eigelb, 1 TL Zucker oder Süßstoff
2 gestr. TL Backpulver
1 abgeriebene Zitronenschale
1 TL Zimt, je 1 Messerspitze gemahlene Nelken und Kardamom,
1 Prise Jodsalz[1]
50 g gemahlene Haselnüsse

Für den Belag:
180 g geschälte Äpfel
1 Eigelb
75 g Magerjoghurt
75 g Schmand (20 % Fett)
1/2 TL Zucker oder Süßstoff
2 Eischnee

Zubereitung:

- Die Zutaten für den Teig verkneten.
- Den Teig in einer beschichteten Springform mit 1/2 cm Rand ausrollen.
- Geschälte Äpfel in dünne Scheiben schneiden und den Teig damit belegen.
- Eigelb, Magerjoghurt, Schmand und Zucker/Süßstoff gut verquirlen.
- Eischnee unterheben und die Masse gleichmäßig auf den Äpfeln verteilen.
- Im vorgeheizten Backofen bei 175 °C ca. 25–30 Minuten backen.
- Den Kuchen in 12 Stücke schneiden.

Nährwerte pro Stück: 100 kcal, 6 g Eiweiß, 13 g Kohlenhydrate, 5 g Fett.

(Lübke, Willms 2001, modifiziert)

Schnelles Beerensorbet

Zutaten (für 4 Personen):

250 g gemischte Beeren (z. B. tiefgekühlt)
3–4 EL Puderzucker
2 EL Zitronensaft
Minzeblättchen zum Garnieren

Zubereitung:

- Alle Zutaten mit Ausnahme der Minzblättchen zusammen in die Schüssel der Küchenmaschine geben. Die Zutaten mit dem Messereinsatz zuerst auf niedrigster Stufe, dann etwa 3 Minuten auf höchster Stufe zu einem cremigen Sorbet verarbeiten.
- Aus dem Sorbet mithilfe eines Eisportionierers Kugeln formen und diese in hohe Dessertgläser geben. Das Sorbet mit den Minzeblättchen garnieren und sofort servieren.

Nährwerte pro Portion: 80 kcal, 1 g Eiweiß, 16 g Kohlenhydrate, 0 g Fett, 0,5 g Ballaststoffe.

(Iburg 2006, modifiziert)

[1] ggf. mit Fluorid und Folsäure

Aprikosenquark mit körnigem Frischkäse

Zutaten (für 1 Person):

3 kleine Aprikosen (ca. 120 g)
150 g Magerquark
etwas Sprudelwasser
50 ml Orangensaft (100 % Frucht)
50 g körniger Frischkäse
Flüssiger Süßstoff nach Geschmack

Zubereitung:

- Die Aprikosen abspülen, entsteinen und die Früchte in Spalten oder kleine Würfel schneiden. Den Quark mit etwas Sprudelwasser und dem Orangensaft glatt rühren. Zum Schluss den körnigen Frischkäse unterrühren, die geschnittenen Aprikosen hinzufügen und mit Süßstoff abschmecken.

Nährwerte pro Portion: 230 kcal, 28 g Eiweiß, 22 g Kohlenhydrate, 3 g Fett, 2 g Ballaststoffe.
(Metternich 2005)

Literatur

Hund-Wissner E, Wolfram G: Köstlich essen bei Gicht, Trias Verlag, Stuttgart 2006

Iburg A: Köstlich essen bei Magen-Darm-Beschwerden, Trias Verlag, Stuttgart 2006

Lübke D, Willms B: Abwechslungsreiche Diät bei Diabetes, Trias Verlag, Stuttgart 2001

Metternich K: Köstlich essen bei Diabetes, Trias Verlag 2005

Wolfram G, Vogel G-E: Abwechslungsreiche Diät bei zu hohem Cholesterinspiegel, Georg Thieme Verlag, Stuttgart 2000

Anhang

Adressen

Rund um Schwangerschaft, Stillzeit und Familienplanung

Arbeitsgemeinschaft Freier Stillgruppen
Geschäftsstelle
Bornheimer Straße 100
53119 Bonn
Tel.: 02 28–3 50 38 71
Fax: 02 28–3 59 38 72
E-Mail: geschaeftsstelle@afs-stillen.de
Internet: www.afs-stillen.de

Arbeitsgemeinschaft Gestose-Frauen e. V.
Kapellener Straße 67a
47661 Issum
Tel.: 0 28 35–26 28
Fax: 0 28 35–29 45
E-Mail: info@gestose-frauen.de
Internet: www.gestose-frauen.de

Bund Deutscher Hebammen
Gartenstraße 26
76133 Karlsruhe
Tel.: 07 21–98 18 90
Fax: 07 21–9 81 89 20
E-Mail: info@bdh.de
Internet: www.bdh.de

BDL Berufsverband Deutscher Laktations-beraterinnen IBCLC e. V.
Sekretariat
Hildesheimer Straße 124 E
30880 Laatzen
Tel.: 05 11–87 64 98 60
Fax: 05 11–87 64 98 68
E-Mail: sekretariat@bdl-stillen.de
Internet: www.bdl-stillen.de

pro familia Deutsche Gesellschaft für Familien-planung, Sexualpädagogik und Sexualberatung e. V.
Bundesverband
Stresemannallee 3
60596 Frankfurt am Main
Tel.: 0 69–63 90 02
Fax: 0 69–63 98 52
E-Mail: info@profamilia.de
Internet: www.profamilia.de

LaLecheLiga Deutschland e. V.
Dannenkamp 25
32479 Hille
Tel.: 05 71–4 89 46
Fax: 05 71–4 04 94 80
E-Mail: info@lalecheliga.de
Internet: www.lalecheliga.de

Bundesinstitut für Risikobewertung (BfR)
Thielallee 88–92
14195 Berlin
Tel.: 0 30–8 41 20
Fax: 0 30–84 12 47 41
E-Mail: poststelle@bfr.bund.de
Internet: www.bfr.bund.de

Umstaendehalber e. V.
Dompfaffweg 6a
90455 Nürnberg
Fax: 09 11–47 69 11
E-Mail: team@umstaendehalber.com
Internet: www.umstaendehalber.com

Ernährungsfachkräfte

Arbeitskreis Diätetik in der Allergologie e. V.
c/o: Dr. Imke Reese
Bismarckstraße 24
80803 München
Tel: 0 89–33 99 57 32
Internet: www.ak-dida.de

Deutsche Gesellschaft für Ernährung (DGE) e. V.
Godesberger Allee 18
53175 Bonn
Tel.: 02 28–3 77 66 00
Fax: 0228–3 77 68 00
Beraterliste von zertifizierten Ernährungsbera-
terInnen/DGE
www.dge.de

Verband der Oecotrophologen (VDOe) e. V.
Reuterstraße 161
53113 Bonn
Tel.: 02 28–28 92 20
Fax: 02 28–2 89 22 77
E-Mail: vdoe@vdoe.de
Beraterliste von selbstständigen/freiberufli-
chen/zertifizierten Oecotrophologen
www.vdoe.de

**Verband der Diätassistentinnen
Deutscher Bundesverband e. V.**
Susannastraße 13
45136 Essen
Tel.: 02 01–94 68 53 70
Fax: 02 01–94 68 53 80
E-Mail: vdd@vdd.de
Internet: www.vdd.de

**Institut für Qualitätssicherung in der
Ernährungstherapie und Ernährungsberatung
(QUETHEB) e. V.**
Schlossplatz 1
83410 Laufen
Tel.: 0 86 82–95 44 00
Fax: 0 86 82–95 44 98
E-Mail: info@quetheb.de
Liste registrierter Fachkräfte www.quetheb.de

**Oecotrophologen-Netzwerk des Deutschen
Allergie- und Asthmabundes (DAAB) e. V.**
www.daab.de

Selbsthilfegruppen Allergie / Neurodermitis

**Deutscher Allergie- und Asthmabund (DAAB)
e. V.**
Bundeszentrale
Fliethstraße 114
41061 Mönchengladbach
Tel.: 0 21 61–81 49 40
Fax: 0 21 61–8 14 94 30
E-Mail: info@daab.de
Internet: www.daab.de

Deutscher Neurodermitis Bund (DNB)
Spaldingstraße 210
20097 Hamburg
Tel.: 0 40–23 07 44
Fax: 0 40–23 10 08
E-Mail: info@dnb-ev.de
Internet: www.dnb-ev.de

Deutsche Zöliakie-Gesellschaft (DZG) e. V.
Filderhauptstraße 61
70599 Stuttgart
Tel.: 07 11–4 59 98 10
Fax: 07 11–45 99 81 50
E-Mail: info@dzg-online.de
Internet: www.dzg-online.de

Anlauf- und Informationsstellen zum Thema Drogen und Alkohol

**Bundeszentrale für gesundheitliche Aufklärung
(BZgA)**
Ostmerheimer Straße 220
51109 Köln
Tel.: 02 21–8 99 20
Fax: 02 21–8 99 23 00
E-Mail: poststelle@bzga.de
Internet: www.bzga.de

Deutsche Hauptstelle gegen die Suchtgefahren (DHS) e. V.
Westenwall 4
59065 Hamm
Tel.: 0 23 81–9 01 50
Fax: 0 23 81–90 15 30
E-Mail: info@dhs.de
Internet: www.dhs.de

Fachverband Sucht e. V.
Walramstraße 3
53175 Bonn
Tel.: 02 28–26 15 55
Fax: 02 28–21 58 85
E-Mail: Sucht@Sucht.de
Internet: www.sucht.de

Anonyme Alkoholiker Interessengemeinschaft e. V.
Gemeinsames Dienstbüro
Lotte-Branz-Straße 14
80939 München
Tel.: 0 89–3 16 95 00
Fax: 0 89–3 16 51 00
E-Mail: aa-kontakt@anonyme-alkoholiker.de
Internet: www.anonyme-alkoholiker.de
(Kontaktstellen in Deutschland, Österreich und der Schweiz)

Informationsstellen für den Bezug von Bio-Produkten (Auswahl)

(Fragen Sie bei den Anbauverbänden nach Bezugsquellen in Ihrer Nähe!)
Bioland e. V.
Postfach 19 40
55009 Mainz
Tel.: 0 61 31–2 39 79 13
Fax: 0 61 31–2 39 79 27
Internet: www.bioland.de

Biokreis e. V.
Stelzlhof 1
94034 Passau
Tel.: 08 51–75 65 00
Fax: 08 51–7 56 50 25
Internet: www.biokreis.de

Bund Ökologische Lebensmittelwirtschaft (BÖLW) e. V.
Marienstraße 19–20
10117 Berlin
Tel.: 0 30–2 84 82 300
Fax: 0 30–28 48 23 09
E-Mail: info@boelw.de
Internet: www.boelw.de

Biopark e. V.
Rövertannen 13
18273 Güstrow
Tel.: 0 38 43–24 50 30
Fax: 0 38 43–24 50 32
Internet: www.biopark.de

Demeter e. V.
Brandschneise 1
64295 Darmstadt
Tel.: 0 61 55–8 46 90
Fax: 0 61 55–84 69 11
Internet: www.demeter.de

Gäa Bundesverband ökologischer Landbau
Am Beutlerpark 2
01217 Dresden
Tel.: 03 51–4 01 23 89
Fax: 03 51–4 01 55 19
Internet: www.gaea.de

Naturland e. V.
Kleinhadernerweg 1
82166 Gräfelfing
Tel.: 0 89–8980820
Fax: 0 89–89 80 82 90
Internet: www.naturland.de

Verband der Bio-Supermärkte e. V.
Darmstädter Straße 63
64404 Bickenbach
Tel.: 0 62 57–9 32 20
Fax: 0 62 57–9 32 21 44

Bezugsquellen für Materialien für die Ernährungsberatung

**aid infodienst Verbraucherschutz Ernährung
Landwirtschaft e. V. (aid)**
aid-Vertrieb DVG
Birkenmaarstraße 8
53340 Meckenheim
Tel.: 0 22 25 – 92 61 46 oder 92 61 76
Fax: 0 22 25 – 92 61 18
E-Mail: bestellung@aid.de
Internet: www.aid.de/shop

Deutsche Gesellschaft für Ernährung (DGE) e. V.
DGE Medien Service
Bornheimer Straße 32b
53111 Bonn
Tel.: 02 28 – 3 77 66 00
Fax: 02 28 – 3 77 68 00
E-Mail: info@dge-medienservice.de
Internet: www.dge-medienservice.de

**Bundeszentrale für gesundheitliche Aufklärung
(BZgA)**
Ostmerheimer Straße 220
51109 Köln
Tel.: 02 21 – 8 99 20
Fax: 02 21 – 8 99 23 00
E-Mail: poststelle@bzga.de
Internet: www.bzga.de

QUETHEB-Formulare
Bezugsquelle:
MED + ORG Alexander Reichert GmbH
Johann-Liesenberger-Straße 12
78078 Niedereschach
Tel.: 0 77 28 – 6 45 50
Fax: 0 77 28 – 64 55 29
E-Mail: info@medundorg.de
Internet: www.medundorg.de

Literatur

1. Grundlagen

Adamaszek et al.: Naturheilverfahren in der Hebammenarbeit. Hippokrates, Stuttgart 2002

aid infodienst Verbraucherschutz · Ernährung · Landwirtschaft e.V.:
- Alternative Wege bewusster Ernährung, Heft 1131, Bonn 2000
- Herzgesund leben – cholesterinbewusst essen, Heft 1301, Bonn 2006
- Lebensmittel-Allergien, Heft 1415, Bonn 2000
- Lebensmittel aus ökologischem Landbau, Heft 1218, Bonn 2001
- Mein Weg zum Wohlfühlgewicht, Heft 1389, Bonn 2007
- Nahrung und Verdauung, Heft 3086, Bonn 2002
- Vitamine und Mineralstoffe, Heft 1364, Bonn 2002
- Empfehlungen für die Ernährung von Mutter und Kind – Schwangerschaft und Stillzeit, Heft 1358, Bonn 2003
- Vollwertig essen und trinken nach den 10 Regeln der DGE, Heft 1016, Bonn 2008
- Fettbewusst essen. Auf die Qualität kommt es an! Heft 1359, Bonn 2007

Auer S, Pawlowski B: Diabetes in der Schwangerschaft. Informationen und Empfehlungen für Gestationsdiabetikerinnen. Deutsches Diabetes-Zentrum an der Heinrich-Heine-Universität Düsseldorf. Düsseldorf 2004

Burgerstein L: Handbuch Nährstoffe. Vorbeugen und heilen durch ausgewogene Ernährung. Haug Verlag in MVH Medizinverlage, Heidelberg 2000

Centrale Marketing-Gesellschaft der deutschen Agrarwirtschaft mbH (CMA): Sinnvoll essen, gesund ernähren, Bonn 2001

Centrale Marketing-Gesellschaft der deutschen Agrarwirtschaft mbH (CMA): Wichtige Fragen – Richtige Antworten, Bonn 2001

Deutsche Gesellschaft für Ernährung (DGE): Deutschland im Folsäurerückstand. DGE-aktuell 05/2007 vom 26.6.2007. Bonn 2007

Deutsche Gesellschaft für Ernährung (DGE): Fluoridiertes Speisesalz. DGE info 01/2007; S.8f

Deutsche Gesellschaft für Ernährung (DGE): Glykämischer Index und glykämische Last – ein für die Ernährungspraxis des Gesunden relevantes Konzept? Teil 1: Einflussfaktoren auf den glykämischen Index sowie Relevanz für die Prävention ernährungsmitbedingter Erkrankungen. Ernährungs-Umschau 2004; 51: 84–91

Deutsche Gesellschaft für Ernährung (DGE): Glykämischer Index und glykämische Last – ein für die Ernährungspraxis des Gesunden relevantes Konzept? Teil 2: Umsetzung des Konzeptes eines niedrigen GI bzw. GL in Ernährungsempfehlungen für die Bevölkerung. Ernährungs-Umschau 2004; 51: 128–132

Deutsche Gesellschaft für Ernährung (DGE): Low carb – high fat? Ernährungs-Umschau 2004; 51: 332–333

Deutsche Gesellschaft für Ernährung (DGE, Hrsg.):
- Perikonzeptionelle Folsäuresupplementierung zur Prävention von Neuralrohrdefekten. DGE-Beratungs-Standards IV/5.1. Bonn 2003
- D–A–CH-Referenzwerte für die Nährstoffzufuhr Umschau/Braus, Frankfurt am Main 2000
- Ernährungsbericht 2000. Druckerei und Verlag Henrich GmbH, Frankfurt a.M. 2000

Deutsche Gesellschaft für Ernährung (DGE): Vitaminversorgung in Deutschland. Ernährungs-Umschau 2004; 51: 51–54

De Lorgeril M, Salen P, Martin J-L, Delaye J, Mamelle N: Mediterranian diet, traditional risk factors and the rate of cardiovascular complications after myocardial infarction – Final report of the Lyon Heart Study. Circulation 1999; 99: 779–785

Erdmann Gunilla: Schwangerschaftsdiabetes (Gestationsdiabetes). Deutsches Diabetes-Zentrum an der Heinrich-Heine-Universität Düsseldorf. www.diabetes.uni-duesseldorf.de 2005

Flachowsky G et al.: Zur Jodanreicherung in Lebensmitteln tierischer Herkunft. Ernährungs-Umschau 2006; 53: 17–21

Franke R, Rösch R: Basiswissen Ernährung. Fragen und Antworten zur gesunden Ernährung. Umschau Buchverlag Breidenstein GmbH, Frankfurt a.M. 2003

Gardner CD, Kraemer HC: Monounsaturated versus polyunsaturated dietary fat and serum lipids. A meta-analysis. Arterioscler Thromb Vasc Biol. 1995; 15: 1917–1927

Gärtner R, Küpper C: Brustkrebsrisiko und Jodmangel. Ernährungs-Umschau 2007; 54: 324–329

Gaßmann B: Lipide. Ernährungs-Umschau 2006; 53: 272–278

Gros R: Gynäkologie für Frauen. Georg Thieme Verlag, Stuttgart 2001

Hahn A: Nahrungsergänzungsmittel. Wissenschaftliche Verlagsgesellschaft mbH, Stuttgart 2001

Harder U: Wochenbettbetreuung in der Klinik und zu Hause. Hippokrates Verlag, Stuttgart 2002

Heepe F, Wigand M: Diätetische Indikationen. Spezielle Ernährungstherapie und Ernährungsprävention. Springer Verlag, Berlin 2002

Heins U, Koebnick C, Leitzmann C: Ernährungsberatung in der Schwangerschaft. aid-Verbraucherdienst 1999; 44: 226–231

Kasper H: Ernährungsmedizin und Diätetik. Urban & Fischer, 8. Auflage München 1996

Katan MB, Zock PL, Mensink RP: Effects of fat and fatty acids on blood lipids in humans: an overview. Am. J. Clin. Nutr. 1994; 60: 1017–1022

Krawinkel M et al.: Strategien zur Verbesserung der Folatversorgung in Deutschland – Nutzen und Risiken. Positionspapier der Deutschen Gesellschaft für Ernährung (DGE). Teil 1: Folatversorgung in Deutschland und Rolle von Folat in der Prävention verschiedener Erkrankungen bzw. Fehlbildungen. Ernährungs-Umschau 2006; 53: 424–429

Krawinkel M et al.: Strategien zur Verbesserung der Folatversorgung in Deutschland – Nutzen und Risiken. Positionspapier der Deutschen Gesellschaft für Ernährung (DGE). Teil 2: Vermehrte Aufnahme folatreicher Lebensmittel versus Zufuhr synthetischer Folsäure aus Nahrungsergänzungsmitteln bzw. angereicherten Grundlebensmitteln. Ernährungs-Umschau 2006; 53: 468–479

Küpper C: Omega-3-Fettsäuren in der frühkindlichen Entwicklung. Ernährungs-Umschau 1999; 46: 387–390

Leitzmann C, Michel P: Alternative Kostformen aus ernährungsphysiologischer Sicht. Aktuelle Ernährungsmedizin 1993; 18: 2–13

Leitzmann C, Müller C, Michel P, Brehme U, Hahn A, Laube H: Ernährung in Prävention und Therapie. 2. Auflage Hippokrates Verlag, Stuttgart 2003

Liersch J: Ernährungs- und Diabetesberatung bei Gestationsdiabetes (GDM). Ernährungs-Umschau 2007; 54: 134–139

Merzenich H, Lang P: Alkohol in der Schwangerschaft – Ein kritisches Resümee. Bundeszentrale für gesundheitliche Aufklärung (BzgA, Hrsg.), Köln 2002

Naumann R: Bioaktive Substanzen: die Gesundmacher in unserer Nahrung. Heilstoffe und ihr Wirkung, Einkaufstipps und Rezepte, Rowohlt Tb, Reinbek 1997

Nydahl M, Gustafsson IB, Ohrvall M, Vessby B: Similar serum lipoprotein cholesterol concentrations in healthy subjects on diets enriched with rapeseed and with sunflower oil. Eur J Clin Nutr 1994; 48: 128–137

Stoll W, Honegger C, Sander Markulin G: Ernährung in der Schwangerschaft und Stillzeit. 2. Aufl., Enke Verlag, Stuttgart 1998

von Koerber K, Männle T, Leitzmann C: Vollwert-Ernährung – Konzeption einer zeitgemäßen Ernährungsweise. Haug Verlag, Heidelberg 1999

Wall de S, Glaubnitz M: Schwangerenvorsorge. Hippokrates, Stuttgart 2000

Weber S: Gestationsdiabetes. Ernährungs-Umschau 2007; 54: 128–133

2. Ernährungsberatung in der Schwangerschaft

Adamaszek et al.: Naturheilverfahren in der Hebammenarbeit. Hippokrates, Stuttgart 2002

aid infodienst Verbraucherschutz · Ernährung · Landwirtschaft e.V. – Medien:

- Allergie(-risiko) – Was darf mein Baby essen? Heft 1482, Bonn 2006
- Alternative Wege bewusster Ernährung, Heft 1131, Bonn 2000
- Calcium. Heft 3261, Bonn 1999
- Die aid-Pyramide – ein flexibles Modell. Ernährung im Fokus 2005: 5: 214
- Die aid-Ernährungspyramide. Richtig essen und lernen. Heft 3899, 2. Aufl. 2007
- Ernährungspyramide: Die aid Ernährungspyramide 3915/2006
- Essen geht durch den Magen. Heft 1231, Bonn 1998
- Fettbewußt essen – Auf die Qualität kommt es an. Heft 1359, Bonn 2007
- Fisch. Heft 1001, Bonn 1998
- Jod. Heft 1339, Bonn 2000
- Lebensmittelallergien. Heft 1415, Bonn 2000
- Lebensmittel aus ökologischem Landbau, Heft 1218, Bonn 2001
- Optimix – Empfehlungen für die Ernährung von Kindern und Jugendlichen. Heft 1447, Bonn 2001
- Schwangerschaft und Stillzeit – Empfehlungen für die Ernährung von Mutter und Kind, Heft 1358, Bonn 2003
- Vitamine und Mineralstoffe. Heft 1364, Bonn 2002

- Vollwertig essen & trinken nach den 10 Regeln der DGE. Heft 1016, Bonn 2005

aid infodienst Verbraucherschutz · Ernährung · Landwirtschaft e. V., Bundesministerium für Verbraucherschutz, Ernährung und Landwirtschaft: Acrylamid, 2. Auflage 2005

aid infodienst Verbraucherschutz · Ernährung · Landwirtschaft e. V.:
- Der Beratungsprozess: Methodisches Vorgehen. In www.aid.de/lernen/beratungsprozess_methodik 2005
- Eisen. Grundlagen Update. Ernährung im Fokus 2004; 4: 110–114
- Folsäure. Grundlagen Update. Ernährung im Fokus 2002; 6: 164–167
- Magnesium. Grundlagen Update. Ernährung im Fokus 2004; 4: 49–54
- Phenolsäuren. Grundlagen Update. Ernährung im Fokus 2006; 6: 121–123
- www.was-wir-essen.de Expertenforum: Acrylamid: Kann Acrylamid in die Muttermilch übergehen? 20.06.2005

Aktionsbündnis Allergieprävention (abap): Aktuelles aus der Presse und abap informiert in: newsletter 02/August 2003. www.allergiepraevention.de

Arbeitsgemeinschaft Gestose-Frauen e. V.: Was ist eine Gestose überhaupt? www.gestose-frauen.de

Arbeitsgemeinschaft Schwangerschaftshochdruck/Gestose der Deutschen Gesellschaft für Gynäkologie und Geburtshilfe (DGGG): Empfehlungen für Diagnostik und Therapie bei Bluthochdruck in der Schwangerschaft. www-uni-duesseldorf.de/AWMF/II/gyn-g002.htm

Arbeitskreis Folsäure & Gesundheit: Gut beraten mit Folsäure und Folat – Ein Leitfaden zur Vermeidung von Folsäuremangel. www.ak-folsaeure.de 2005

Arbeitskreis Jodmangel: Jodmangel in Schwangerschaft und Stillzeit. Merkblatt für Frauenärzte und Hebammen. www.jodmangel.de 30.08.2007

Arbeitskreis Jodmangel: Jodversorgung aktuell. Daten und Fakten zum Stand des Jodmangels und der Jodversorgung in Deutschland. 2007

Arbeitskreis Omega-3: Bedeutung und empfehlenswerte Höhe der Zufuhr langkettiger Omega-3-Fettsäuren. Ernährungs-Umschau 2002; 49: 94–98

Ärzteverband Deutscher Allergologen (ÄDA): Multizentrische Allergiestudie MAS-90, Allergischer Marsch: Von der Nahrungsmittel-Allergie zum Asthma. Presseinformation 23.01.2003

Arbeitsgemeinschaft Diabetes und Schwangerschaft der Deutschen Diabetes-Gesellschaft: Diagnostik und Therapie des Gestationsdiabetes. Richtlinien der Deutschen Diabetes-Gesellschaft 1998. www.uni-duesseldorf.de/AWMF/II/diab-002.htm

Barret JFR, Whittaker PG, Williams JG, Lind T: Absorption of non-haem iron from food during normal pregnancy. Br Med J 1994; 309: 79–82

Bergmann K, Bergmann R, Bauer C et al.: Atopie in Deutschland, Untersuchung zur Vorhersagemöglichkeit einer Atopie bei Geburt. Erste Ergebnisse der multizentrischen Allergie-Studie. Deutsches Ärzteblatt 1993; 90: 1341–1347

Berufsverband der Frauenärzte (bvf) e. V.: Jod für die Gesundheit von Mutter und Kind. www.bvf.de/6/offen182 Infos für Frauen Folge 182 September 2000

Buchart K unter Mitarbeit von Binder C, Körner U et al.: Nahrungsmittelallergie. Ein Leitfaden für Betroffene. Studienverlag Innsbruck, 2. Aufl. 2005

Borowski C, Schäfer T im Auftrag des Aktionsbündnisses Allergieprävention (abap): Allergieprävention. Evidenzbasierte und konsentierte Leitlinie. Medizin & Wissen (Urban & Vogel) München 2005

Brönstrup A: Folat und Folsäure. Herausforderungen für die Praxis. Ernährungs Umschau 2007; 54: 538–544

Bundesinstitut für Risikobewertung (BfR) und Arbeitskreis Jodmangel (AKJ): Jod, Folsäure und Schwangerschaft – Ratschläge für Ärzte. Februar 2006.

Bundesinstitut für Risikobewertung (BfR): Welche Erkenntnisse gibt es über die schädliche Wirkung von Acrylamid während einer Schwangerschaft, z. B. Schädigung des Kindes, Risiko einer Fehlgeburt? www.bfr.bund.de 07.09.2007

Bundesministerium für Ernährung, Landwirtschaft und Verbraucherschutz (BMELV): Fragen und Antworten zu BSE: Sicherheit von Lebensmitteln/Medikamenten/Kosmetika. www.bmelv.de 7.09.2007

Bundesministerium für Ernährung, Landwirtschaft und Verbraucherschutz (BMELV): Verbraucherpolitische Konferenz „Allergien: Besser schützen. Wirksam vorbeugen", Berlin 13.09.2007

Bundeszentrale für gesundheitliche Aufklärung (BZgA): Alkohol in der Schwangerschaft. Ein kritisches Resümee. Forschung und Praxis der Gesundheitsförderung Bd. 17. Köln 2002

Bürger B: Rauchen in der Schwangerschaft. www.netdoktor.at

Bürger B: Toxoplasmose in der Schwangerschaft. www.netdoktor.at/Kinder/neu/infektionen/toxoplasmose.shtml

Burgerstein L: Handbuch Nährstoffe. Vorbeugen und heilen durch ausgewogene Ernährung. Haug Verlag in MVH Medizinverlage, Heidelberg 2000

CMA Centrale Marketing-Gesellschaft der deutschen Agrarwirtschaft mbH: Wichtige Fragen – richtige Antworten.
- Wodurch unterscheiden sich Pflanzenöle. Warenkunde 05.11. Bonn 2000
- Wie werden Lebensmittel industriell haltbar gemacht? Warenkunde 05.12. Bonn 2000

Deutsche Gesellschaft für Ernährung (DGE, Hrsg.):
- D–A–CH-Referenzwerte für die Nährstoffzufuhr. 1. Auflage.Umschau/Braus, Frankfurt am Main 2000
- DGE-PC professional. Ernährungssoftware der DGE in Zusammenarbeit mit der Gesellschaft für optimierte Ernährung (GOE) Linden
- Ernährungsbericht 2000. Druckerei und Verlag Henrich GmbH, Frankfurt a.M. 2000

Deutsche Gesellschaft für Ernährung (DGE):
- Ernährung in der Schwangerschaft. DGE-Beratungs-Standards III/11.1, Bonn 2001
- Folsäure und Schwangerschaft., DGE info 2002; 4: 51
- Jod und Jodsalz in der Ernährung. DGE-Beratungs-Standards IV/4.1., Bonn 2003
- Gestationsdiabetes. Welche Empfehlungen gelten für einen Gestationsdiabetes? DGE info 2002; 9: 130–131
- Neuerscheinungen „Ernährung in Schwangerschaft und Stillzeit – Neues Lehrmaterial für Hebammen". DGE info 2003; 1: 12
- Perikonzeptionelle Folsäuresupplementierung zur Prävention von Neuralrohrdefekten. DGE-Beratungs-Standards IV/5.1. Bonn 2003
- Roher Fisch und Schwangerschaft. DGE info 2002; 7: 99–100
- Stellungnahme der DGE: Vitaminversorgung in Deutschland. Schwangerschaft und Stillzeit, DGE info 2003; 5: 71
- trans-Fettsäuren. DGE info 2007; 2: 24–26

DGE-Arbeitsgruppe „Diätetik in der Allergologie": Diätetik in der Allergologie. DGE info Sonderausgabe 9/2007

Elmadfa I, Aign W, Muskat E. et al.: Die große GU Nährwert Kalorien Tabelle 2006/2007. Gräfe und Unzer, München 2005

Europäische Union: Amtsblatt der Europäischen Union vom 25.11.2003: Richtlinie 2003/89/EG des Europäischen Parlaments und des Rates vom 10. November 2003 zur Änderung der Richtlinie 2000/13/EG hinsichtlich der Angabe der in Lebensmitteln enthaltenen Zutaten.

Europäische Union: Amtsblatt der Europäischen Union vom 23.12.2006: Richtlinie 2006/142/EG der Kommission vom 22. Dezember 2006 zur Änderung des Anhangs III a der Richtlinie des Europäischen Parlaments und des Rates mit dem Verzeichnis der Zutaten, die unter allen Umständen auf der Etikettierung der Lebensmittel anzugeben sind.

Exl-Preysch BM, Wallraffen A: Allergien vermeiden. Deutscher Allergie- und Asthmabund e.V. (Hrsg.) 8. akt. Aufl. 2002

Flachowsky G et al.: Zur Jodanreicherung in Lebensmitteln tierischer Herkunft. Ernährungs-Umschau 2006; 53: 17–21

Forschungsinstitut für Kinderernährung (FKE): Jodausscheidung und Ernährung von Schulkindern. Ernährung im fokus 2007; 7: 21

Franke R, Rösch R: Basiswissen Ernährung. Fragen und Antworten zur gesunden Ernährung. Umschau Buchverlag Breidensteim GmbH, Frankfurt a.M. 2003

Frauenklinik der Friedrich-Schiller-Universität Jena (Hrsg.): Frauenklinik-Info, Ausgabe 1, Jena 1999
- Fromme, Stephanie, Dipl.oec.troph. Hebammenausbildung: Persönliche Auskunft Februar 2003

5 am Tag e.V.: 5 am Tag Obst & Gemüse. Die Gesundheitskampagne mit Biss!. Broschüre 1999.

Gärtner R, Küpper C: Brustkrebsrisiko und Jodmangel. Ernährungs-Umschau 2007; 54: 324–329

Gätjen, Edith, Dipl. oec. troph. Hebammenausbildung: Persönliche Auskunft Februar 2003

Giftzentrale der Universität Bonn: Wozu kann Alkohol in der Schwangerschaft beim Kind führen? www.meb.uni-bonn.de/giftzentrale/alkohol/alkohol3.html

Grashoff K: Metabolische Prägung. Ernährungs-Umschau 2003; 50: 496–499

Graves BW, Barger MK: Wieviel Eisen braucht der Mensch? Supplementierung in der Schwangerschaft. Hebammenforum 4/2002: 242–245

Groeneveld M: Honig in der Medizin. Ernährungsinformation der CMA 01/2005

Gros R: Gynäkologie für Frauen. Georg Thieme Verlag, Stuttgart 2001

Groeneveld M et al.: Lebensmitteltabelle für Schwangere. Aus: Ernährung in Schwangerschaft und Stillzeit. aid infodienst Bonn

Hahn A, Wolters M, Hülsmann O: Nahrungsergänzungsmittel und ergänzende bilanzierte Diäten. Wissenschaftliche Verlagsgesellschaft mbH, Stuttgart 2006

Hauber-Schwenk G, Schwenk M: dtv-Atlas Ernährung. Deutscher Taschenbuch Verlag, München 2000

Hebammenpraxis Niederkrüchten (Hebammen Monica Ebbers, Claudia Wolsing, Diplom-Ökotrophologin Traute Solf-Warner): Persönliche Auskunft Februar 2003

Heepe F, Wigand M: Diätetische Indikationen. Spezielle Ernährungstherapie und Ernährungsprävention. Springer Verlag, Berlin 2002

Heins U, Koebnick C, Leitzmann C: Ernährungsberatung in der Schwangerschaft. aid-Verbraucherdienst 1999; 44: 226–231

Hof H: Listeriose und Schwangerschaft. Ernährung im Focus 2004; 4: 62–65

Hof H: Toxoplasmose und Schwangerschaft. Ernährung im Focus 2004; 4: 94–97

Hohmann C: Schwangere oft unterversorgt. www.apother-zeitung.de/pza/2002–48/medizin.6.htm, 23.05.2003

Informationszentrale Deutsches Mineralwasser (IDM): Ein guter Start ins Leben. Gesundes Trinken in der Schwangerschaft und danach, Bonn

Institut für Qualitätssicherung in der Ernährungstherapie und Ernährungsberatung e.V. (QUETHEB): Formulare zur Strukturierung des Beratungs- und Therapieprozesses Persönliches Schreiben der QUETHEB-Geschäftsstelle vom 4.10.1999

Jahreis G: Milch – eine wichtige Quelle für Jod. Ernährungsinformation der CMA „richtig essen – gesünder leben" 02/2005

Kasper H: Ernährungsmedizin und Diätetik. Urban & Fischer, 10. Aufl., München 2004

Kraml P: Phenylketonurie (PKU) bei Baby & Kind. www.netdoktor.de/krankheiten/baby–und–kind/phenylketonurie–kinder.htm

Kolben M: Schwangerschaftsbedingter Bluthochdruck: Präeklampsie. www.netdoktor.de/ krankheiten/Fakta/praeeklampsie.htm

Körner U: Allergieprävention im Säuglingsalter. Die Hebamme 2001; 14: 58–61

Körner U: Empfehlungen für spezielle Ernährungssituationen in der Schwangerschaft. Die Hebamme 2006; 19: 154–162

Körner U: Methodik und Didaktik der individuellen Ernährungsberatung von Lebensmittelallergikern. Ernährung im fokus 2004; 4: 228–232

Körner U: Neue Lebensmittelkennzeichnung: Was ändert sich für den Allergiker? In: Werfel T, Reese I (Hrsg.): Diätetik in der Allergologie: Diätvorschläge, Positionspapiere und Leitlinien zu Nahrungsmittelallergie und anderen Unverträglichkeiten, Dustri-Verlag 2. überarb. und erweiterte Aufl. München 2006

Krawinkel M et al.: Strategien zur Verbesserung der Folatversorgung in Deutschland – Nutzen und Risiken. Positionspapier der Deutschen Gesellschaft für Ernährung (DGE). Teil 1: Folatversorgung in Deutschland und Rolle von Folat in der Prävention verschiedener Erkrankungen bzw.

Fehlbildungen. Ernährungs-Umschau 2006; 53: 424–429

Krawinkel M et al.: Strategien zur Verbesserung der Folatversorgung in Deutschland – Nutzen und Risiken. Positionspapier der Deutschen Gesellschaft für Ernährung (DGE). Teil 2: Vermehrte Aufnahme folatreicher Lebensmittel versus Zufuhr synthetischer Folsäure aus Nahrungsergänzungsmitteln bzw. angereicherten Grundlebensmitteln. Ernährungs-Umschau 2006; 53: 468–479

Küpper C: Omega-3-Fettsäuren in der frühkindlichen Ernährung. Ernährungs-Umschau 1999; 46: 387–390

Küpper C: Folsäure und Schwangerschaft. Gründung des Arbeitskreises „Folsäure & Gesundheit". Ernährungsumschau 2003; 50: 72–73

Küpper C: Gründung des Arbeitskreises Folsäure & Gesundheit. Ernährung im Fokus 2003; 1: 16

Landesvereinigung der Milchwirtschaft (LVM) NRW e.V.: Milchcalcium in der Ernährung. Düsseldorf 2001

Leitzmann C, Müller C, Mickel P et al.: Ernährung in Prävention und Therapie. Kap. 44: Ernährung in der Schwangerschaft und Stillzeit. Hippokrates Verlag, 2. Aufl. Stuttgart 2003

Liersch J: Ernährungs- und Diabetesberatung bei Gestationsdiabetes (GDM). Ernährungs-Umschau 2007; 54: 134–139

Milupa Wissenschaftliche Information: Gesunde Ernährung für zwei – Essen und Trinken in Schwangerschaft und Stillzeit. Erstellt in Zusammenarbeit mit der DGE – Referat Fortbildung (Bonn). Milupa Friedrichsdorf, 2003.

Muermann B: Nahrungsergänzungsmittel – europäische Entwicklungen. Ernährungs-Umschau 2002; 49: 309–311

Nestlé: Kalorien mundgerecht. Umschau/Braus Frankfurt/Main 2000

Schild R et al.: Toxoplasmose und Schwangerschaft. Die Hebamme 2006; 19: 166–179

Stoll W, Honegger C, Sander Markulin G: Ernährung in der Schwangerschaft und Stillzeit. 2. Aufl., Enke Verlag, Stuttgart 1998

Universität Heidelberg: Listeriose und Schwangerschaft. Merkblatt zur Vermeidung einer Listeriose in der Schwangerschaft. www.ma-uni-heidelberg.de/inst/imh/konsiliarlabor/n-listrat.html

Vogten M: Angereicherte Lebensmittel und Nahrungsergänzungsmittel während der Schwangerschaft. Ernährung im Fokus 2005: 5: 169–172

Vollmer G, Josst G, Schenker D et al.: Lebensmittelführer. Band 1: Obst, Gemüse, Getreide, Brot,

Gebäck, Knabberartikel, Honig, Süßwaren. 2. Aufl., Thieme Verlag, Stuttgart 1995

Vollmer G, Josst G, Schenker D et al.: Lebensmittelführer. Band 2: Fleisch, Fisch, Milch, Fett, Gewürze, Getränke etc. 2. Aufl., Thieme Verlag, Stuttgart 1995

Wall de S, Glaubnitz M: Schwangerenvorsorge. Hippokrates, Stuttgart 2000

Weiß C: Alkohol. Ernährungs-Umschau 2007; 54: 90–93

Weiß C: Koffein. Ernährungs-Umschau 2007; 4: 210–215

Zinkand N: Beschwerden in der Schwangerschaft. Westdeutscher Rundfunk (WDR), ServiceZeit Familie 2. April 2003. www.wdr.de/tv/service/familie/inhalt/20030402/b–3.phtml

3. Ernährungsberatung in der Stillzeit

aid infodienst Verbraucherschutz · Ernährung · Landwirtschaft e.V. in Zusammenarbeit mit dem Forschungsinstitut für Kinderernährung (FKE):

- Empfehlungen für die Ernährung von Säuglingen, Heft 1357, Bonn 2006

aid infodienst Verbraucherschutz · Ernährung · Landwirtschaft e. V.:

- Allergie(-risiko) – Was darf mein Baby essen? Heft 1482, Bonn 2006
- Babys erster Brei. Säuglingsernährung praxisnah & kreativ vermitteln, CD-ROM 6622, Bonn 2006
- Richtig lagern im Kühlschrank, Heft 1329, Bonn 1996
- Schwangerschaft und Stillzeit – Empfehlungen für die Ernährung von Mutter und Kind, Heft 1358, Bonn 2003

Akobeng AK, Ramanan AV, Buchan I et al: Effect of breast feeding on risk of coelic disease: a systematic review and meta-analysis of observational studies. Arch Dis child 2006, 91: 39–43

Alexy U: Die Ernährung des gesunden Säuglings. Ernährungs Umschau 2007; 54: 588–593

Bauer CP: Die Beikost in der alimentären Atopieprävention. Geißacher Ärzte-Journal 2001; 6: 10–11

von Berg A: GINI-Studie: Vorstellung der 3-Jahres-Ergebnisse auf dem EAACI, XXII Congress of the European Academy of Allergology and Clinical Immunology, Paris, 7.-11.06.2003

von Berg A, Koletzko S, Grübl A et al.: The effect of hydrolyzed cow's milk formula for allergy prevention in the first year of life: The German Infant Nutritional Intervention Study, a randomized double-blind trial. J Allergy Clin Immunol 2003; 111: 533–540

Bischoff S, Manns MP: Probiotika, Präbiotika und Synbiotika. Deutsches Ärzteblatt 2005; 102: A752–A759

Böhles H-J, Henker J, Kersting M et al: Beikostprodukte auf Milchbasis. DGE info 2002; 10: 148

Borowski C, Schäfer T im Auftrag des Aktionsbündnisses Allergieprävention (abap): Allergieprävention. Evidenzbasierte und konsentierte Leitlinie. Medizin & Wissen (Urban & Vogel) München 2005

Buchart K unter Mitarbeit von Binder C, Körner U et al.: Nahrungsmittelallergie. Ein Leitfaden für Betroffene. Studienverlag Innsbruck, 2. Aufl. 2005

Bundesinstitut für gesundheitlichen Verbraucherschutz und Veterinärmedizin (BgVV): Probiotische Mikroorganismenkulturen in Lebensmitteln. Ernährungs-Umschau 2000; 47: 191–195

Bundeszentrale für gesundheitliche Aufklärung (BZgA): Stillen und Muttermilchernährung: Grundlagen, Erfahrungen und Empfehlungen, Köln 2001

Burgerstein L: Handbuch Nährstoffe. Vorbeugen und heilen durch ausgewogene Ernährung. Haug Verlag in MVS Medizinverlage, Heidelberg 2000

Deutscher Allergie- und Asthmabund (DAAB) e.V.: Rechercheliste „Allergenarmer Beikostaufbau" 2006

Deutsches Ernährungsberatungs- und -informationsnetz (DEBInet): Kinderernährung/Stillen. www.ernaehrung.de

Deutsche Gesellschaft für Ernährung (DGE, Hrsg.):
- D-A-CH-Referenzwerte für die Nährstoffzufuhr. 1. Auflage. Umschau/Braus, Frankfurt am Main 2000
- DGE-PC professional. Ernährungssoftware der DGE in Zusammenarbeit mit der Gesellschaft für optimierte Ernährung (GOE) Linden
- Ernährungsbericht 2004
- Stilldauer und Allergieprävention. DGE info 2007; 9: 135
- Lässt sich durch persönliche Beratung die Stillbereitschaft und Stillfrequenz bei Frauen erhöhen? DGE-info 2002; 7: 101–102
- Säuglingsernährung – mehr als nur Nährstoffzufuhr. DGE-info 2002; 11

Deutsche Gesellschaft für Ernährung (DGE): Muttermilch, ein sicheres Lebensmittel. DGE-aktuell vom 27.09.2006

Ernährungskommission der Deutschen Gesellschaft für Kinder- und Jugendmedizin, Ernährungskommission der Schweizerischen Gesellschaft für Pädiatrie: Stellungnahme zur Verwendung von Säuglingsnahrungen auf Sojaeiweißbasis. Monatsschrift Kinderheilkunde 2006; 154: 913–916

Exl-Preysch BM, Fritsché R: Allergenarme Säuglingsernährung Teil 1, 2 und 3. Schweiz.Zschr. GanzheitsMedizin 2002; 14: 275–387

Forschungsinstitut für Kinderernährung (FKE) Dortmund: Ernährungsplan für das 1. Lebensjahr. www.kunden.interface-medien.de/fke 2007

Forschungsinstitut für Kinderernährung (FKE) Dortmund: Kerstin M: Beikost: Die gesunde Ernährung im 1. Lebensjahr. www.familienhandbuch.de 8.05.2007

GPA, GPGE, Ernährungskommission DGKJ (Positionspapier): Das Vorgehen bei Säuglingen mit Verdacht auf Kuhmilchproteinallergie. Pädiatrische Allergologie 2005; 4: 14–17, www.gpau.de/download/03position.pdf

Hanreich I, Hansen E.: Essen und Trinken im Säuglingsalter. Verlag I. Hanreich, 1. Auflage für Deutschland. Wien, 2002.

Heepe, Fritz/Wigand, Maria: Diätetische Indikationen. Spezielle Ernährungstherapie und Ernährungsprävention. Springer Verlag, Berlin 2002

Iburg, A: Die besten Breie für Ihr Baby. TRIAS in MVS Medizinverlage, Stuttgart 2007

Kalliomäki M, Salminen S, Poussa T et al.: Probiotics and prevention of atopic disease: 4-year follow-up of a randomised placebo-controlled trial. The Lancet 2003; 361: 1869–1871

Kalliomäki M, Salminen S, Poussa T, Isolauri E: Probiotics during the first 7 years of life: A cumulative risk reduction of eczema in a randomized, placebo-controlled trial. J Allergy Clin Immunol 2007; 119: 1019–1021

Kersting M, Alexy U: Empfehlungen für die Ernährung von allergiegefährdeten Säuglingen. Ernährungsumschau 2000; 2: B5–B6

Kersting M, Alexy U, Rothmann N: Fakten zur Kinderernährung. Marseille-Verlag, München 2003

Körner U: Allergieprävention im Säuglingsalter. Die Hebamme 2001; 14: 58–61

Lange-Ernst M-E: Ernährung während der Stillzeit. Infos für Frauen. www.bvf.de/6/offen207.htm

Manz F, Kersting M: Die richtige Milch für nicht gestillte Säuglinge. Kinderärztl Praxis, Sonderheft Säuglingsernährung 2000: 25–29

Reese I: Empfehlungen zur Allergieprävention und Umsetzung in die Praxis. Abstract zum Poster V61 vom 15. Mainzer Allergie-Workshop 2003. Allergo J 2003; 12: 54

Saarinen U, Kajossaari M: Breastfeeding as prophylaxis against atopic disease: Prospective follow-up study until 17 years old. The Lancet 1995; 246: 1065–1069

Stoll W, Honegger C, Sander Markulin G: Ernährung in der Schwangerschaft und Stillzeit. 2. Aufl., Enke Verlag, Stuttgart 1998

Tichatschek E: Blähungen bei Babys und Kindern. www.netdoktor.at/baby-und-kind/-blaehungen.shtml

Verbraucherzentrale Hamburg (Hrsg.): Gesunde Ernährung von Anfang an. Hamburg 2005

Wachtel U: Ernährung von gesunden Säuglingen und Kleinkindern. Thieme, Stuttgart, New York 1990

Wall de S, Glaubnitz M: Schwangerenvorsorge. Hippokrates, Stuttgart 2000

Werfel Th, Fuchs Th, Reese I: Vorgehen bei vermuteter Nahrungsmittelallergie bei atopischer Dermatitis. Allergo J 2002;11: 386–393

Rezepte

Hund-Wissner E, Wolfram G: Köstlich essen bei Gicht. Trias Stuttgart 2006

Iburg A: Köstlich essen bei Magen-Darm-Beschwerden. Trias Stuttgart 2006

Lübke D, Willms B: Abwechslungsreiche Diät bei Diabetes. Trias Stuttgart 2001

Metternich K: Köstlich essen bei Diabetes. Trias Stuttgart 2005

Wolfram G, Vogel G-E: Abwechslungsreiche Diät bei zu hohem Cholesterinspiegel. Thieme Stuttgart 2000

Sachwortverzeichnis

A

abgepumpte Muttermilch   139
Acrylamid   86
Alkohol   82, 120 f, 136
allergenarme Diät   122, 151
allergenarmes Umfeld   123
Allergene   122 f, 144, 152, 155 f
Allergenkennzeichnung   124
Allergie   122 f, 144, 151 f
Allergiediät   124
Allergieprävention   122 f, 141,
   151 f
Allergierisiko   122, 125, 143, 151 f
Alpha-Linolensäure   8, 22
alternative Ernährungsform   18
Anamnese   32
Anfangsnahrung   141
Antioxidanzien   11, 120
Arachidonsäure   9, 132
Arbeitsgemeinschaft Gestose-
   Frauen   111, 176
Arbeitsumsatz   4
Arteriosklerose   7, 90
Asthma   122
atopische Erkrankung   122
Ausmahlungsgrad   86
Außer-Haus-Mahlzeit   105

B

Ballaststoffe   10, 22, 43, 84, 86,
   110
ballaststoffreiche Kost   22, 110,
   117
basal metabolic rate, BMR   5
Beikost   145 f, 154 f
Beratung   128
berufstätige Schwangere   80,
   104
Bifidusbakterien   132, 153
biologische Wertigkeit   42, 84
Bio-Produkte   97
Bio-Siegel   98
Biotin   12
Blähungen   97, 138
Blutglukosespiegel   9 f, 140
Blutzuckerschwankungen   43,
   96, 104

Blutzuckerselbstkontrolle   109
Blutzuckerwert   109
Brot   85, 100
BSE (Bovine Spongiforme Enze-
   phalopathie)   89
Butter   8, 43, 93
B-Vitamine   24, 84, 85 f

C

Cholesterin   7, 90, 92, 93

D

Deutsche Gesellschaft für Ernäh-
   rung (DGE)   13
D-A-CH-Referenzwerte für die
   Nährstoffzufuhr   13
Diabetes mellitus   108
Docosahexaensäure (DHA)   22,
   91, 132
Dreimonatskoliken   138
Drogen   121
Dünndarm   2 f

E

Eier   47, 49, 92 f, 101
Einfachzucker   9, 44
Eisen   14, 18, 24, 51 f, 62, 89,
   102
Eisenmangelanämie   26, 52,
   108
Eiweiß   6, 21, 42, 88, 89
Emesis gravidarum   107
Energie   4
Energiebedarf   4, 21, 39, 63, 134
Entzugserscheinungen   121
Erbrechen   107
Ernährungsanamnese-/Food-
   frequency-Fragebogen   33 f
Ernährungsberatung   30, 32 f,
   41, 62, 107
Ernährungsfachkraft   38, 57,
   125, 152
Ernährungsprotokoll   37, 41, 62,
   152
Ernährungspyramide   63 f
EU-Ökoverordnung   97

F

Fadenwürmer (Nematoden)   91
Fehlgeburt   48, 119
fettarme Lebensmittel   94
fettarme Zubereitung   94
Fette   7, 22, 42, 93, 101
Fettfisch (fettreiche Seefische)
   90, 101
Fettsäuren, einfach
   ungesättigte   7 f, 43, 93
Fettsäuren, essenzielle   7, 22
Fettsäuren, mehrfach ungesät-
   tigte   7 f, 22, 43, 93
Fettsäuren, gesättigte   7 f, 43,
   90, 94
Fettzufuhr   22
Fisch   90 f
Fischöl   9
Fischölkapseln   91
Fleisch   89 f, 100
Fluorid   13, 15, 62, 97, 132, 146
Flüssigkeits- und Elektrolytver-
   lust   107
Flüssigkeitszufuhr   82, 137
Folat   12, 24, 25, 45 f, 62, 84
Folatgehalt   46 f
Folatmangel   45
Folgenahrung   141 f
Folsäure   45, 84, 97
Förderung der Laktation   136
Fressanfälle   111
Fruchtsaft   82
Frühgeburt   21
Frühgeburtsrate   22
Frühschwangerschaft   38, 45, 85

G

Geburtsvorbereitungskurs   38
gehärtetes Pflanzenfett   94
Gemüse   84, 100
Gemüse-Kartoffel-Fleisch-Brei
   145 f, 149, 154
Geschmacksbildung   136
Gestationsdiabetes   108 ff
Getränke   82 f, 100
Getreide-Obst-Brei   145 f, 150,
   154 f

Getreideprodukte   43, 85 f, 100
Gewichtsentwicklung   20
Gewürze   96 f, 100
Glukose   9
Glukose-Toleranzstörung   108
Glykämischer Index (GI)   9
Glykämische Last (GL)   10
Grundumsatz   5
Gruppenberatung   38

H
H.A.-Nahrung   141, 151 f
Hämorrhoiden   110
Haushaltszucker   96
Heißhunger   44, 96, 104, 111
Heuschnupfen   122
Hirse   53, 87, 100
Honig   96
Hülsenfrüchte   43, 84
Hydrolysatnahrung   152, 153
Hyperemesis gravidarum   107
hypertensive Schwangerschafts-
    erkrankung   97, 111
Hypoglykämien   85, 109
Hypotonie   111

I
individuelle
    Ernährungsberatung   32, 38
Insulintherapie   109 f

J
Jod   15, 18, 24, 26 f, 48 f, 62, 90
Jodmangel   26, 48
Jodsalz   26, 49, 102
Jodsiegel   49 f
Jodtabletten   27, 49 f, 62, 102

K
Kaffee   136
Kalium   13 f, 84, 86, 115
kaltgepresste Öle   93
Kalzium   18, 24, 26, 55, 62, 88,
    118
Kartoffel   86, 100
Kartoffelchips   87, 95
Käse   55, 88
Kasein   144
Kilokalorien (kcal)   4
Kinderwunsch   45
Kochsalzbedarf   97
körperliche Aktivität (PAL)   5,
    63, 133
Koffein   82, 136

Kohlenhydrate   9 ff, 22, 43, 132
Kolostrum (Vormilch)   130, 137
Kräuter   96 f, 101
Krebs   15
Krebsprävention   15, 61
kritische Nährstoffe   24, 45 ff
Kropf   48
Kuhmilchallergie   88, 125, 151,
    153, 156

L
Lakto-vegetabile Ernährung   102
langkettige mehrfach ungesät-
    tigte Fettsäuren (LCP)   9, 22,
    132
Lebensmittelallergene   122 f,
    155
Lebensmittelallergie   123 f, 156
Lebensmittelmengen für
    schwangere Frauen   65 ff
Lebensmittelmengen für stil-
    lende Frauen   134 f
Leber   89
Linolsäure   7
Listeriose   88, 112 f
Low-Carb-Diät   9

M
Magen   2 f
Magnesium   24, 25 f, 58, 62, 85,
    118
Magnesiumgehalt   59
Magnesiummangel   58, 118
Mahlzeiten   103,137
Mandelmus   148
Margarine   93
Meersalz   49
Mega-Joule (MJ)   4
Mehrbedarf an Vitaminen   22
Mehrlingsschwangerschaft   62
Milch   55, 88 f, 100
Milchbildung   137
Milcheinschuss   130
Milchprodukte   55, 88 f, 100
Milchpumpe   139
Milchzucker (Laktose)   132, 144
Milchzuckerunverträglichkeit
    144
Mineralstoffgehalt   83
Mineralwasser   82
Müdigkeit   115
Mundhöhle   2
Müsli   86
Muttermilch   130 ff

N
Nährstoffdichte   39, 67, 84
Nährwertberechnung   37
Nahrungsergänzungsmittel   61 f
Neuralrohrdefekt   25, 45
Neurodermitis   122, 152, 154
Niacin   12

O
Obst   84, 100
Ödeme   97, 115
Omega-3-Fettsäuren   9, 22, 43,
    90 f, 102
Omega-6-Fettsäuren   9
Osteoporose   26, 55
ovo-lakto-vegetabil   18, 102

P
Pantothensäure   12
Parasiten   91
Pflanzenöle   7, 93 f
Phenylalanin   115 f
Phenylketonurie (PKU)   115 f
Phosphor   14
Phytoöstrogene   144, 154
physical activity level, PAL   5
„Pre"-Nahrung   141 f
Probiotika   152, 153

Q
Quecksilber   91

R
raffinierte Öle   93
Rapsöl   43, 93, 101
Rauchen   119 f, 122 f
reife Milch   130
Resorption   14
Risikoschwangere   25
roher Fisch   91, 113 ff
Rohmilch   88, 113 f

S
Salmonellen   92 f
Säuglingsanfangsnahrung   128,
    141 f
Säuglingsmilch, selbst herge-
    stellte   143
Säuglingsmilchnahrung   128,
    141 f
Säuglingsnahrung, stark (exten-
    siv) hydrolysierte   141, 153,
    156
Schadstoffe   91, 136

Schafsmilch   144, 154
Schilddrüsenüberfunktion   51
Schilddrüsenunterfunktion   27
Seefisch   15, 27, 49, 90 ff, 101
sekundäre Pflanzenstoffe   15, 84
Selen   15
Sensibilisierung   123
Snacks   95
Sodbrennen   116
Sojanahrung   141, 144, 153
Stärke   9, 85
Stillberatung   128 f, 138 ff
Stillen   128 f, 138 ff
Stutenmilch   132, 144, 154
Supplementierung   45, 52, 58
Süßigkeiten   44, 95, 96, 101
Süßstoff   96

T
Tagespläne   67 f
Tee   82
Toxoplasmose   89, 116
Transfettsäuren   94
transitorische Milch   130
Trinkmenge   82
Trinkwasser   82
Typ-1-Diabetes   139 f
Typenzahl   86

U
Übelkeit   52, 96, 107
Übergangsmilch   130
Übergewicht   20, 39, 74
Untergewicht   21, 40, 76

V
vegane Ernährung   19, 48, 102
vegetarische „Milch"nahrung
     143, 154
vegetarische Ernährung   18, 102
Verdauung   2, 43, 84
versteckte Fette   42, 90, 94
Verstopfung   52, 82, 110, 117
Vitamin A   12, 24, 61, 84, 89
Vitamin B1   11, 89
Vitamin B2   11
Vitamin B6   11, 89
Vitamin B12   11, 18, 48, 102
Vitamin C   12, 25, 120
Vitamin-C-Gehalt   54
Vitamin D   12, 18, 24, 102
Vitamin E   12, 93
Vitamin K   13
Vitamin- und Mineralstoff-
     präparate   61
Vitamin-C-reiche Lebensmittel
     12, 52

Vitamine   11, 22
Völlegefühl   103, 116
Vollkornprodukte   86 f, 100
Vollmilch-Getreide-Brei   145 f,
     149, 154 f
Vollwerternährung   15
Vollwertige Ernährung   15, 62
Vorsorgeuntersuchung   32

W
Wadenkrämpfe   25, 58, 118
Wehentätigkeit   58, 62
Weizenkleie   118
Wundsein   136
Wurst   89 f, 100

Z
Ziegenmilch   132, 144, 154
Zink   24, 89
Zöliakie   143, 147, 156
Zweifachzucker   9, 44
Zwiemilch-Ernährung   128, 142
Zwischenmahlzeit   44, 104

Die Autorinnen

Ute Körner

ist Ernährungswissenschaftlerin (Diplom-Oecotrophologin) und seit 1988 als Ernährungsberaterin, Dozentin und Fachautorin mit Themen-
schwerpunkt Allergien und Allergieprävention
tätig. Sie veröffentlichte zahlreiche Fachartikel
und wirkte an Broschüren zur Verbraucheraufklärung mit. Nach 5 Jahren klinischer Erfahrung
ist sie heute selbstständig mit eigener Praxis.
Hier berät sie häufig Schwangere, Mütter und
Kinder im Rahmen der Allergieberatung.

Ruth Rösch

ist Ernährungswissenschaftlerin (Diplom-Oecotrophologin) und Fachjournalistin. Sie war fünf
Jahre lang beim aid infodienst, Bonn, als Redakteurin und in der Verbraucheraufklärung tätig.
Sie wirkte an der Entstehung von zahlreichen
Broschüren, Artikeln, Filmen, Hörspielen und
Unterrichtsmaterialien mit. Seit 2000 arbeitet
sie freiberuflich als Autorin (für Fach- und Publi-
kumszeitschriften, Buchverlage, Verbände und
wissenschaftliche Institutionen), als Redakteurin
und Referentin (www.fachinfo-ernaehrung.de).